# Wümek

Technologiemanagement in Krankenhäusern 2015

# „OZOMAT".de

**Der verlustfreie, homogene Ozon u. Sauerstoffeintrag in FLÜSSIGKEITEN** (patentiert)

*ABWASSER:* CSB - BSB - AOX - Mikroverunreinigungen eliminieren und Entkeimen
*TRINKWASSER:* Entgiften - Entkeimen - Filtrieren
*THERAPIEWASSER.* Energetisieren - Entgiften - Entkeimen - Filtern
*ABLUFTREINIGUNG:* Ozonkatalytische Nasswäscher mit Filtration

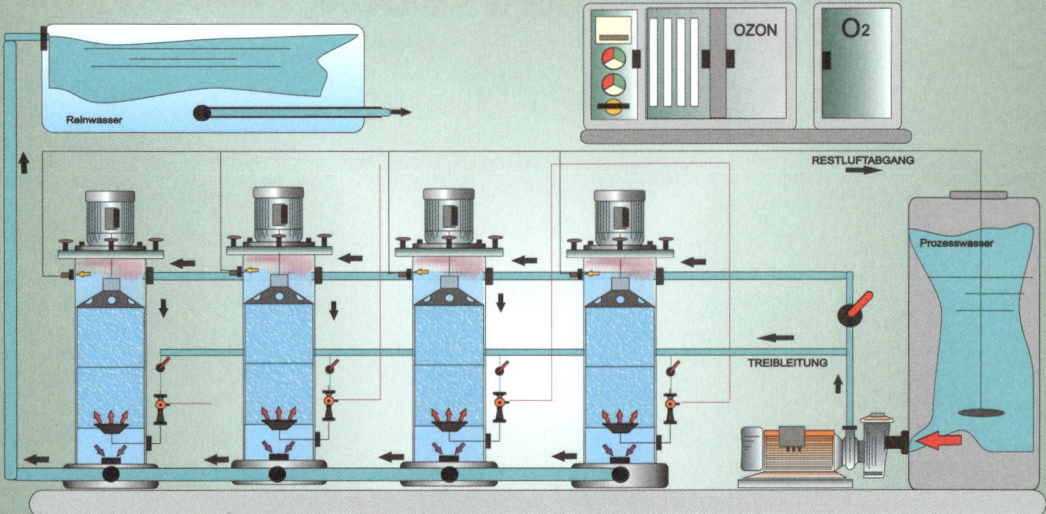

*Modultechnologie ermöglicht die Aufsplittung des Gesamtvolumens, mit homogetisierter Gasanreicherung.*
*Volumensdurchsätze pro Reaktor 15 - 20 - 30 m³ /h     Ozongeneratoren mit und ohne Sauerstoffbetrieb*

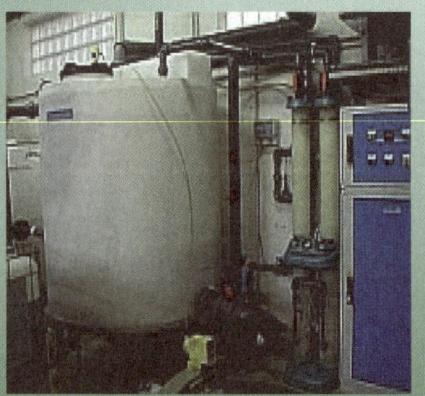 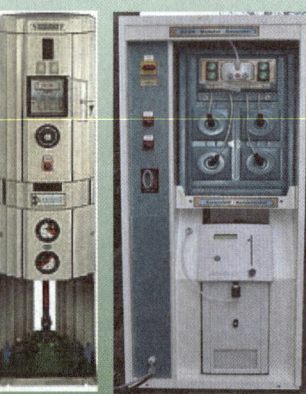 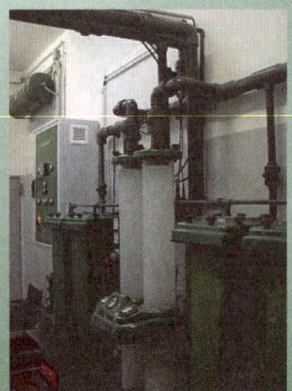

**APEL Ozon u. Wassertechnik GmbH - 34128 Kassel   www.ozomat.de / info@ozomat.de**
**OZOMAT- Umwelttechnik - Planungs u. Sachverständigenbüro des BDSF**

# Technologiemanagement in Krankenhäusern

Vorträge des 16. Kongresses für
Technologiemanagment im Krankenhaus „Wümek®".

Euritim Verlag Wetzlar

Autoren und Herausgeber haben große Mühe darauf verwandt, den Inhalt besten Wissens zu bearbeiten. Fehler sind dennoch nicht vollständig auszuschließen. Deshalb sind die Informationen und die Beiträge der Vortragenden, sowie die angegebenen Daten mit keiner Verpflichtung oder Garantie der Autoren, der Herausgeber oder des Verlages verbunden.

## Titel
Technologiemanagement in Krankenhäusern 2015

## Herausgeber
Dr. Jürgen Nippa
Euritim Bildung + Wissen GmbH & Co. KG
Ernst-Leitz-Straße 32, 35578 Wetzlar

## Druck
Spilburg Druck & Werbung
Ressort der Euritim B+W GmbH & Co. KG
Ernst-Leitz-Straße 32, 35578 Wetzlar

## Verlag
EURITIM Verlag
Ernst-Leitz-Straße 32, 35578 Wetzlar
Verlag-Nr. 3-937988
Verlag@euritim.de

ISBN 978-3-937988-25-2
© Euritim, Wetzlar 2015
Alle Rechte beim Herausgeber
Hergestellt in Deutschland

# Vorwort des Herausgebers

Das vorliegende Fachbuch richtet sich an Führungskräfte aus der Gesundheits- und Energiewirtschaft: Geschäftsführung, Entwicklung, Leiter der Bereiche Medizintechnik, IT, Krankenhaustechnik, Energie, Gebäudetechnik und Hygiene, aus Unternehmen, Krankenhäusern, Hochschulen und Instituten.

Das Buch bietet dem Leser über 50 Vorträge von Fachleuten aus der Praxis in der Gesundheitswirtschaft zum Stand der Technik im Jahre 2015. Die Referate wurden im April 2015 im Rahmen des Kongresses für Technologiemanagement im Krankenhaus präsentiert.

Durch die Gliederung des Buches in Hauptthemenbereiche und einem ausführlichen Schlagwortregister, können Sie sich in kürzester Zeit über den neusten Stand zu ausgewählten Themen informieren.

Dr. Jürgen Nippa
März 2015

# Erfolg besteht darin, dass man genau die Fähigkeiten hat, die im Moment gefragt sind.

Henry Ford

Die **Fachvereinigung Krankenhaustechnik** (FKT) bietet seit über **40 Jahren Erfahrungsaustausch** und **praxisorientierte Fortbildung** für **Leitendes Technisches Personal** in Krankenhäusern.

Werden Sie Mitglied in unserem Kompetenznetzwerk Krankenhaustechnik. Mehr Infos finden Sie unter www.fkt.de

Im Rahmen Ihrer FKT-Mitgliedschaft erhalten Sie ein kostenloses Abo unseres Verbandsorgans **kma** Das Gesundheitswirtschaftsmagazin.

FKT-Geschäftsstelle
Mauerbergstr. 72
76534 Baden-Baden

Tel.: + 49 (0) 7223 - 95 88 10
Fax: + 49 (0) 7223 - 95 88 12
Mail: fkt@fkt.de

# Inhalt

## Angewandte Medizintechnik    11

| | |
|---|---|
| OP-Management der Zukunft – Interaktion mit der Medizintechnik | 13 |
| Erfahrungsbericht aus dem OP-Management | 17 |
| Erfahrungen Hybrid-OP in der Radiologie | 19 |
| Erfahrungen mit Sauerstoffkonzentratoren als Versorgungsquelle im Krankenhaus | 23 |
| Aktueller Stand / Änderung der IEC 62353 / DIN EN 62353 | 25 |
| Risiken von innovativen Produkten und Dienstleistungen | 31 |
| Aktuelle Änderungen des MP-Rechts aus der Sicht eines MP-Anwenders | 37 |
| Aufbereitung von Medizinprodukten – Ergebnisse der Kontrollen durch die Landesdirektion Sachsen | 39 |
| Strategisches Investitionsmanagement – vom Bauchgefühl zur Systematik | 43 |
| Erstellung eines Ultraschallkonzeptes durch die Medizintechnik | 45 |
| Beteiligung der MT an strategischen Beschaffungsprozessen: Partnerprojekt Sonographie „UniSono" | 47 |
| Verteilte Alarmsysteme (VAS) – Aufgaben der Medizintechnik | 49 |

## Hygiene, IT und Energie    53

| | |
|---|---|
| Neue Prozesse im Krankenhaus durch Vernetzung von Medizintechnik und IT | 55 |
| Intelligent mobil kommunizieren – Prozessoptimierung durch sicheren Informations- und Datentransfer | 59 |
| Effiziente Arbeitsabläufe und mehr Zeit für Patienten – Digitale Patientenakte | 63 |
| Wärmepumpen und Eisspeicher – effizient heizen und kühlen mit Eis | 69 |
| Energiekosten investitionsfrei senken | 73 |
| KWK mit besonderer Note: was BHKW´s in Krankenhäusern wirtschaftlich macht | 81 |
| Energieeffizienz durch gezielte Reinigung von Wärmeübertragern und Kühlkreisläufen | 85 |
| Spitzenstromerzeugung unter Einsatz hocheffizienter GSWT-Wärmerückgewinnung | 91 |
| Aufbereitung – nicht nur ein Thema für Instrumente | 95 |
| Deutsche Leitlinie zur Validierung der RDG-E – DIN EN 15883-1, -4 | 99 |
| Keimfreie Oberflächen zur Verhinderung nosokomialer Infektionen | 101 |
| Abnahme der Raumlufttechnik im OP DIN 1946-4:2xxx Quo vadis? | 111 |
| Planung von OP-Lüftungssystemen unter wirtschaftlichen Gesichtspunkten | 117 |
| Um die Ecke denken: Eine neue OP-Lüftung aus Schweden – Opragon | 123 |

# Krankenhaustechnik 125

| | |
|---|---|
| Gefährliche Alleinarbeitsplätze: Personen-Notsignalanlagen schaffen Sicherheit | 127 |
| Chlorfrei kühlen: Welche Kältemittel sind noch erlaubt, wohin geht der Trend? | 129 |
| Blackout – Bereiten Sie sich auf einen längeren Stromausfall vor! | 131 |
| Gebäudeinstandhaltung: Weil der erste Eindruck zählt | 135 |
| Betreiberpflichten an Aufzugsanlagen | 139 |
| Blutproben-Express - Prozessoptimierung durch innovatives Transportsystem | 141 |
| Sicherheitsstromversorgung und Notstromversorgung in Krankenanstalten im Wartungs- und Instandhaltungsbetrieb | 147 |
| Luftrettungsdienst – Sichere Hubschrauberlandeplätze | 149 |
| Systemlösungen für Boden und Wand im Krankenhaus | 153 |
| Die Brandmeldeanlage der Zukunft | 155 |
| OP´s abschalten in der betriebsfreien Zeit | 159 |
| Wegfall von Rückkühlwerken sowie mögliche BHKW-Rückkühlung durch die GSWT-Wärmerückgewinnung | 163 |
| Das grüne Universitätsklinikum Hamburg-Eppendorf – Energieeffizienz im Krankenhaus | 169 |

# Trinkwasserhygiene und Trinkwasserinstallationen 171

| | |
|---|---|
| Wie tot sind „tote" Bakterien? Eine Frage der hygienischen Sichereheit | 173 |
| Novellierung der TrinkwV vom November 2011 – Konsequenzen für Gesundheitseinrichtungen | 183 |
| Kontrollierte bakertiologische Prophylaxe im Trinkwassersystem | 187 |
| Effektivität von Sanierungs- und Desinfektionsmaßnahmen in Trinkwasserinstallationen im Krankenhaus | 191 |
| Korrosionsschäden bei Rohrwerkstoffen in Trinkwasser-Installationen | 199 |
| Das patentierte Comprex®-Verfahren zur inneren Rohrreinigung bei biologischen Kontaminationen und Trübungen | 203 |
| Integration von Ultrafiltrationsanlagen in Trinkwassersysteme | 209 |
| Auswahlkriterien für Spül- und Reinigungsverfahren | 215 |

# Entwicklungen und Innovationen 219

| | |
|---|---|
| Die nächste Generation des Point-of-Care-Testing – Neue Technologien und Erfolgsfaktoren | 221 |
| Oberflächenmodifikation von Medizinprodukten | 227 |
| Kochsalz, das weiße Gift | 233 |

| | |
|---|---:|
| Referenten & Moderatoren | 239 |
| Medienpartner | 247 |
| Aussteller | 249 |
| Anzeigen | 255 |
| Schlagwortregister | 257 |
| Eigene Notizen | 263 |

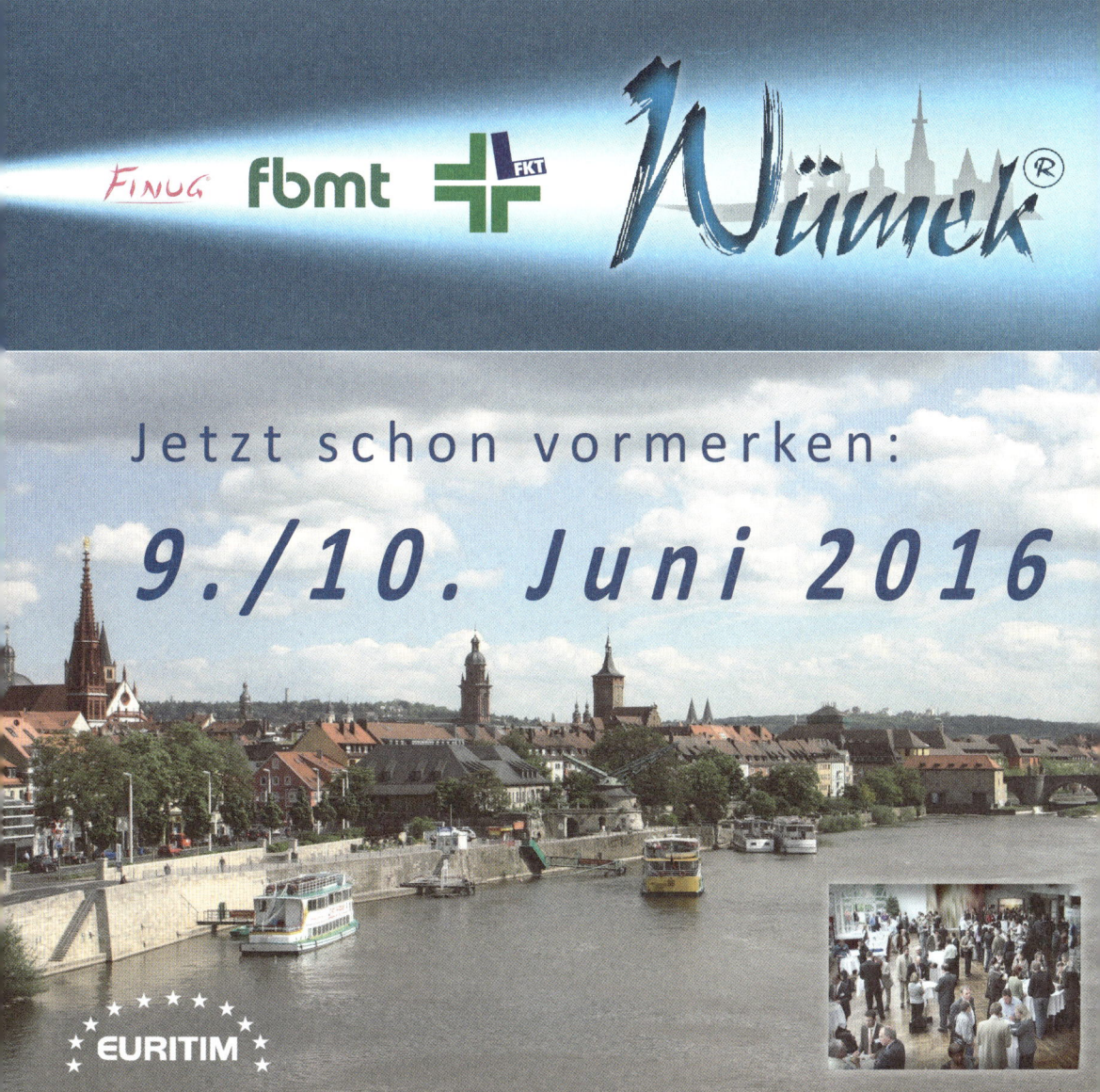

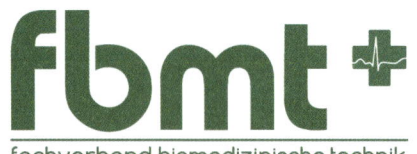

Gesellschaft für angewandte Technik in der Medizin
Zertifizierungsstelle für Medizintechniker

## Der fbmt e.V.

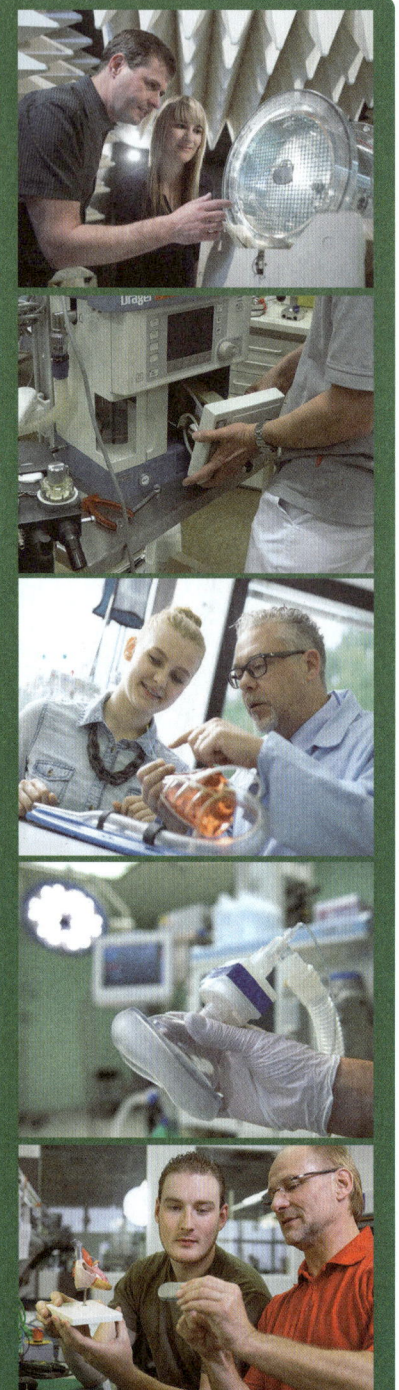

Der fbmt e.V. setzt sich seit 30 Jahren für die Anerkennung der Medizintechniker und –ingenieure und die Weiterentwicklung der Medizintechnik ein. Er arbeitet mit seinen Experten in DIN-, DKE- und ISO-Normungsgremien mit, berät und gibt fachliche Unterstützung. Der fbmt fördert die Weiterbildung seiner Mitglieder durch Fachtagungen. Mit MTcert® bietet der fbmt e.V. einen Qualitätsstandard zur Zertifizierung für Medizintechniker an.

Er vertritt die gemeinsamen Interessen durch Stellungnahmen insbesondere in Bezug auf Gesetzesänderungen im Medizinprodukterecht. Nutzen auch Sie das Kompetenz-Netzwerk des fbmt nach dem Motto: Aus der Praxis für die Praxis.

### Ihre Vorteile als Mitglied

- Profitieren Sie von den Experten und dem Netzwerk des fbmt
- Erfahrungsaustausch in Regionalveranstaltungen und Fachtagungen
- Informationen zur Weiterbildung für Medizintechniker und erfolgreichen Berufsausübung
- Sie erhalten als Mitglied spezielle Vergünstigungen
  - beim Bezug der Fachzeitschriften KTM und mt
  - bei Fortbildungsveranstaltungen von Partnern
  - bei der Jahresfachtagung auf dem WÜMEK
- Sie bleiben auf dem Laufenden bei neuer Technik, Normen und Gesetzen.

Informationen erhalten Sie in der Geschäftsstelle:
fbmt e.V. • Humboldtallee 32 • 37073 Göttingen
Tel. 0551-399347 • Fax 0551-399447
geschaeftsstelle@fbmt.de • www.fbmt.de

# Angewandte Medizintechnik

- OP-Management und Medizintechnik

- Klinik aktuell – Erfahrungsberichte aus dem Krankenhaus

- MP-Recht: Aktuelle Änderungen, neue Verordnungen

- MT-Management

- Medizintechnik und IT

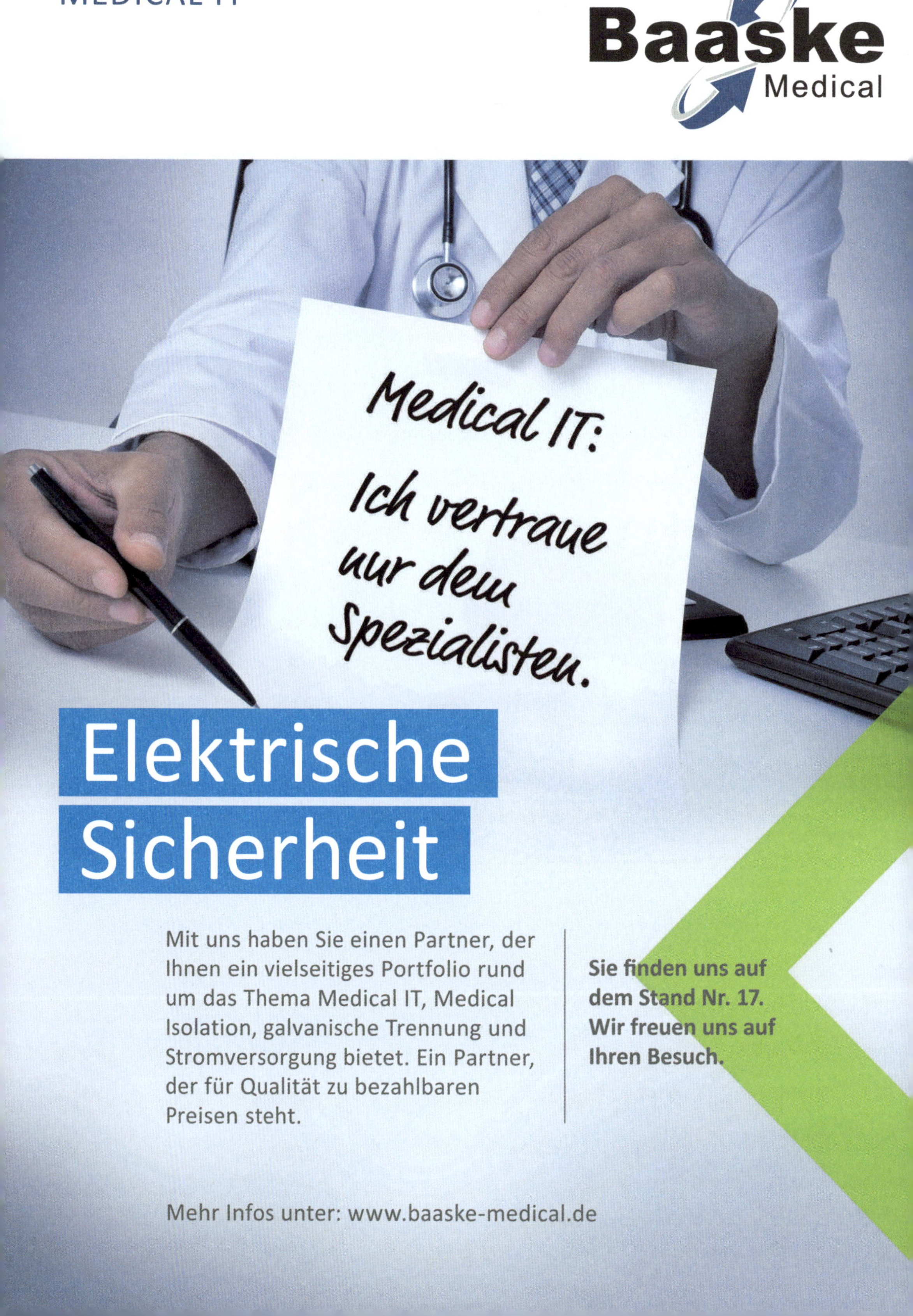

MEDICAL IT

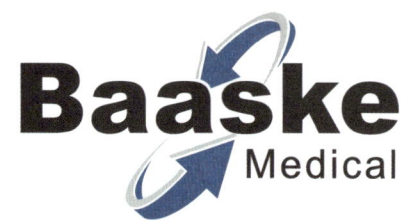

## Elektrische Sicherheit

Mit uns haben Sie einen Partner, der Ihnen ein vielseitiges Portfolio rund um das Thema Medical IT, Medical Isolation, galvanische Trennung und Stromversorgung bietet. Ein Partner, der für Qualität zu bezahlbaren Preisen steht.

**Sie finden uns auf dem Stand Nr. 17. Wir freuen uns auf Ihren Besuch.**

Mehr Infos unter: www.baaske-medical.de

# A Angewandte Medizintechnik

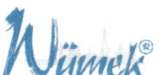

## OP-Management der Zukunft – Interaktion mit der Medizintechnik

M. Bauer[1], R.M. Wäschle[1]

[1]Klinik für Anästhesiologie, Universitätsmedizin Göttingen, Deutschland

*Zusammenfassung*— *Das OP Management ist für die Erlös-Kosten-Struktur des bedeutendsten Leistungsbereichs der stationären Versorgung verantwortlich. Die Aufgabe besteht darin, die komplexe, inhomogene und störanfällige Umgebungsbedingungen/ Prozesslandschaft der intraoperativen Leistungserstellung effizient unter Sicherstellung der Versorgungsqualität zu organisieren. Aufgrund des zunehmenden ökonomischen Drucks, nimmt die Bedeutung der vielfachen Interaktionen mit anderen Querschnittsfunktionen wie Aufnahme- und Bettenmanagement, Hygiene, Instrumentenmanagement und Medizintechnik zu. Der Vortrag gibt einen Einblick in künftige Kooperationsfelder von OPM und Medizintechnik.*

*Schlagwörter*— *OP-Management, Medizintechnik, Effizienzsteuerung, Prozesssteuerung, Patientensicherheit*

### Einleitung

Die Krankenhäuser in Deutschland stehen zunehmend durch die progredient auseinanderweichende Erlös-Kostenschere und durch fehlende Investitionen unter ökonomischen Druck [1, 2]. Im OP werden die meisten Erlöse erwirtschaftet, aber auch die größten Kosten verursacht. Das OP Management ist für die Erlös-Kosten-Struktur dieses zentralen Leistungsbereichs unter besonderer Berücksichtigung der Versorgungsqualität verantwortlich. Eine effiziente Steuerung dieses Bereichs wird durch die vielfältigen, häufig komplexen und störanfälligen Bedingungen vor Ort wesentlich erschwert. Aufgrund der zunehmenden Bedeutung von effizienten Prozessen bei zunehmenden Qualitätsanforderungen und ökonomischen Limitierungen, nimmt die Bedeutung der vielfachen Interaktionen mit anderen Querschnittsfunktionen wie Aufnahme- und Bettenmanagement, Hygiene, Instrumentenmanagement und Medizintechnik zu.

Effiziente Abläufe und Patientensicherheit sind zwei wesentliche Schnittstellen, die das OP-Management mit der Medizintechnik hat. Aufgrund der zunehmenden Technisierung und Digitalisierung im OP wird die Medizintechnik zunehmende Bedeutung für effiziente, ungestörte Arbeitsabläufe im OP haben. Der Vortrag gibt einen Einblick zu den aktuellen und zukünftigen Interaktions- und Kooperationsfeldern von OP-Management und Medizintechnik.

### Kooperationsfehler von OP-Management und Medizintechnik

Zentrale Aufgabe der Medizintechnik im OP ist die Sicherstellung der reibungslosen Funktionsfähigkeit der verschiedenen Geräte und Einbauten im OP.
Nachfolgend findet sich eine Auswahl häufig im OP genutzter Medizinprodukte bzw. -gruppen:

- Labortechnik
- Röntgenanlagen
- Ultraschallgeräten
- OP-Leuchten
- OP-Ampeln
- OP-Tische
- Narkosegeräte
- Monitor mit Verbindung zum PACS (Picture Archiving and Communication System)
- weitere Schnittstellen zum KISS, IT-Landschaft

Um deren störungsfreie Funktion sicherzustellen, sind regelmäßige Wartungs- und Instandhaltungs- bzw. Reparaturarbeiten und die Durchführung gesetzlich vorgeschriebener Prüfungen notwendig. Ein in den letzten Jahren zunehmendes Problem ist dabei aufgrund des ansteigenden

©2015 Euritim Bildung + Wissen GmbH & Co. KG

Investitionsstaus an deutschen Krankenhäusern [3] die zunehmende Nutzung veralteter technischer Geräte, die häufig störanfälliger sind.
Damit die Umsetzung dieser Aufgaben möglichst ohne Auswirkungen auf die Prozesse im OP bleibt ist eine enge Abstimmung und Informationsübermittlung zwischen OP-Management und Medizintechnik notwendig.

In den kommenden Jahren besteht das Risiko, dass die Schere aus neuen, fortgeschritteneren, aber auch teureren Medizinprodukten und den vorhandenen Investitionsmitteln immer weiter auseinander geht [3]. Daher ist besonders bei der Beschaffung neuer Geräte wichtig, dass Investitionsentscheidung zwischen dem OP-Management, der Medizintechnik und den Nutzern abgesprochen werden, damit getätigte Investitionen einen maximalen Nutzen für das Krankenhaus erbringen können. Gerade aufgrund der knappen zur Verfügung stehenden finanziellen Ressourcen sind Fehlinvestitionen aufgrund eingeschränkter Kompatibilität oder nicht bedarfsgerechter Ausstattung nicht akzeptabel. Die Arbeitsprozesse, in die eine Neu- oder Ersatzbeschaffung integriert werden soll, sind zur Nutzenoptimierung besonders zu berücksichtigen.

Bereits heute haben viele dieser Geräte (Durchleuchtungs-, Narkosegeräte, weitere s.u.) eine zentrale Bedeutung für die effiziente Gestaltung von Prozessen und die Prozesssteuerung im OP. Gleichzeitung ist die ordnungsgemäße Funktion dieser Geräte wesentliche Grundlage für die Patientensicherheit.

Diese Bedeutung hinsichtlich Patientensteuerung und –sicherheit wird zukünftig aufgrund der voraussichtlichen technischen Entwicklungen und der zunehmend unterstützenden Funktion für die Krankenversorgung im OP weiter zunehmen. Die Frage noch den zukünftigen Herausforderungen in der Interaktion zwischen OP-Management und Medizintechnik ist eine Frage nach den zukünftigen technischen Möglichkeiten. Wie werden der OP und die Abläufe in 20 Jahren aussehen?

Nachfolgende, zukünftig denkbare technische Weiterentwicklungen sollen hier exemplarisch diskutiert werden:
- Steuerung des Patientenflusses vor und nach dem Aufenthalt im OP (IT-gestützte Patientenlenkung, automatisierter Patiententransport)
- automatisierte Medikamentenapplikation als Closed-Loop-Systeme zur Narkoseführung
- Fortgeschrittene, bildgebende 3D-Verfahren im OP
- Erweiterter Einsatz von Operationsrobotern

## Zukünftige Unterstützungsmöglichkeiten des OP-Managements durch Medizintechnik

- Steuerung des Patientenflusses vor und nach dem Aufenthalt im OP

Die Steuerung des perioperativen Patientenflusses ist ein wesentlicher die Prozessqualität im OP beeinflussender Faktor. Dabei sind sowohl Vermeidung von Verzögerungen bzw. frühzeitige Information des OP-Managements für einen reibungslosen Ablauf der Prozesse wichtig.
In der praktischen Umsetzung könnte das durch eine IT-gestützte Patientenlenkung mit Lokalisationsfunktion umgesetzt werden. Eine solche Patientenlenkung könnte im Sinne eines umfassenden Patientenmanagementsystems den Ablauf der notwendigen präoperativen Diagnostik effizient zu gestalten und Wartezeiten für den Patienten vermeiden helfen.
Zusätzlich wäre ein automatisierter Patiententransport hilfreich, um Verzögerungen durch Mangel an Transportkräften gerade zu den regelmäßig auftretenden Spitzenzeiten (z.B. morgens) zu vermeiden.

- automatisierte Medikamentenapplikation als Closed-Loop-Systeme zur Narkoseführung

Aufgrund der zunehmenden Verwendung von die narkosetiefe beurteilenden Messverfahren (BIS-Monitoring) wäre ein Closed-Loop-System vorstellbar, dass die Applikation der Narkose-

©2015 Euritim Bildung + Wissen GmbH & Co. KG

medikamente entsprechend der Befunde von BIS, Herzfrequenz, Blutdruck und $CO_2$ automatisch steuert. Dies könnte um Informationen über den aktuellen Stand der Operation ergänzt werden, damit frühzeitig die Aufwachphase des Patienten eingeleitet werden können. Zusammen könnte damit die Prozesszeit nach der Naht optimiert und die Ressourcen des Bereichs Anästhesie problemorientiert eingesetzt werden.

Ein solches System sollte die relevanten Informationen der Narkoseführung an den Aufwachraum für eine sichere und zielgerichtete Weiterversorgung des Patienten weiterleiten.

- Fortgeschrittene, bildgebende 3D-Verfahren im OP

Aufgrund der zunehmenden Kapazität und Leistungsfähigkeit der IT wird ein zunehmender Teil der bildgebenden Diagnostik im OP erfolgen können. Vorteile wären die direkte Verfügbarkeit, die Aktualität der Bildinformationen und die Möglichkeit diese direkt für die konkrete Operationsplanung zu nutzen. Eine solche direkt am Patienten vorgenommene Bildgebung ist weniger anfällig für Bewegungsartefakte und erlaubt ein genaueres Arbeiten von Operationsrobotern (s.u.) [4].

- Erweiterter Einsatz von Operationsrobotern

Der heute bereits im Einsatz befindliche DaVinci-Operationsroboter zeigt überzeugende operative Ergebnisse und unterstützt den operierenden Chirurgen auf vielfältige Weise. Aufgrund der beschriebenen Weiterentwicklungen hinsichtlich bildgebender Verfahren könnten diese auch noch nach der Operationsplanung aufgrund der Aktualität und den Chirurgen in unterschiedlichen Fachrichtungen effizient und sicher unterstützen.

Erste Ergebnisse aus Forschungslaboren z.B. bei der Punktion verschiedener Organe erscheinen vielversprechend. Ebenso die Möglichkeit der minimalinvasiven Unterstützung des Chirurgen mit Differenzierung von erkranktem zu gesundem Gewebe z.B. in der Tumorchirurgie.

Ein solcher mit Bildgebungsverfahren kombinierter Operationsroboter könnte auch die verbleibende Operationszeit abschätzen und um aktuelle Befunde anpassen, so dass die Planbarkeit der OP und der nachfolgenden Prozesse verbessert werden würde.

## Literatur

1. Albrecht M, Kroemer HK, Strehl R (2013) Finanzierung der Universitätsmedizin - An der Grenze der Belastbarkeit. Deutsches Ärzteblatt 110:A 65–68
2. Deutsche_Krankenhausgesellschaft_(Dkg) (14. November 2012) 35. Deutscher Krankenhaustag - Pressemitteilung - Kostendruck in Kliniken nimmt in 2013 massiv zu; http://www.dkgev.de/dkg.php/cat/38/aid/9942/title/35._Deutscher_Krankenhaustag_im_Rahmen_der_MEDICA_eroeffnet; Internetrecherche vom 16.02.2015.
3. Deutsches_Ärzteblatt (2010) EMNID-Umfrage - Öffentlichen Kliniken fehlt Geld für Investitionen; http://www.aerzteblatt.de/pdf/107/40/s77.pdf; Internetrecherche: 16.02.2015.
4. Frauenhofer-Gesellschaft Operationssaal der Zukunft: Roboter mit Skalpell; http://www.fraunhofer.de/de/forschungsfelder/gesundheit-umwelt/medizintechnik/op-der-zukunft.html; Internetrecherche vom 13.02.2015.

# SimCoag VON BOWA.
## DOPPELT HÄLT BESSER.
## DOPPELT HÄLT BESSER.

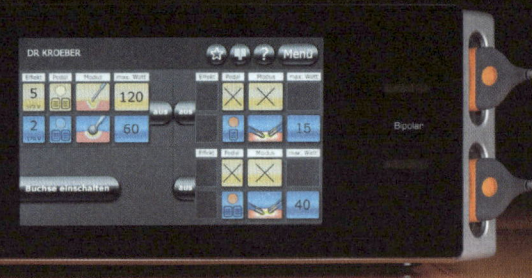

Neu und einzigartig: Die SimCoag Funktion des BOWA ARC 400, ermöglicht die simultane Aktivierung von zwei Instrumenten unabhängig voneinander ohne Leistungsverlust. SimCoag gewährleistet zeitgleiches Arbeiten zweier Operateure mit individuellen Parametern und eröffnet so neue Perspektiven in der Welt der Elektrochirurgie. Sicher, präzise und effizient.

Elektrochirurgisches Schneiden und Koagulieren für den OP der Spitzenklasse: Innovationen entstehen aus der engen internationalen Zusammenarbeit zwischen erfahrenen klinischen Spezialisten, Forschung und BOWA mit seinen Ingenieuren als technischer Partner und Hersteller.

Operationsteams rund um den Globus vertrauen auf die BOWA Elektrochirurgie Systeme – Made in Germany.

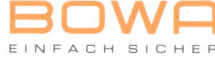

BOWA-electronic GmbH & Co. KG I Heinrich-Hertz-Strasse 4 – 10 I 72810 Gomaringen I info@bowa.de I bowa.de

# DIE SHE SHA VON BOWA.
## ENTSPANNTE RAUCHGASABS.

### BIS ZU 99,9999 % RAUCHGASFREI.
### 35 STUNDEN LANG.

Sauber! Die SHE SHA von BOWA sorgt mit einem Wirkungsgrad von bis zu 99,9999 % jetzt für ein sauberes Operationsumfeld nahezu ohne Rauchgase – 35 Stunden lang. Das kompakte Gerät ist besonders leise und aktiviert sich bei HF-Anwendung automatisch.

Mehr zur SHE SHA finden Sie hier.

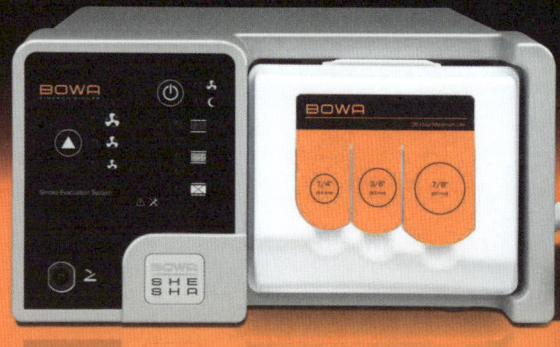

# Erfahrungsbericht aus dem OP-Management

Dirk Zimmermann

Universitätsmedizin Göttingen, Deutschland

*Zusammenfassung*— Die Anforderungen an Krankenhäuser haben sich verändert. Betriebswirtschaftliche Grundlagen sind für die Steuerung von OP-Anlagen unumgänglich geworden. Hier geht es um Steuerung von einzelnen Prozessen, die dem Patienten mehr Sicherheit geben sollen, aber auch die Generierung von Erlösen, um die Überlebensfähigkeit des Krankenhauses zu sichern. Das OP-Management hat hierdurch eine zentrale Rolle bekommen, die Planung von Prozessen im OP zu übernehmen, deren Durchführung zu überprüfen und ggf. Veränderungen einzuleiten.

*Schlagwörter*— OP-Management, Medizintechnik,

## Einleitung

Die Anforderungen an Krankenhäuser haben sich in den letzten Jahren grundlegend verändert. OP-Anlagen werden von einem OP-Management unter betriebswirtschaftlichen Gesichtspunkten geführt. Erlöse spielen eine große Rolle für die Überlebensfähigkeit eines Krankenhauses. Für die chirurgischen Abteilungen ist der OP der Motor, hier werden die Erlöse generiert. Steht der OP, dann hat das Auswirkungen auf die Abteilung bzw. auf das gesamte Krankenhaus.
Eine Ausweitung von Saalaufzeiten haben Auswirkungen auf die gesamte Infrastruktur eines Krankenhauses. Für viele Bereiche, wie Labor, Wäscherei, Sterilisationsabteilungen (ZSVA) und auch die Medizintechnik bedeutet dieses ein Umdenken in ihren Arbeitsabläufen und den Servicezeiten.

## Aufgaben des OP-Managements

Zu den Aufgaben des OP-Managements gehören neben der strategischen Planung und Ausrichtung einer OP-Anlage, u.a. auch die Festlegung der Saalaufzeiten, die Verteilung der Saalkapazitäten und die Aufstellung eines OP-Planes und deren „Abarbeitung" durch den OP-Koordinator. Diese Tätigkeit verlangt eine hohe Kommunikationsfähigkeit und schnelle Entscheidungen.
Bei großen OP-Anlagen, wie der Zentral-OP der Universitätsmedizin Göttingen mit insgesamt 24 Sälen, sind Verschiebungen innerhalb des OP-Planes an der Tagesordnung. Die Integration von Notfällen in das OP-Programm, die Verfügbarkeit der Chirurgen und Verfügbarkeit von Medizintechnischen Geräten erfordern ein hohes Maß an Flexibilität auch von den Mitarbeitern.

## Erwartungen an die Medizintechnik

- Bei schwerwiegenden Geräteausfällen muss ein schnellstmögliches Erscheinen im OP gegeben sein, um den Schaden zu begutachten und eine Schadeneinschätzung abzugeben, damit Patienten nicht zu Schaden kommen bzw. Operationen verschoben werden müssen.
- Eine gute Erreichbarkeit ist die erste Voraussetzung für eine schnelle Hilfe.
- Die Dienstzeiten der Medizintechnik müssen den Saalaufzeiten angepasst sein.
- Ein hohes Fachwissen der Mitarbeiter ist erforderlich.
- Das schnelle Eingreifen erfordert eine hohe Flexibilität von dem Mitarbeiter der Medizintechnik.

## Planung von Saalschließungen

Bei geplanten Saalschließungen, wie z.B. bei einem Filterwechsel der Klimaanlagen ist eine gute Koordination wichtig, damit ein schneller und reibungsloser Ablauf garantiert werden kann. Es ist empfehlenswert bei diesen Schließungen viele Gewerke zu planen, damit ein OP-Saal nicht mehrfach geschlossen werden muss,

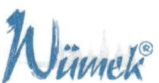

# A Angewandte Medizintechnik

z.B. Filterwechsel, Säulenwartung und STK können so problemlos koordiniert stattfinden.
Bauvorhaben im laufenden Betrieb müssen ebenfalls sorgfältig geplant und durchgeführt werden, damit es zu keinen Verzögerungen kommt bzw. der OP-Saal schnellstmöglich wieder einsatzbereit ist.

## Zeitkorridore für kleinere Arbeiten

Der Austausch von Leuchtmitteln bei OP-Lampen kann zu festgelegten Zeiten erfolgen, z.B. vor Beginn des OP-Betriebes.
STK können in betriebsärmeren Zeiten am Nachmittag gelegt werden. Eine Absprache und Koordination mit dem OP-Management ist unumgänglich und Flexibilität erforderlich. Freie OP-Säle können durch Notfälle sehr schnell wieder belegt sein.

## Festlegung von Abläufen

Um ein zügiges Eingreifen der Medizintechnik zu ermöglichen, müssen bestimmte Abläufe durch Verfahrensanweisungen und SOP's festgelegt werden, z.B. der Ablauf beim Ausfall einer Säule für OP-Tische:

- Wer ist beim Ausfall einer OP-Säule zu informieren?
- Wer ist wann, wie erreichbar?
- Welche Schritte müssen eingeleitet werden?
- Was ist passiert?
- Kann der Saal weiter genutzt werden oder muss die Operation abgebrochen werden?

---

## Weitere Veranstaltungen in 2015

**18. Juni** **Medizintechnik und IT im Krankenhaus**
**Hamburg** IT-Sicherheit, Anforderungen an Software, Fernwartung
Symposium Medizintechnik

**8. Sept.** **Gebäudetechnik sicher betreiben**
**Essen** Technische Infrastruktur, Hygiene und Infektionsprävention
Symposium Krankenhaustechnik

**1. Okt.** **MPBetreibV 2014, DIN EN 80001-1**
**Leipzig** **Mess- und Prüfmittel**
Symposium Medizintechnik

**25. Nov.** **Schneller Ziele erreichen und zufriedenere Kunden bekommen**
**Teneriffa** Management Seminar - Vertrieb

Euritim Bildung + Wissen GmbH & Co. KG
Ernst-Leitz-Straße 32, 35578 Wetzlar, Tel.: 06441-44785-0
kongress@euritim.de

### Alle Details: www.euritim.de

©2015 Euritim Bildung + Wissen GmbH & Co. KG

# Erfahrungen mit dem Hybrid-OP in der Radiologie

Wilfried Schröter

Allgemeines Krankenhaus Celle, Deutschland

*Zusammenfassung* – Die Einrichtung von Hybrid-OPs in deutschen Kliniken erfährt nach wie vor einen großen Aufwind. Ein Erfahrungsbericht für die Abschätzung von Zielen, Aufwand, Nutzen und Ergebnissen soll hier an einem Beispiel dargestellt werden.

*Schlagwörter* – Hybrid-OP, Hygiene im OP, Strahlenschutz im OP, Minimal invasive Operationen vs. Interventionen

## Einleitung

Durch die Zusammenführung chirurgischer und interventioneller Verfahren hat die Chirurgie heute unterschiedlichste Therapieoptionen zur Verfügung. die Auswahl der klassischen oder der minimal invasiven Lösung kann im Einzelfall getroffen werden, wenn technisch die Voraussetzungen vorliegen.

Dies bedeutet, dass die Kernelemente eines Hybridkonzepts - einerseits ein geeigneter Operationssaal, andererseits eine leistungsfähige Bildgebende Einheit in einer gemeinsamen Funktionalität im sogenannten Hybrid-Operationsaal unter optimalen hygienischen Bedingungen zusammengeführt werden.

Die Nachrüstung oder Umnutzung vorhandener Räume für die Belange von interventionellen Eingriffen / Operationen stellt aktuell die Anforderungen an die technischen Abteilungen in vielen Kliniken dar.

## Medizinische Eckpunkte

In verschiedenen klinischen Anwendungsbereichen haben sich heute Hybrid-Operationssäle auf Grund medizinischer Schwerpunkte durchgesetzt. Die medizinische Abgrenzung zwischen den chirurgischen und konservativen Ausrichtungen wird häufig kontrovers geführt.

Im Bereich der Kardiologie / Kardiochirurgie Radiologie / Angiologie / Gefäßchirurgie werden beispielsweise folgende Felder gesehen:

- Herzklappenchirurgie: Bei der transapikalen Klappenimplantation wird die neue Herzklappe über die Spitze der linken Herzkammer mithilfe eines Katheters implantiert.
- Bypasschirurgie: Bei geeigneten Patienten mit koronarer Mehrgefäßerkrankung wird eine minimalinvasive Versorgung (MIDCAB-Prozedur) mit einer Koronarstent-Versorgung kombiniert. Ohne Hybrid-OP würden diese Eingriffe sequenziell erfolgen, d.h. im Abstand von Tagen oder Wochen mit deutlich höherem Risiko für den Patienten
- Aortenchirurgie: Kombination von konventioneller Rekonstruktion der aufsteigenden Körperschlagader bzw. des Aortenbogens in Kombination mit einer endovaskulären Stentgraft-Prothesenimplantation (katheterbasiert mit angiographischer Kontrolle) unter Narkose
- Angeborene Herzfehler: Für die Zukunft deutet sich möglicherweise die Durchführung von Hybrid-Prozeduren bei Kindern mit angeborenen komplexen Herzfehlern an
- Herz-Rhythmuschirurgie: Durchführung von Implantationen von Defibrillatoren- oder biventrikulären Schrittmachersystemen bei allen Ausgangsbedingungen
- Versorgung von kardiologischen / gefäßchirurgischen Notfällen: Insbesondere Patienten mit einer Ruptur oder Dissektion der thorako-abdominellen Aorta können effektiver und sicherer behandelt werden. Der Hybrid-OP schafft hierzu die Voraussetzungen für

ein effektiveres Management kritischer Patienten

Bei allen Eingriffen sind die notwendigen hygienischen Randbedingungen zwingend notwendig. Hier gibt es derzeit in Details noch kontroverse Diskussionen über die technische Ausführung der erforderlichen Lüftungstechnik und der notwendigen Raumgrößen sowie der Nebenraumprogramme. Die intensive Vorbereitung eines Hybrid-OP Projektes in einer heterogen zusammengesetzten Projektgruppe ist zwingend für einen Erfolg und die Akzeptanz notwendig. Zieldefinitionen beeinflussen die Auswahl der notwendigerweise zu installierenden Technik in erheblichem Maße.

## Lüftung

Die Lüftungstechnik ist entscheidend für die Eignung des OP-Raumes. In der DIN 1946 Teil 4 werden die Definitionen beschrieben. Ergänzend sollten die RKI-Richtlinien in die Planung einfließen.
Insbesondere wenn die 1A Qualität des Raumes auf Grund der geplanten Eingriffe notwendig ist, muss die Gesamtplanung bis zur Auswahl des geeigneten bildgebenden Gerätes von Beginn an berücksichtigt werden.
Die Raumgröße hat erheblichen Einfluss auf den Organisationsablauf im OP, hier sind die notwendigen Flächen häufig in doppelter Größe wie die eines normalen OP Saales anzusetzen. Die Ausführung der Röntgeneinrichtung hat insbesondere bei den deckenmontierten Komponenten Auswirkungen auf die Lüftführung und damit auf die hygienischen Randbedingungen. Für die Abnahme der Lüftungsanlage ist hier bereits im Vorfeld eine ausgedehnte Planung und Betrachtung der kritischen Punkte notwendig.

## Röntgeneinrichtung

Für den beabsichtigen Zweck muss die geeignete Röntgeneinrichtung ausgewählt und baulich eingeplant werden. Sowohl die Zweckbestimmung der Röntgeneinrichtung als auch die Ausführung als deckenhängende oder bodenstehende Anlage muss die Notwendigkeiten der Anwender und die hygienischen Anforderungen erfüllen.

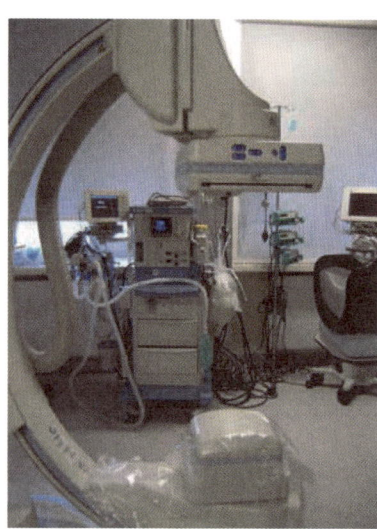

## Strahlenschutz

Ein wesentlicher Faktor für den Betrieb und den Schutz insbesondere der Mitarbeiter stellt die Betrachtung des Strahlenschutzes dar. Gerätetechnische Strahlenschutzausrüstungen müssen umfänglich mit bedacht werden. Strahlenschutzkleidung bestehend aus Schürzen, Schilddrüsenschutz und Strahlenschutzbrillen sind heute als Standard anzusehen.

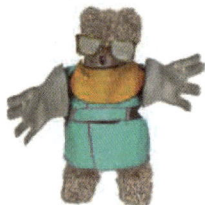

Die Ausbildung ist das wesentliche Standbein des Strahlenschutzes. Hier müssen durch geeignete Ausbildung und Einweisung die Anforderungen des Medizinprodukterechtes und des Strahlenschutzrechtes berücksichtigt

# A Angewandte Medizintechnik

werden. Anforderungen an die Fachkunden der Ärzte und Kenntnisse des Assistenzpersonals sind hier unbedingt zu beachten.

## Zusammenfassung

Die Erfahrungen aus der Einrichtung eines Hybrid-OPs im Bestand der Räume der Radiologie hat folgendes gezeigt:

Positiv:
o gute Bildqualität auch bei kräftigen Patienten
o Strahlenschutz gut integrierbar
o gute Arbeitsbedingungen für alle umgesetzten Einriffe
o gute Patientenversorgung

Negativ:
o Umsetzung eines OP-Hygienekonzeptes in der Radiologie mit hohem Schulungsaufwand verbunden

o weite Wege vom Zentral OP zum Hybrid-OP für die Mannschaft
o die Raumgröße sollte noch größer sein

Insbesondere die organisatorischen Abläufe, die im OP-Bereich selbstverständlich sind, wie Schleusung des Personals und des Patienten, lassen sich in der Radiologie nur schwer konsequent durchsetzen.
Hieraus folgt, dass für anstehende Planung eines neuen OP-Traktes ein separater Hybrid-OP mit den hygienischen und organisatorischen Randbedingungen eingebaut wird und die Raumgröße für den Operationsablauf angemessen gestaltet wird.

Wilfried Schröter
Zentralbereichsleiter
Bau-Technik-Medizintechnik
Allgemeines Krankenhaus Celle
Siemensplatz 4
29223 Celle
wilfried.schroeter@akh-celle.de

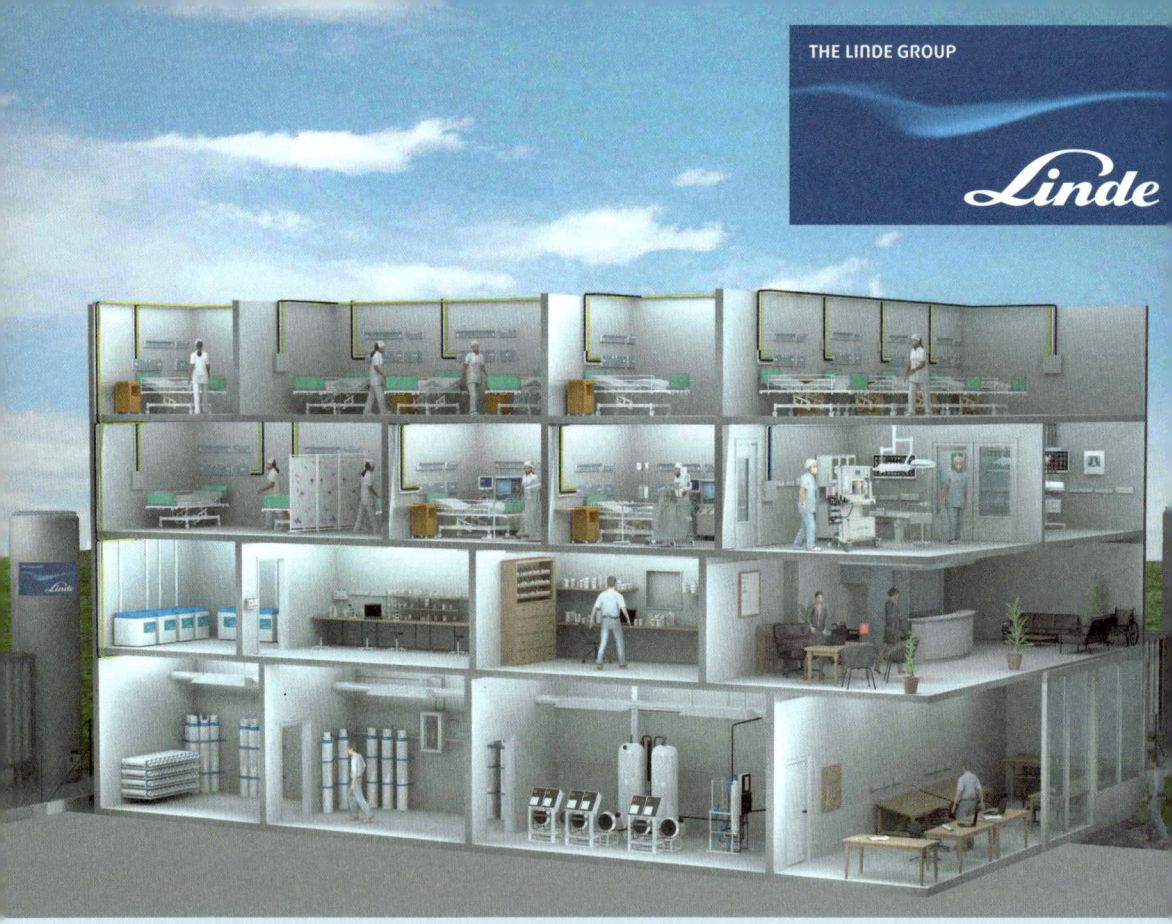

## Linde Healthcare. Der Servicepartner für medizinische Gasversorgung.

Kliniken sind für den Betrieb ihrer medizinischen zentralen Gasversorgungsanlage (med. ZGV) verantwortlich. Dabei handelt es sich um ein Medizinprodukt. Wer Sorgfaltsmaßstäbe verletzt, macht sich angreifbar. Besitzt die medizinische Zentrale Gasversorgung (med. ZGV) Mängel, fällt sie aus oder entspricht die Qualität der medizinischen Gase nicht den Anforderungen des Europäischen Arzneibuches, kann das gravierende Folgen für den Patienten und die Klinikbetreiber selbst haben. Kliniken als Betreiber einer Zentralen Gasversorgung sind von Rechts wegen dazu verpflichtet, diese nach den allgemein anerkannten Regeln der Technik zu betreiben und instand zu halten. Diese Regeln leiten sich aus dem Medizinproduktegesetz sowie den Inhalten der **DIN-EN-ISO 7396-1** ab.
Das Thema ist: Die Tragweite dieser Norm ist nach Einschätzung von Experten in vielen Krankenhäusern unbekannt. Sie verlangt von Kliniken etwa, ein Risikomanagement einzurichten.

Professionelle Unterstützung bieten hierbei die **QI-Services** von Linde Healthcare. Sie wurden entwickelt, um Kliniken und Pflegeeinrichtungen bei der Umsetzung der relevanten Qualitäts- und Sicherheitsstandards in der medizinischen Gasversorgung zu unterstützen. Kernpunkt dieses Dienstleistungsangebots ist das „QI Risk", eine unabhängige Risikoanalyse der medizinischen Gasversorgung mit Einschätzung des Risikoniveaus durch Experten von Linde. Bei diesem Audit werden Umfang und Zustand einer Anlage visuell geprüft. Schwerpunkte sind Abläufe, Anlagendokumentation und Schulungsbedarf. Ziel ist es, bestehende Risiken zu identifizieren und die Basis für korrektive Maßnahmen zu schaffen. Damit unterstützt Linde Kliniken, die mit dem Betrieb einer ZGV verbundenen Risiken zu reduzieren.

Linde: Living healthcare

Linde Gas Therapeutics GmbH
Linde Healthcare, Mittenheimer Straße 62, 85764 Oberschleißheim
Telefon 089.37000-300, Fax 089.37000-37300, www.linde-healthcare.de

# Erfahrungen mit Sauerstoffkonzentratoren als Versorgungsquelle im Krankenhaus

K. Züchner

Medizintechnischer Service, Universitätsmedizin Göttingen

*Zusammenfassung*— Die Universitätsmedizin Göttingen (UMG) betreibt in einer separaten Außenstelle drei OPs, bei denen zurzeit die Versorgung mit medizinischem Sauerstoff (Monografie Nr. 417, Ph. Eur.) aus Druckgasflaschen erfolgt. Im Rahmen eines Pilotprojekts wird eine zusätzliche Versorgungsquelle mit kontinuierlich ‚on-site' produziertem Sauerstoff aus einer Konzentratoranlage (Monografie Nr. 2455, Ph. Eur.) installiert. In dem Beitrag wird über die Planung und die Schritte der Verwirklichung des Projektes bis hin zur Installation und Inbetriebnahme der Sauerstoffversorgungsanlage berichtet. Neben den technischen Details wird auch auf die Umsetzung der relevanten Normen, die Risikoanalyse und die arzneimittelrechtlichen Vorgaben eingegangen.

*Schlagwörter*— Sauerstoffversorgung, medizinische Rohrleitungssysteme, Arzneimittelgesetzt, Risikoanalyse

## Einleitung

Die Versorgung mit Sauerstoff für medizinische Zwecke erfolgt in Krankenhäusern durch Rohrleitungssysteme, die der Norm ISO 7396-1 [1] entsprechen müssen. Diese Norm wird derzeit überarbeitet. In der nunmehr als FDIS (Final Draft International Standard) vorliegenden überarbeiteten Fassung wird Sauerstoff sowohl aus Konzentratoranlagen als auch aus kryogener Herstellung gleichwertig als Versorgungsquelle zugelassen. Bislang wurde die Versorgung mit Konzentratorsauerstoff (im Folgenden Sauerstoff 93) in der separaten Norm ISO DIN 10083 normativ geregelt [2].
Eine wesentliche Voraussetzung für diese Änderung war die Aufnahme von Sauerstoff 93 in das europäische Arzneibuch PH. Eur. [3]. Zusätzlich müssen jedoch auch nationale und regionale Regelungen bei der praktischen Umsetzung beachtet werden. Des Weiteren ist bei den meisten der derzeitig mit Sauerstoff betriebenen Medizingeräte die Verwendung von Sauerstoff 93% nicht als der beabsichtigte Gebrauch vorgesehen.

## Medizinische Bewertung

Es gibt keine gravierenden medizinischen Gründe, die die Verwendung von Sauerstoff 93 einschränken [4][5].

## Technische Bewertung

Die Herstellung von Sauerstoff 93 erfolgt durch einstufige Wechseldruckadsorption von Umgebungsluft an Molekularsieben. Dies ist ein kontinuierlicher Prozess, der bezüglich der pharmazeutischen Qualität des Produktes in enger Anlehnung an die Versorgung mit medizinischer Druckluft betrachtet werden kann.
Die Anlage besteht aus zwei unabhängigen Versorgungseinheiten, von denen jede einzelne für sich den Sauerstoffverbrauch der Klinik sicherstellen kann. Der produzierte Sauerstoff wird bei >6 bar in einem Tank zwischengespeichert und von dort in das vorhandene Rohrleitungssystem nach Bedarf eingespeist.
Im Falle der Havarie beider Versorgungseinheiten wird auf die existierende Versorgungsanlage mit Druckgasflaschen umgeschaltet.
Die Konzentration kann bei Sauerstoff 93 zwischen 90 und 96% schwanken, so dass Konzentratorsauerstoff nicht zur Kalibration von Sauerstoffmessgeräten verwendet werden kann. Die Genauigkeit der patientennahen Sauerstoffmessung muss also durch andere Maßnahmen sichergestellt sein.

## Regulatorische Aspekte

Die installierte Anlage ist CE-gekennzeichnet und wurde unter dem Qualitätssicherungssystem der Herstellerfirma in das vorhandene System integriert.

Die in dem Pilotprojekt mit Sauerstoff 93 verwendeten Geräte werden bezüglich des Sauerstoffs als In-House-Produktionen vom Medizintechnischen Service (MTS) der UMG geführt und betreut.

Mit den betroffenen medizinischen, technischen und kaufmännischen Abteilungen der UMG werden regelmäßig Informationen ausgetauscht und ggf. in den Installationsprozess eingearbeitet.

Die zuständigen Aufsichtsbehörden wurden über das Projekt informiert.

### Risikoanalyse

In der Risikoanalyse wurden folgende Hauptpunkte bewertet:
1. Präoxygenierung bei Narkoseinleitung
2. Argonanreicherung bei reduziertem Frischgasflow
3. Mischer in den verwendeten Beatmungsgeräten
4. Kalibration der Sauerstoffmessgeräte
5. Information und Einweisung der medizinischen Anwender, Techniker und des sonstigen Personals.

### Diskussion

Es wird über den aktuellen Stand des sich noch im Fortgang befindlichen Projektes berichtet. Die mitgeteilten Erfahrungen sollen bei der Interpretation der gesetzlichen und regulatorischen Rahmensituation praktische Orientierungshilfe leisten.

### Literatur

[1] DIN EN ISO 7396-1:2010 Rohrleitungssysteme für medizinische Druckgase und Vakuum
[2] DIN ISO 10083:2008 Versorgungssysteme mit Sauerstoff-Konzentratoren zur Verwendung mit Rohrleitungssystemen für medizinische Gase
[3] Monographie Sauerstoff (93 Prozent) Nr. 2455. Ph. Eur. Suppl. 7.1.. Straßburg:Europarat; 2011
[4] T. Prien, I. Meineke, K. Züchner und J. Rathgeber: Sauerstoff 93 – eine neue Option auch für deutsche Krankenhäuser, Anästh Intensivmed 2013;54:466-472
[5] K. Züchner: Sauerstoff aus Konzentratoranlagen, ein medizinisches, technisches oder regulatorisches Problem? WÜMEK, Euritim, Wetzlar 2014, 55-8

# A Angewandte Medizintechnik

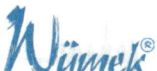

## Aktueller Stand/ Änderungen der IEC 62353/ DIN EN 62353

Rocco Sohr

Abteilung Medizintechnik, Universitätsklinikum Carl Gustav Carus
an der Technischen Universität Dresden, Deutschland

*Zusammenfassung*—Die 2. Edition der DIN EN 62353 enthält zahlreiche Neuerungen. Dieser Beitrag beschreibt wichtige Neuregelungen im Hinblick auf: die Änderungen der Messbedingung zur Ermittlung des Schutzleiterwiderstandes; die neue Berührungsstrommessung für fest angeschlossene Geräte; die Änderung zur Messung des Isolationswiderstandes; die Möglichkeit der Anpassung von Prüffristen. Abschließend erfolgen einige Betrachtungen zu Medizinisch elektrischen Systeme (MES).

*Schlagwörter*—IEC 62353, DIN EN 62353

## Rahmenbedingungen

Seit 2008 gibt es für wiederkehrende elektrische Prüfungen die DIN EN 62353:2008-08 [1]. Mit der Veröffentlichung dieser Norm hatte der Betreiber weitestgehend Rechtssicherheit für die Prüfung vor der Inbetriebnahme, bei Instandsetzungen und bei Wiederholungsprüfungen von medizinischen elektrischen Geräten.

Diese Norm erwies sich als gutes Handwerkszeug für Medizintechniker im Krankenhaus, Servicetechniker der Hersteller und nicht zuletzt für Servicedienstleister.

Beim intensiveren Arbeiten mit diesem Normenwerk zeigten sich in der Praxis kleinere Probleme, wie das Fehlen der Grenzwerte für die Messung des Isolationswiderstandes, kleinere Fehler in Messschaltungen, aber auch problematische Grenzwerte bei der Messung des Ableitstromes vom Anwendungsteil, z.B. an mittels Spiralleitung angeschlossenen Paddels von Defibrillatoren.

Auch zeigte sich aus Sicht der praktisch tätigen Klinikingenieure und Techniker, dass die Ausführungen zu Medizinischen elektrischen Systemen [MES] sehr begrenzt waren. Dies galt insbesondere dann, wenn es erforderlich war, eine Prüfung nach der Änderung eines MES vorzunehmen.

Die Weiterentwicklung der Normenreihe DIN EN 60601-1 [2] erforderte ebenfalls eine Anpassung der DIN EN 62353.

2012 wurde der Entwurf der 2. Edition der DIN EN 62353:2012-09 [3] der Öffentlichkeit vorgestellt. Die Veröffentlichung der IEC 62353 [4] erfolgte 2014 und vorraussichtlich im I. Quartal 2015 wird die Veröffentlichung der 2. Edition der DIN EN 62353 erfolgen.

## Schutzleiterwiderstand

Bei Geräten der Schutzklasse I ist ein funktionsfähiger Schutzleiter von entscheidender Bedeutung. Für die Messbedingungen zur Prüfung der Funktionsfähigkeit gilt wie bisher, die Prüfung sollte mit einer Messeinrichtung durchgeführt werden, die bei Last von 500mΩ mindestens 200mA liefern kann. Hierbei darf die Leerlaufspannung von 24V nicht überschritten werden. Interessant in diesem Zusammenhang ist die Tatsache, dass sich der empfohlene Prüfstrom ständig reduziert hat. Ausgehend von 10A geht die Empfehlung hin zur Verwendung von 200mA. Hierbei wird jedoch die Verwendung eines Prüfstromes bis 25A nicht ausgeschlossen. Wie bekannt, werden bei Prüfungen mit hohen Strömen ggfs. Oxydationsfehler an Kontakten und Leitungen nicht erkannt, weshalb ein geringer Strom hier sinnvoll ist. Wiederum verbessert ein hoher Prüfstrom die Reproduzierbarkeit des Messergebnisses.
Letztendlich muss die Entscheidung über den Prüfstrom durch den Prüfer im Rahmen seiner Prüftätigkeit getroffen werden. Für die Reproduzierbarkeit des Messergebnisses, wäre es jedoch

zu begrüßen, wenn die Dokumentation des verwendeten Messstromes mit erfolgt.
Ein weiterer interessanter Aspekt ist der Grenzwert des Schutzleiterwiderstandes in MES. Bisher war ohne Begründung in der Norm ein Wert von 500mΩ festgelegt.
In der Neuausgabe der Norm unterscheidet diese nach Art der installierten Schutzmaßnahme der vorhandenen Elektroinstallation.
Bei Vorhandensein eines RCD oder eines höherwertigen Schutzes, wie ein IT Netz, darf der Schutzleiterwiderstand 500mΩ nicht überschreiten. Bei nicht Vorhandensein dieser Schutzmaßnahme sind es max. 300mΩ. Bei Elektroinstallationen, die die Installationsvorschriften nach VDE 0100-710 [5] erfüllen, sind diese Schutzmaßnahmen durchaus integriert. Probleme dürften in der Praxis dort entstehen, wo in der medizinischen Umgebung ältere und modernisierte Elektroinstallationen parallel vorzufinden sind.

**Ableitströme**

Die Messbedingungen und Messungen der Ableitströme und die festgelegten Grenzwerte haben sich praktisch nicht geändert. Einige kleine Ergänzungen wurden aufgenommen. Bisher bestand die Möglichkeit, dass besondere Anforderungen andere Werte für den Ableitstrom erfordern. Ein Beispiel hierzu sind die seitens der Hersteller von Dentaleinheiten vorgegebenen Grenzwerte von 10 mA für den Geräteableitstrom. Diese Anmerkung wurde spezifiziert und weist nun explizit auf zwei spezielle Beispiele hin. Zum einen den Grenzwert für den Ableitstrom vom Anwendungsteil Typ CF bei Defibrillator-Elektroden. Dieser wird mit 100μA festgelegt. Zum anderen auf abweichende Grenzwerte für den Geräteableitstrom für fahrbare Röntgenstrahlerzeuger. Dieser Grenzwert wird für die Direktmessung mit 2mA und für die Ersatzmessung mit 5mA festgelegt.

**Berührungsstrom**

Bei der Prüfung von festangeschlossenen elektrischen Geräten war es ohne Herstellerangaben normativ nicht erforderlich, den Geräteableitstrom zu messen. Dies geschah mit dem Gedanken ein Abklemmen und Unterbrechen der Schutzleiterverbindungen zu vermeiden. Erforderlich war die Messung des Schutzleiterwiderstandes von schutzleiterverbundenen berührbaren leitfähigen Teilen.
Zukünftig ist die Messung des Berührungsstromes von berührbaren leitfähigen Teilen, die nicht mit dem Schutzleiter verbunden sind, erforderlich. In Anlehnung an die DIN EN 60601-1, wurde der Grenzwert unabhängig vom Typ des Anwendungsteils, auf 100μA festgelegt.

**Isolationswiderstand**

Die Messung des Isolationswiderstandes wurde deutlich konkretisiert, insbesondere wurden die Vorteile dieser Messung aufgezeigt für Fehler, die durch die Messung des Ableitstromes nicht erkannt werden.
Isolationswiderstände von <50 MΩ sind in der Praxis eher selten. Eine Verschlechterung des Ableitstromes um 5μA bei 230V dürfte in der Praxis unerkannt bleiben. Dem ohmschen Gesetz folgend, bedingt eine derartige Änderung des Ableitstromes eine Verschlechterung des Isolationswiderstandes von angenommen 100MΩ auf 31 MΩ. Somit könnte eine deutliche Verschlechterung des Gerätezustandes erkannt werden. Dies ist gerade in medizinischen Bereichen, wo jederzeit mit verschütteten leitfähigen Flüssigkeiten zu rechnen ist, durchaus angebracht. Die in der Norm festgelegten Grenzwerte können Tab. 1 entnommen werden.
Da die Messung abweichend zur DIN EN 60601-1 nur mit 500V DC durchgeführt wird, ist mit keiner Gerätezerstörung zu rechnen. In der Verantwortung des Prüfers wird es jedoch liegen, zu prüfen, ob der Hersteller in den Geräteunterlagen Angaben zu dieser Prüfung macht.

# A Angewandte Medizintechnik

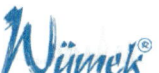

## Prüffristen

Aus Sicht der Betreiber enthält diese Norm einige interessante Aspekte. Die derzeitige Philosophie durch einen immer höheren Prüfaufwand ein ständig scheinbar höheres Sicherheitsniveau erreichen zu wollen, wird dauerhaft nicht zu finanzieren sein. Die finanziellen Mittel die letztendlich aufgewendet werden müssen um ein geringes Plus an Sicherheit zu erreichen, werden in keinem Verhältnis stehen, zu den entstehenden Kosten. Das Bestreben mehr Sicherheit für den Patienten wie auch für den Anwender zu erreichen, ist durchaus zu begrüßen. Mit den aufgewendeten finanziellen und personellen Ressourcen sollte im Ergebnis jedoch auch ein messbarer Zugewinn an Sicherheit erreicht werden können. Die mit Abstand häufigste Ursache für das Nichtbestehen der Prüfung sind Mängel, die bei der Sichtprüfung festgestellt werden. Insoweit ist es zu begrüßen, dass die Norm dem Betreiber Möglichkeiten eröffnet, von den Vorgaben des Herstellers hinsichtlich Wartung und Umfang der Widerholungsprüfung abzuweichen. Dies erfordert natürlich seitens des Betreibers eine eigene Risikoanalyse unter Einschluss seiner örtlichen Gebrauchsbedingungen. Die Norm schließt hierbei nicht aus, dass die Abweichungen auch die Prüffristen betreffen können.

Ein weiterer durchaus interessanter Aspekt sind die Vorschläge zur Toleranz bei Prüfintervallen. Im Alltag ist es aus organisatorischen Gründen nicht immer möglich, jede erforderliche Prüfung zum exakten Termin durchzuführen. Dies führt dann in der Praxis zu der Situation, dass der Zeitraum bis zur nächsten Wiederholungsprüfung in den automatischen Prüfüberwachungssystemen reduziert wird, nur um beispielsweise Anforderungen von Zertifizierungsstellen zu erfüllen, obwohl kein tatsächliches Risiko besteht. Die Neufassung der Norm enthält im informativen Anhang einen Vorschlag zur Überschreitung der Prüffrist um maximal 1/6 des vorgesehenen Intervalls. Dieser Punkt führte innerhalb des Arbeitskreises des VDE zu größeren Diskussionen, da letztendlich befürchtet wurde, dass über diese Möglichkeit indirekt die Prüffristen verlängert werden. Es liegt in der Verantwortung der Betreiber diesen durchaus positiven Aspekt nicht missbräuchlich zu verwenden.

## Prüfergebnisse

Weiterhin zeigt die Norm im Punkt Ergebnisbericht auf, dass es die Entscheidung der verantwortlichen Organisation ist, über das Anbringen einer etwaigen Prüfplakette zu entscheiden. Sehr positiv zu bewerten ist die Möglichkeit, Prüfergebnisse elektronisch zu dokumentieren. Dies ist an eine Bedingung geknüpft: Es muss sichergestellt sein, dass das Ergebnis eindeutig dem jeweiligen Prüfer / Bewerter zugeordnet werden kann.

## Bezugswerte

Den Bestimmungen der DIN EN 62353:2008 folgend war es erforderlich, die Prüffristen zu reduzieren, wenn die Messwerte 90% des Grenzwertes erreicht hatten. In der Praxis wurde dies aus verschiedensten Gründen eher wenig umgesetzt. Auch hat sich gezeigt, dass durch diese Bedingung keine Erhöhung der Sicherheit erreicht wurde. Folglich war es nur konsequent, dass dieser Absatz in der zweiten Edition vollständig gestrichen wurde.

Die neugefasste Norm eröffnet den Herstellern die Möglichkeit, diese Norm zur Endkontrolle ihrer Produkte einzusetzen.

Dies ist durchaus sinnvoll, da der Betreiber zur Beurteilung der gemessenen Werte bei der Wiederholungsprüfung Bezugswerte benötigt. Ein effizienter Vergleich ist aber nur möglich, wenn die Messwerte nach der gleichen Norm gemessen werden. Insofern wäre es wünschenswert, wenn dies durch die System- und/oder Gerätehersteller berücksichtigt wird.

Auch würde dies kein zusätzliches Risiko darstellen, da die Messungen nach DIN EN 62353 den 1. Fehlerfall abbilden und die Ableitströme die Summe der möglichen Ableitströme darstellen. Das Vorhandensein der Bezugswerte dient letztendlich zur Beurteilung, ob ein Gerätefehler vorliegt oder das Gerät konstruktiv diese Werte aufweist.

Eine mögliche Betriebsmessabweichung für Prüfgeräte von ±15%, wie in der DIN EN 61557-1 [6] festgelegt, verursacht natürlich Zweifel an der Aussagekraft der gemessenen Werte. In der Praxis kann hierdurch die paradoxe Situation entstehen, dass der Prüfling bei der 1. Prüfung bei Organisation X die Prüfung nicht besteht. Die Nachprüfung bei Organisation Y ohne durchgeführte Reparatur aber besteht.

**Medizinisch elektrische Systeme (MES)**

Wie einleitend bereits erwähnt, wurden in der Norm die Ausführungen zum Thema MES deutlich ausgeweitet. Das ist deshalb zu begrüßen, da MES und damit die erforderlichen Prüfungen aus dem Klinikalltag nicht mehr wegzudenken sind. Dies gilt umso mehr, da das eigenständige Dokument DIN EN 60601-1-1 [7] in die DIN EN 60601-1 integriert wurde.

Grundvorrausetzung für das Bestehen der Wiederholungsprüfung ist, dass das MES entsprechend den normativen Anforderungen der DIN EN 60601-1 zusammengestellt wurde.

Aus der Systemdokumentation sollte ersichtlich sein, welche Geräte zu dem System gehören und ob Trenntransformatoren und/oder Netzwerkisolatoren in das System integriert sind. Die Prüfung der Systeme nach dieser Norm ist auch dann möglich, wenn es erforderlich war, defekte Geräte im System durch identische oder systemkompatible Komponenten zu ersetzen. Eine verwendete Mehrfachsteckdose muss in diesem Zusammenhang hinsichtlich Ihrer Eignung mit überprüft werden. Für das Gesamtsystem gelten die identischen Grenzwerte für die zulässigen Ableitströme wie für Einzelgeräte.

Jedes Gerät im System, das ohne Werkzeug vom System getrennt werden kann, muss als einzelnes Gerät geprüft werden. Anschließend muss das System als Gesamtheit geprüft werden.

**Resümee**

Mit der zweiten Edition der DIN EN 62353 ist eine durchaus praxistaugliche Norm sinnvoll weiterentwickelt worden.

Bei der Erarbeitung und Konsensfindung zu einer solchen Norm, sind Kompromisse nicht zu vermeiden. So sind im verantwortlichen Arbeitskreis des VDE (DKE/AK 811.0.1, Instandsetzung, Änderung und Prüfung) verschiedenste Interessengruppen vertreten. Mitarbeiter in diesem Gremium sind unter anderem Vertreter der Prüfgerätehersteller, der Prüffirmen, Mitarbeiter der Berufsgenossenschaft und Vertreter der Betreiber. Der Normenentwurf muss dann letztendlich international tragfähig sein.

Für die Norm war beantragt worden, diese als harmonisierte Norm zu veröffentlichen. Dies hatte leider bisher noch keinen Erfolg.

Tabelle 1: Grenzwerte Isolationswiderstand

| Messung zwischen | Schutzklasse I | Schutzklasse II |
| --- | --- | --- |
| Netzteil und Schutzleiter | >2MΩ | - |
| Netzteil und nicht geerdeten berührbaren leitfähigen Teilen | >7MΩ | >7MΩ |
| Netzteil und Anwendungsteil Typ B | >2MΩ | >7MΩ |
| Netzteil und Anwendungsteil Typ F | >70MΩ | >70MΩ |
| Schutzleiter und Anwendungsteil Typ F | >70MΩ | >70MΩ |
| nicht geerdeten berührbaren leitfähigen Teilen und Anwendungsteil Typ F | >70MΩ | >70MΩ |

# A Angewandte Medizintechnik

## Literatur

[1] DIN EN 62353 :2008-08, Medizinische elektrische Geräte – Wiederholungsprüfungen und Prüfung nach Instandsetzung von medizinischen elektrischen Geräten, 2008

[2] DIN EN 60601-1, Medizinische elektrische Geräte - Teil 1: Allgemeine Festlegungen für die Sicherheit einschließlich der wesentlichen Leistungsmerkmale, 2013

[3] DIN EN 62353:2012-09 (Entwurf), Medizinische elektrische Geräte – Wiederholungsprüfungen und Prüfung nach Instandsetzung von medizinischen elektrischen Geräten, 2012

[4] IEC 62353 ed2.0, Medical electrical equipment - Recurrent test and test after repair of medical electrical equipment, 2014

[5] VDE 0100-710 Anforderungen für Betriebsstätten, Räume und Anlagen besonderer Art – Medizinisch genutzte Bereiche, 2012

[6] DIN EN 61557-1 Elektrische Sicherheit in Niederspannungsnetzen bis AC 1000 V und DC 1500 V - Geräte zum Prüfen, Messen oder Überwachen von Schutzmaßnahmen - Teil 1: Allgemeine Anforderungen, 2007

[7] DIN EN 60601-1-1, Medizinische elektrische Geräte - Teil 1-1: Allgemeine Festlegungen für die Sicherheit; Ergänzungsnorm: Festlegungen für die Sicherheit von medizinischen elektrischen Systemen, 2002

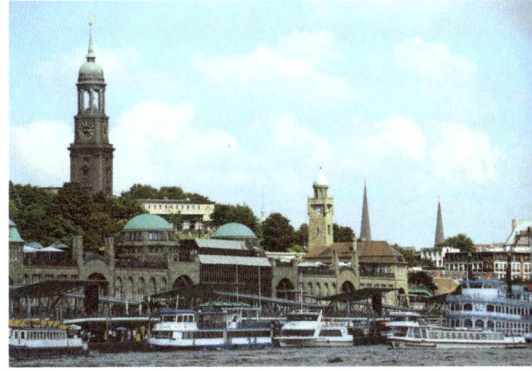

## Medizintechnik und IT im Krankenhaus

Symposium

18. Juni 2015, Hamburg

Details:

www.euritim.de/hamek

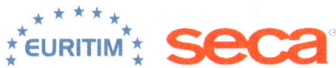

©2015 Euritim Bildung + Wissen GmbH & Co. KG

ERBE Elektromedizin GmbH

# MEDIZINTECHNIK SEIT 1851 – MADE IN GERMANY

**HF-CHIRURGIE / APC**

**GEFÄSSVERSIEGELUNG**

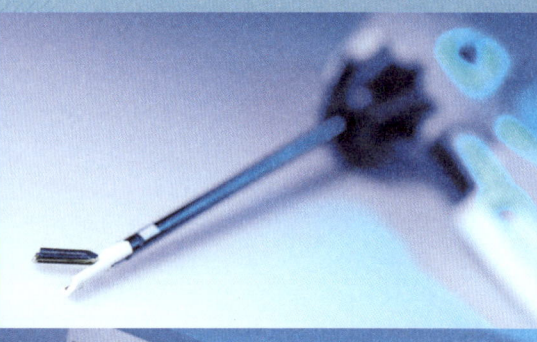

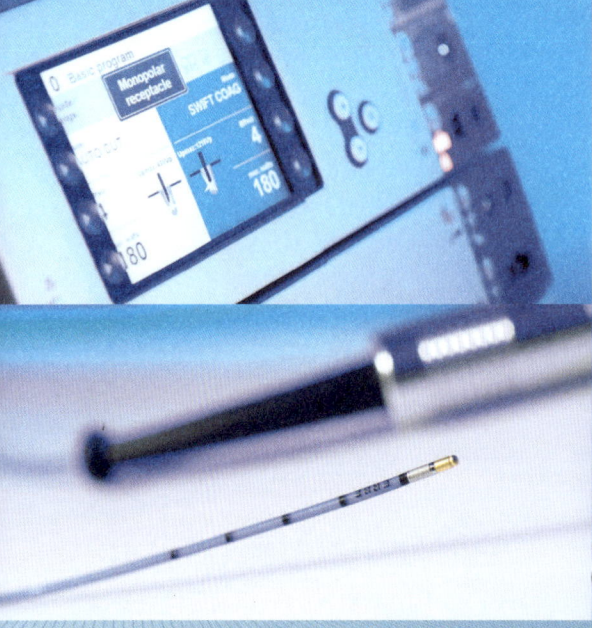

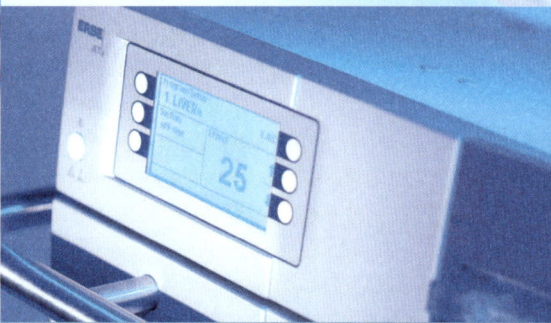

**KRYOCHIRURGIE**

**WASSERSTRAHL-CHIRURGIE**

Weitere Informationen über medizinische Verfahren finden Sie auf unserer Homepage.

ERBE Elektromedizin GmbH | Tübingen | Telefon 07071 755-0 | www.erbe-med.com

**ERBE**

*Perfection for Life*

# A Angewandte Medizintechnik

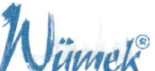

## Risiken von innovativen Produkten und Dienstleistungen

Manfred Kindler

Sachverständigenbüro Kindler, Werne

***Zusammenfassung:*** *Die beeindruckenden Innovationen der Medizintechnologie haben auch eine riskante Kehrseite: die unzureichende Beherrschbarkeit des Fortschrittes durch Regelsetzer und Normengeber, Aufsichtsbehörden, Prüf- und Zulassungsstellen sowie durch die Nutzer. Basierend auf den bisherigen Erfahrungen im Meldesystem werden Empfehlungen für Hersteller und Entwickler, Betreiber und Anwender ausgesprochen.*

***Schlagwörter:*** Medizinprodukte, Innovation, Risiken, BfArM, DGBMT

### Einleitung

Der Fortschritt in Medizin, IT und Medizintechnik hat mittlerweile atemberaubende Ausmaße angenommen. Die Innovationsgeschwindigkeit nimmt in allen Bereichen weiter zu und überfordert heute schon Gesetz- und Normengeber, Aufsichtsbehörden, Prüf- und Zulassungsstellen, Medizinproduktebetreiber und -anwender.

Exponentielle Lernkurven finden wir vor allem in der Zell- und Biotechnologie, der Informationstechnologie, der Mikrosystemtechnik und der Nanotechnologie.

### Richtungen der Innovationen in der MT

Die Deutsche Gesellschaft für Biomedizinische Technik (DGBMT) identifizierte insgesamt fünf Innovationsrichtungen in der Medizintechnik (5):

1. Die Miniaturisierung von technischen Bauteilen und Systemen, z.B. von minimalinvasivchirurgischen Instrumenten, von tragbaren Sensor-, Sende- und Überwachungssystemen für Vitalparameter, "intelligente" Implantate mit Sensorik und Aktorik wie Retina- und Cochlea-Implantate.

2. Die Biologisierung durch Integration biologischer und technischer Komponenten als wirkstoffbeschichtete Hybridprodukte, z.B. die Entwicklung von biokompatiblen Polymeren ohne extrahierbare Bestandteile für Knorpel- oder Gefäßimplantate sowie Polymere mit Formgedächtnis für Stents. Spezialisierte Biomarker sollen getarnt zirkulierende Tumorzellen frühzeitig erkennen können.

3. Die Computerisierung durch die Integration von Informations- und Kommunikationstechnik in die Medizintechnik, z.B. bei der CT-, MRT- und Ultraschallbildgebung.

4. Die Personalisierung durch den Einsatz von medizintechnischen Komponenten, Geräten und Systemen, jeweils maßgeschneidert auf den individuellen Fall und Krankheitsverlauf eines Patienten.

5. Die Vernetzung durch die informationstechnische Integration von Medizinprodukten in bestehende Daten- und Kommunikationsnetze, z.B. im OP-Saal und auf der Intensivstation, aber auch durch die digitale Vernetzung aller Bereiche in der Technik, Pflege und Verwaltung.

Der Fortschritt in der Medizintechnologie äußert sich auch in den Patentanmeldungen. Auf diesem Gebiet wurden im Jahre 2014 beim Europäischen Patentamt 11.124 weltweite Patente angemeldet, dicht gefolgt von 10.307 in der Elektro- und Energiebranche, 9.101 in der Digitalen Kommunikation, 9.059 für Computertechnologien und 7.244 im Transportwesen.

Nach einer Umfrage des BVMed (2) im Herbst 2014 sind besonders innovative Forschungsbereiche in der Kardiologie (45%), Onkologie (33%), Diagnostik (28%), Neurologie (28%), Chirurgie (16%) und Orthopädie (14%) angesiedelt.

## Herausforderungen der Zulassung

Eine stürmische Entwicklung ist bei den mobilen Applikationen mit Gesundheitsbezug für Tablet-PCs, Smartphones und neuerdings auch für Smartwatches zu beobachten. Ärzte, Pflegekräfte, Techniker, Klinikmanager und Privatpersonen haben einen schnellen Zugriff auf aktuelle Informationen. Den Patienten und übrigen Verbrauchern steht eine Fülle von hilfreichen Miniprogrammen zur Unterstützung von gesundheitsfördernden Maßnahmen oft kostenlos zum Download bereit.

Die App-Szenerie stellt aber Aufsichtsbehörden wie die *US Food and Drug Administration* (FDA) vor kaum lösbare Herausforderungen. Derzeit befinden sich rund 100.000 Apps in den Internetstores, und es kommen monatlich 1.000 neue dazu. Viele davon sind nach europäischem Recht als Medizinprodukte einzustufen, unterliegen aber praktisch keiner Qualitätskontrolle. Mediziner warnen schon vor dem neuen Apple Watch Angebot: *"How Apple's New Health App Could Be Used or Abused"*(1)

Auf dem Vormarsch sind auch aktive, implantierbare Systeme, die Sensoren, Aktuatoren und Signalverarbeitung integrieren, sogenannte „Intelligente Implantate". Nach der Bestimmung spezifischer medizinischer Parameter greifen die Implantate selbständig in die Therapie ein, etwa durch die dosierte Abgabe eines Wirkstoffs. Sie gehören zu den technisch aufwändigsten und risikoreichsten Medizinprodukten und stellen besondere Anforderungen an Forschung, Entwicklung, Zulassung und Erstattung.

Ein kürzlich ergangenes Urteil des Europäischen Gerichtshofs über die Herstellerhaftung bei fehlerhaften Herzschrittmachern mit Defibrillatorfunktion verunsichert zusätzlich die Branche. Hersteller müssen bei Produktfehlern nicht nur Ersatzgeräte liefern, sondern bei einem präventiven Austausch auch die entsprechende Operation bezahlen. Potenzielle Fehler lösen demnach bereits die Herstellerhaftung aus, ohne dass der Fehler des Produkts in jedem Einzelfall nachgewiesen werden muss.

Hier stoßen die Hersteller von innovativen Hochrisikoprodukten auf drei administrative Barrieren bei der Zulassung und Markteinführung:

1. die Konformitätsbewertung für das CE-Kennzeichen, insbesondere die klinische Forschung und Validierung einer innovativen Technologie.

2. die Überführung in die Kostenerstattung durch die Gesetzliche Krankenversicherung und damit in die breite Gesundheitsversorgung.

3. den Zugriff auf Fachkompetenz. So kann der medizintechnische Innovationsprozess durch einen personellen Engpass erschwert werden. In fast allen Phasen dieses Prozesses und beteiligten Stellen fehlt hoch und vor allem auch interdisziplinär qualifiziertes Personal.

Dabei hatte der EU-Regelsetzer durch seine drei Richtlinien versucht, den Herstellern entgegen zu kommen, indem er durch das Neue Konzept den Einfluss des Staates minimieren und die Hauptverantwortung für das Inverkehrbringen und auch für die Marktüberwachung weitgehend auf den Hersteller übertrug. Bei Medizinprodukten höherer Risikoklasse muss er für den Nachweis der Konformität mit den Grundlegenden Anforderungen der EU-Richtlinien und den harmonisierten Normen eines der 80 akkreditierten Unternehmen in Europa, die sogenannte Benannte Stelle, einbeziehen. Diese wird die relevanten Unterlagen des Herstellers prüfen und die Erlaubnis für das Anbringen des CE-Kennzeichens erteilen.

Allerdings wurde das Vertrauen in die Patientensicherheit in den letzten Jahren durch die Skandale mit OP-Robotern, Herzschrittmachern, Hüftendoprothesen und Brustimplantaten stark erschüttert. Benannte Stellen zeigen sich nicht zuletzt aufgrund von Interessenkonflikten überfordert. Sie stehen zudem im europäischen Raum in einem teilweise ruinösen Wettbewerb mit Billiganbietern. Verstöße gegen die CE-Kennzeichnung von Medizinprodukten werden kaum geahndet, kommerzielle Aspekte überlagern Sicherheitsüberlegungen.

Mit dem CE-Zeichen auf dem innovativen Medizinprodukt ist der Markt für den Hersteller oder Importeur aber noch nicht vollständig offen. Der Gemeinsame Bundesausschuss (G-BA) ent-

# A Angewandte Medizintechnik

scheidet in einem oft jahrelangen Verfahren über die Verfügbarkeit von Untersuchungs- und Behandlungsmethoden mit Medizintechnologien für die gesetzlich Krankenversicherten. Dies betrifft die Versorgung von 90% der deutschen Bevölkerung im Krankheitsfall.

Der Weg zur Erstattung der Behandlungskosten durch die gesetzliche Krankenversicherung ist schwer kalkulierbar, denn die Erfolgsaussichten für den erforderlichen Nutzennachweis sind häufig niedrig, da die notwendigen klinischen Studien extrem aufwändig und kostenintensiv sein können.

Dennoch gelangen neue Untersuchungs- und Behandlungsmethoden ungeprüft in die Krankenversorgung und dürfen außerhalb von Studien angewendet werden. Bei den Beratungen zur Positronen-Emissions-Tomographie (PET) konnte sich der G-BA wegen der gegensätzlichen Interessen seiner Entscheidungsträger nicht auf konkrete Studieneckpunkte einigen, obwohl hinsichtlich der Durchführung einer Studie Konsens bestand. Bis zum Beginn der offiziellen Erprobung kann die PET noch jahrelang flächendeckend angewendet werden, ohne dass die positiven und negativen Auswirkungen auf die Patienten bekannt sind. (3)

Der Europäische Regelsetzer steht seit Jahren vor dem Dilemma, die Innovation von Medizinprodukten ohne Sicherheitsverlust zu erleichtern. Die EU-Kommission legte daraufhin im September 2012 einen ersten Verordnungsentwurf vor, der 190 Seiten umfasst und in 97 Artikeln insgesamt 16 Anhänge sowie 60 Ermächtigungen für weitere Verordnungen vorsieht. Die Anzahl der Änderungsanträge durch die verschiedenen Gremiendebatten dürfte mittlerweile die Tausendergrenze überschritten haben. Bis heute wird die endgültige Verabschiedung durch die gegensätzlichen Interessen von Industrie, Aufsichtsbehörden und Kostenträgern blockiert.

Dabei drängt unerbittlich die Zeit: allein im Jahre 2012 wurden in der DIMDI- Datenbank 6.777 neue Medizinprodukte registriert.

## Ergebnisse der Vorkommnis-Meldungen

Wie bewähren sich die Hochrisikoprodukte in der Anwendung, die bereits auf dem Markt sind? Die Rückinformation erhalten wir vom Hersteller selbst, der die Sicherheit seines Produktes durch Marktbeobachtung gewährleisten muss und bei gefährlichen Vorkommnissen umfänglichen Meldepflichten bei seiner nationalen Marktüberwachungsbehörde unterliegt. In Deutschland ist dies aufgrund der föderalen Struktur aufgeteilt: Das Bonner Bundesinstitut für Arzneimittel und Medizinprodukte (BfArM) übernimmt auf Bundesebene die Datensammlung, -auswertung und Risikobewertung. Das BfArM kann allerdings nur Empfehlungen aussprechen. Für die Anordnung, Umsetzung und Überwachung von Maßnahmen sind die Landesgesundheitsbehörden verantwortlich. Eine sehr unglückliche Regelung, die keine grundlegenden Aussagen über die Wirksamkeit von erkannten Risikominderungsmaßnahmen ermöglicht.

> *Vorkommnisse sind Funktionsstörungen, Ausfälle oder Änderungen der Merkmale oder der Leistung oder Unsachgemäßheiten der Kennzeichnung oder der Gebrauchsanweisung eines Medizinproduktes, die unmittelbar oder mittelbar zum Tod oder einer schwerwiegenden Verschlechterung des Gesundheitszustands eines Patienten, eines Anwenders oder einer anderen Person geführt haben, geführt haben könnten oder führen könnten.*

Wie sich aus den jährlich steigenden Vorfallstatistiken des BfArM ablesen lässt, entstehen durch die medizintechnische Entwicklung aber auch verstärkt Probleme in der Mensch-Technik-Interaktion und an den Mensch-Maschine-Schnittstellen. Bei 15.698 ausgewerteten Vorfällen mit Produktbezug waren zu einem Drittel schwerwiegende Verletzungen, 6% kritische Komplikationen und in 1,2% der Fälle ein letaler Ausgang zu beklagen. (4)

Mittlerweile wird im Durchschnitt ein meldepflichtiges Vorkommnis pro Stunde verzeichnet, dabei ist die Dunkelziffer sicherlich um eine Größenordnung höher.

©2015 Euritim Bildung + Wissen GmbH & Co. KG

Die Detailanalyse zeigt die Schwachstellen von Produkten mit höherem Risiko auf:

- Von 8252 Risikomeldungen im Jahre 2013 entfiel fast die Hälfte auf aktive Medizinprodukte.

- 90% aller gemeldeten Probleme betrafen Medizinprodukte, die von einer Benannten Stelle geprüft worden waren. Von den 32.808 Risikomeldungen im Beobachtungszeitraum 2005 bis 2013 sind dies immerhin 29.620 Vorkommnisse mit CE-zertifizierter Medizintechnik.

- Allerdings waren 41% der Fälle nicht produktbezogen, d.h. der Vorfall wurde durch Anwenderfehler, mangelhafte Instandhaltung oder Aufbereitung bzw. durch äußere Einflüsse ausgelöst.

- 17% der Ereignisse waren auf Design- oder Konstruktionsfehler zurückzuführen, hauptsächlich fehlerhafte Software, Materialfehler durch ungeeignetes Material bzw. Komponenten und unzureichende Funktionalität.

- In 15% war die Produktion ursächlich, hier in mehr als die Hälfte der Fälle durch Probleme bei den Fertigungsprozessen, aber auch durch Materialfehler wie Verwechslungen von Materialien oder Bauteilen / Komponenten sowie Fehler in der Qualitätsprüfung (z. B. Eingang, Produktion, Endkontrolle)

- Von den 7.735 Maßnahmen der Hersteller der letzten zehn Jahre entfallen zwei Drittel auf die Produktgruppen Invitro-Diagnostika (23%), Infusion/Injektion/Transfusion (13%), Nichtaktive Implantate (11%), Radiologie, Op-Ausrüstung / Anästhesie und Elektromedizin (jeweils unter 10%).

- Eine Hochrechnung für das Jahr 2015 aufgrund der bereits aufgelaufenen Meldungen von Herstellern ergibt die Rekordzahl von 1.200 Maßnahmen, dies bedeutet im Endeffekt, dass die Krankenhäuser jeden Monat 100 Risikomeldungen des BfArM zu bearbeiten haben. Und dies betrifft ausschließlich Medizinprodukte mit einer CE-Kennzeichnung nach einer erfolgreichen Konformitätsbewertung.

## Das Umfeld von MT-Innovationen

Wie sieht es mit dem Einsatz von innovativen Medizinprodukten im klinischen Umfeld aus? Die neue Diagnose- oder Behandlungsmethode erfordert oft eine Anpassung bzw. Umstrukturierung von Betreiberstrukturen und Anwenderprozessen.

Der Einsatz der medizintechnischen Hochtechnologie im Krankenhaus trifft in der Regel auf Einrichtungen mit einem hohem Investitionsstau, überlastetem Personal, historisch gewachsenen und überholten Zuständigkeitsbereichen.

Mängel im Hygienemanagement führen jährlich zu 500.000 nosokomialen Infektionen, die 10.000 bis 15.000 Menschenleben kosten.

Multiresistente Erreger entstehen durch den unmäßigen Antibiotikaverbrauch in der Tiermast und führen immer wieder zu Hygieneproblemen in Kliniken. Hinzu kommen neue und importierte Erreger durch Tourismus und weltweiten Handel.

Das Klinikmanagement zerstört oft sehenden Auges die hauseigenen Kernkompetenzen durch Auslagerungen und Fremdvergaben an Dienstleister. Umfang und Komplexität der technischen und administrativen Aufgaben nehmen ständig zu. Der Überblick geht verloren.

Der Strukturwandel in der deutschen Krankenhauslandschaft, ausgelöst durch zunehmende gesetzliche Regulierung mit kurzen Halbwertszeiten, die Einführung von Fallpauschalen und dem steigenden Kostendruck führt zu einem verstärkt marktwirtschaftlichen Handeln. Der Zwang, schwarze Zahlen zu schreiben, gefährdet wichtige Investitionen in das Qualitäts- und Risikomanagement.

Diesem Druck zur Kostenreduktion steht die Notwendigkeit einer stetigen Erneuerung der Medizintechnik gegenüber. Diese ist oft durch kurze Innovationszyklen nicht ausreichend ausgereift und gebrauchstauglich.

Die Anwender im ärztlichen Bereich sind in technischen Fächern zu wenig aus- und weitergebildet, die Pflegekräfte sind in der Regel überlastet und unterbesetzt.

©2015 Euritim Bildung + Wissen GmbH & Co. KG

# A Angewandte Medizintechnik

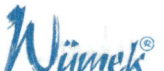

**Empfehlungen**

Die DGBMT – Deutsche Gesellschaft für Biomedizinische Technik im VDE hat in einem Positionspapier „Medizintechnische Innovation in Deutschland" vom Februar 2012 (5) zehn zentrale Empfehlungen abgeleitet, mit deren Umsetzung die Innovationsrahmenbedingungen für Hochtechnologie-Medizin in Deutschland nachhaltig verbessert werden können:

1. Verbesserung der medizintechnisch-klinischen Forschung
2. Lotsenfunktion bei der Zulassung von Medizinprodukten
3. Transparenz bei der Erstattung medizintechnischer Innovationen
4. Überwindung interdisziplinärer Grenzen in Aus- und Weiterbildung
5. Etablierung einer Lern- und Lehrplattform in der Medizintechnik
6. Verbesserung der Rahmenbedingungen für Kooperationen
7. Stärkung der Forschungsförderung in der Medizintechnik
8. Etablierung innovationsbegleitender Maßnahmen
9. Förderung von Innovationsmanagern
10. Stärkung der kommerziellen Ergebnisverwertung von Fördervorhaben

Auf die Sicht der Betreiber und Anwender von Medizinprodukte übertragen, bedeutet dies ein Umdenken. Diese erwarten:

- eine Entwicklungsstrategie für Medizinprodukte, deren Wirkungsweise, Bedienung, Verknüpfung mit anderen Geräten und Erkennung von kritischen Zuständen für den Anwender auch in Stresssituationen sofort ersichtlich ist;
- die Bereitstellung von unabhängigen Produktprüfungs- und -zulassungsstellen, die ohne kommerzielle oder politische Interessenkonflikte die Einhaltung von grundlegenden Anforderungen bei Medizinprodukten sicherstellen;
- die Einrichtung einer kompetent und schnell agierenden Aufsichtsbehörde, die in enger Zusammenarbeit mit den lokalen Marktaufsichtsbehörden bei erkannten Gefahren befugt und in der Lage ist, sofortige Stilllegungen und Produktrückrufe anzuordnen, sie durchzusetzen sowie diese Maßnahmen auch allen Anwendern in transparenter Form mit kompletter Namensnennung zu publizieren;
- die Pflege einer Gerichtsbarkeit, die für straffällig gewordene Hersteller, Importeure und Händler derart empfindliche Strafen verhängt, dass kein wirtschaftlicher Vorteil aus dem vorherigen oder geplanten Fehlverhalten entstehen kann;
- den politischen Willen zu einer wirksamen Verstärkung der Rechte von Patienten und geschädigter Anwender zur zeitnahen Umsetzung von Schadenersatzansprüchen gegenüber den verantwortlichen Marktteilnehmern.

Ein wichtiges Ziel innovativer Medizintechnik wird es also sein, neben der Notfallversorgung auch für die steigende Anzahl der Pflegebedürftigen gute Rahmenbedingungen zu schaffen und die Arbeit von Ärzten und Pflegekräften zu entlasten.

**Quellen:**

(1) http://time.com/3738429/apple-health-app-researchkit/

(2) http://www.bvmed.de/de/bvmed/publikationen/bvmed-newsletter/bvmed-newsletter-10-15/medizintechnik-fuehrend-bei-patentanmeldungen

(3) http://www.gkv-spitzenverband.de/media/dokumente/presse/publikationen/Positionspapier_Medizintechnische_Innovationen_barrierefrei.pdf

(4) http://www.bfarm.de/DE/Medizinprodukte/risikoerfassung/wissauf/_node.html

(5) https://www.vde.com/de/InfoCenter/Seiten/Details.aspx?eslShopItemID=c075a335-3a1f-441a-8a74-b33ef679af43

©2015 Euritim Bildung + Wissen GmbH & Co. KG

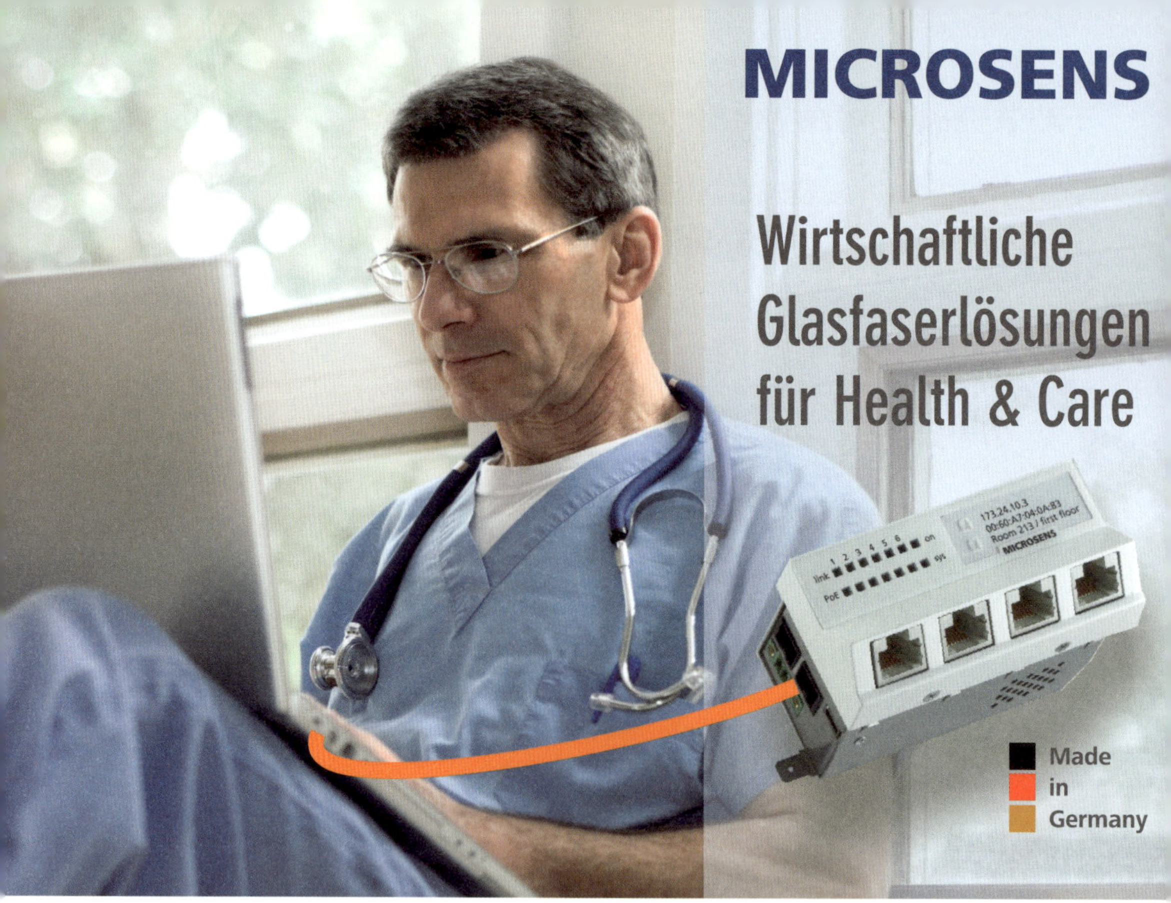

# MICROSENS

## Wirtschaftliche Glasfaserlösungen für Health & Care

Made in Germany

## Elabo prüft Medizintechnik auf Herz und Nieren.

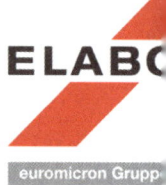

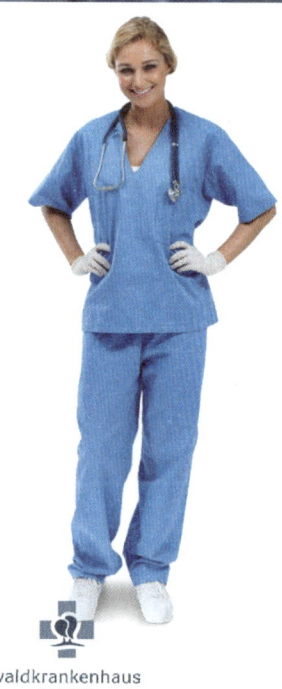

Das 1959 in Erlangen erbaute Waldkrankenhaus St. Marien zählt deutschlandweit zu den renommiertesten Institutionen im Gesundheitswesen. Es versorgt mit neun Hauptfach- und zwei Belegabteilungen im Akutbereich sowie mit der Abteilung für geriatrische Rehabilitation im Jahr rund 13.000 stationäre und 18.000 ambulante Patienten.

Elabo unterstützt St. Marien mit seinen Messarbeitsplätzen bei der Dokumentation, der Prüfung und der Wartung von medizintechnischen Geräten.

Wann dürfen wir Ihnen dabei helfen, Ihr System immun zu machen?

Rufen Sie uns an: +49 7951 307-0

**Besuchen Sie unseren Wümek-Stand 60.**

www.elabo.d

# A Angewandte Medizintechnik

## Aktuelle Änderungen des Medizinprodukterechts aus der Sicht eines Medizinprodukte-Anwenders

R. Mäder

Medizintechnisches Servicezentrum, Universitätsklinikum Magdeburg A.ö.R., Deutschland

**Zusammenfassung** Im Sommer des Jahres 2014 wurden - von der Öffentlichkeit weitgehend unbeobachtet - wieder einige Änderungen im Medizinprodukterecht verabschiedet. Neben Änderungen bei der Verschreibungspflicht und den Vertriebswegen sowie der DIMDI-Verordnung gab es auch für Betreiber und Anwender relevante Änderungen der Betreiber- und der Sicherheitsplanverordnung, die im folgenden Vortrag erläutert werden sollen.

**Schlagwörter** Medizinprodukterecht, MPBetreibV, MPSV

## Einleitung

Seit dem Skandal um den französischen Hersteller von Brustimplantaten PIP wird auf europäischer Ebene eine Angleichung des Sicherheitsniveaus von Medizinprodukten in allen Mitgliedsstaaten der EU diskutiert. Seit längerem kursiert der Entwurf einer EU-Verordnung, die zukünftig die nationalen Regelungen ersetzen soll. Parallel dazu lief ein Verfahren zur Änderung des deutschen Medizinprodukterechts [1], das im Schatten dieser Diskussion im Sommer des Jahres 2014 einige Änderungen im deutschen Medizinprodukterecht brachte. Neben Änderungen bei der Verschreibungspflicht und den Vertriebswegen sowie der DIMDI-Verordnung, die in [2] beschrieben wurden, gab es auch für Betreiber und Anwender relevante Änderungen der Betreiber- und der Sicherheitsplanverordnung [3], die im folgenden Vortrag näher erläutert werden sollen.

## Medizinprodukte-Abgabeverordnung

In der neuen Medizinprodukte-Abgabeverordnung wurden Regelungen aus der bisherigen Vertriebswegeverordnung MPVertrV und der Verschreibungspflichtverordnung MPVerschrV zusammengefasst und den aktuellen Bedürfnissen angepasst. Für Betreiber und Anwender in Krankenhäusern ergibt sich daraus kein unmittelbarer Handlungsbedarf.

## Medizinprodukte-Betreiberverordnung

Seit der Veröffentlichung des ersten Entwurfes der Betreiberverordnung wird von Betreibern und Anwendern kritisiert, dass die Aufbereitung von Medizinprodukten als Teil der Instandhaltung behandelt wird, obwohl diese Aufgaben im Krankenhaus von unterschiedlichen Berufsgruppen durchgeführt werden. Nach vielen Stellungnahmen der Betroffenen - auch über den Fachverband Biomedizinische Technik fbmt - werden diese Bereiche nun endlich in eigenen Paragraphen behandelt. Der §3 regelt jetzt die Instandhaltung und der §4 die Aufbereitung. Damit wird es den Betreibern vereinfacht, die entsprechenden Pflichten eindeutig zu adressieren.

Inhaltlich ändert sich für die Instandhaltung nichts Wesentliches. Die Instandhaltung ist unter Berücksichtigung der Angaben der Hersteller von entsprechend qualifizierten Personen, Betrieben und Einrichtungen nachvollziehbar durchzuführen. Die für die Sicherheit und Funktionsfähigkeit wesentlichen Merkmale müssen im Anschluss geprüft werden.

Eine ordnungsgemäße Aufbereitung von Medizinprodukten wird weiterhin unterstellt, wenn die gemeinsame Empfehlung der Kommission für Krankenhaushygiene und Infektionsprävention am Robert-Koch-Institut und des Bundesinstitutes für Arzneimittel und Medizinprodukte beachtet wird. Neu ist jedoch, dass ab 01.10.2015 als „Kritisch C" eingestufte Medizinprodukte nur noch von solchen Einrichtungen aufbereitet werden dürfen, die ein von einer anerkannten Stelle zertifiziertes Qualitätsmanagementsystem haben. Das kann in einigen Krankenhäusern zu Änderungen führen.

©2015 Euritim Bildung + Wissen GmbH & Co. KG

Eine andere, seit langem auch vom fbmt aufgezeigte Unstimmigkeit im MP-Recht wurde mit Einführung des §5 Absatz 4 aufgelöst. Bisher durften Medizinprodukte der Anlage 1 durch Mitarbeiter einer Gesundheitseinrichtung nur nach dokumentierter Einweisung angewendet werden, auch dann, wenn die Produkte explizit für die Laienanwendung hergestellt wurden. Das stellte die Betreiber vor kaum zu lösende Schwierigkeiten, z.B. bei der steigenden Zahl von Patienten, die mit verordneten Beatmungsgeräten ins Krankenhaus eingewiesen werden. Durch die Lockerung der Einweisungspflicht für solche Geräte wird der Praxis Rechnung getragen, ohne das hohe Sicherheitsniveau zu reduzieren. Nicht davon berührt sind andere Einweisungsvorschriften, z.B. im Rettungswesen.

Im §10 MPBetreibV werden verschiedene Vorschriften für implantierbare Medizinprodukte zusammengefasst. Außerdem wird der Betreiberverordnung eine Anlage 3 zugefügt, in der bestimmte Implantate aufgelistet sind (bisher Anlage zur MPSV). Dazu gehören neben allen aktiven Implantaten auch Herzklappen, nichtresorbierbare Stents, Hüft- und Kniegelenkersatz, Wirbelkörper- und Bandscheibenersatz sowie Brustimplantate.

Dem Implantat-Empfänger sind umfangreiche Informationen auszuhändigen, u.a. Verhaltensempfehlungen, Hinweise zu Kontrolluntersuchungen und ein Implantatpass.

In der implantierenden Einrichtung sind für Implantate der Anlage 3 Aufzeichnungen zu führen, anhand derer der Empfänger über den Typ, die Chargen- oder Seriennummer oder den Verantwortlichen des Herstellers innerhalb von 3 Werktagen identifiziert werden kann. Das kann nach Ansicht des Autors nur durch ein krankenhausweites Implantat-Register sichergestellt werden. Um den Mehraufwand zu begrenzen, sollte das Register Bestandteil einer bereits existierenden Dokumentation sein, z.B. an die OP- oder Pflegedokumentation angekoppelt sein. „Selbstgestrickte" Lösungen auf Basis einer Excel-Tabelle sind kaum geeignet die Forderungen zu erfüllen, u.a., dass die Daten 20 Jahre aufzubewahren und danach unverzüglich zu vernichten sind.

## Medizinprodukte-Sicherheitsplanverordnung

Bei der Durchführung von Klinischen Prüfungen von Medizinprodukten kommt es zu Änderungen bei den Meldepflichten. Prüfer oder Hauptprüfer melden jetzt nur noch dem Sponsor, dieser weiterhin der Bundesoberbehörde. Schwerwiegende unerwünschte Ereignisse müssen nur dann unverzüglich gemeldet werden, wenn ein Zusammenhang mit dem zu prüfenden Medizinprodukt, einem Vergleichsprodukt, den in der Prüfung angewandten therapeutischen oder diagnostischen Maßnahmen nicht ausgeschlossen werden kann. Sonstige schwerwiegende unerwünschte Ereignisse sind zu dokumentieren und vierteljährlich bzw. auf Anforderung zu melden.

Seit der Gesetzänderung müssen nicht nur die an Vorkommnissen beteiligten Medizinprodukte bis zum Ende der Untersuchung aufbewahrt werden, sondern auch solche, die an schwerwiegenden unerwünschten Ereignissen beteiligt sind. Die bisherigen Mitwirkungspflichten bei korrektiven Maßnahmen gelten jetzt auch analog für Maßnahmeempfehlungen des Sponsors.

## DIMDI-Verordnung

Die Änderungen der DIMDI-Verordnung betreffen v.a. elektronische Meldungen sowie Inhalte und Nutzung der Datenbanken. Die von der Deutschen Krankenhausgesellschaft geforderte Öffnung bezüglich des Zugriffs der Krankenhäuser auf ausgewählte Daten zur zeitnahen Risikobewertung wurde nicht umgesetzt. So dürfte die Auswirkung auf Betreiber und Anwender zumindest kurzfristig gering sein.

## Literatur

[1] Schorn, G.: Geplant: Änderungen von sechs Verordnungen, MPJ – Medizinprodukte Journal, 20. Jg., Ausg. 2, S. 118-124, 2/2013

[2] Heil, M, Schulze, N.: Aktuelle Gesetzesänderungen im Medizinprodukterecht, MPR – Medizin Produkte Recht, 14. Jg., Ausg. 6, S. 206-208, 6/2014

[3] Siebold, N.: Mit Pflichten richtig umgehen, KTM-Krankenhaustechnik Management, 41. Jg., Ausg. 12, S. 53-55, 12/2014

©2015 Euritim Bildung + Wissen GmbH & Co. KG

# A Angewandte Medizintechnik

## Aufbereitung von Medizinprodukten
## Ergebnisse der Kontrollen durch die Landesdirektion Sachsen

Andreas Modes

Landesdirektion Sachsen

Referat 53C Medizinprodukte Strahlenschutz Ergonomie

*Zusammenfassung—* *Die Aufbereitung von Medizinprodukten ist in der Medizinprodukte-Betreiberverordnung (MPBetreibV) geregelt. Trotzdem gibt es bei den Betreibern (Arzt.- und Zahnarztpraxen) immer wieder Verstöße gegen diese Forderungen aufgrund von Unkenntnis. Die Landesdirektion Sachsen überprüft seit mehreren Jahren die Einhaltung der gesetzlichen Forderungen. Die Ergebnisse dieser Kontrollen werden schwerpunktakzentuiert dargestellt*

*Schlagwörter— Aufbereitung Medizinprodukte, , MP, MPBetreibV*

## Einleitung

Der § 4 in der Neufassung vom 21. August 2002 (BGBl.I Seite 3397) zuletzt geändert durch Artikel 2 der Verordnung über die Abgabe von Medizinprodukten und zur Änderung medizinprodukterechtlichen Vorschriften Vom 25. Juli 2014 (BGBl.I S. 1227, 1229) legt
(1) fest, dass die Aufbereitung von bestimmungsgemäß keimarm oder steril zur Anwendung kommenden Medizinprodukten unter Berücksichtigung der Angaben des Herstellers mit einem geeigneten validierten Verfahren durchzuführen ist, dass der Erfolg dieser Verfahren nachvollziehbar gewährleistet ist und die Sicherheit und Gesundheit von Patienten, Anwendern oder Dritten nicht gefährdet wird .
(2) Eine ordnungsgemäße Aufbereitung…vermutet wird, wenn die gemeinsame Empfehlung der Kommission für Krankenhaushygiene und Infektionsprävention am Robert-Koch- Institut und des Bundesinstitutes für Arzneimittel und Medizinprodukte zu den Anforderungen an die Hygiene bei der Aufbereitung von Medizinprodukten beachtet wird. [1]

Damit sind die gesetzlichen Grundlagen für eine ordnungsgemäße Aufbereitung von Medizinprodukten gegeben.

## Durchführung der Kontrollen

Die Kontrollen durch die Behörde wurden den Praxisbetreibern rechtzeitig angekündigt. Nur in Einzelfällen kam es zu unangekündigten Revisionen. In diesen Fällen waren sie meist anlassbezogen. (Anfragen, Anzeigen Dritter) Im Vorfeld der Kontrollen, die schwerpunktakzentuiert aufgestellt wurden, haben die Standesvertreter der Ärzteschaft Kenntnis erhalten und von der Behörde wurden gemeinsame Beratungen und Schulungen, auch mit den zuständigen Fachverbänden in Sachsen und Vertretern von Gesundheitsämtern, organisiert und durchgeführt. Das Behördenpersonal in Sachsen verfügt für diese Fachaufgabe über ein hohes Ausbildungsniveau. Der größte Teil dieser Personen hat an einem Fachkunde- 1- Lehrgang der DGSV teilgenommen. Regelmäßige durchgeführte interne Beratungen und Weiterbildungen trugen dazu bei, dass die „Kontrolleure" fach- und sachbezogene Fragen der Betreiber beantworten können.

Im Mittelpunkt bei den schwerpunktakzentuierten Kontrollen standen 5 Themenschwerpunkte:

1. **Prozessvalidierung** (Schwerpunkt)
2. Sachkenntnis des Personals
3. Eingesetzte Technik
4. Vollständigkeit der notwendigen Unterlagen
5. Arbeitsstätte

©2015 Euritim Bildung + Wissen GmbH & Co. KG

**Ergebnisse bisheriger Kontrollen der Aufbereitung von Medizinprodukten durch die Landesdirektion Sachsen in den Gesundheitseinrichtungen des Freistaates.**

Die Ergebnisse der bisher durchgeführten Kontrollen in den Krankenhäusern, chirurgischen Praxen, HNO Praxen und den endoskopisch tätigen internistischen Arztpraxen haben gezeigt, dass die Betreiber dieser Einrichtungen sehr aufgeschlossen dem Thema „Aufbereitung von Medizinprodukten" gegenüber standen. Dennoch gab es sehr große Niveauunterschiede bei der Umsetzung der Forderungen des Gesetzgebers durch die Betreiber (Praxisinhaber). Das Thema Validierung des gesamten Aufbereitungsprozesses spielt eine überaus wichtige Rolle. Des Öfteren waren Verständnisprobleme bei der Begriffsbestimmung Validierung vorhanden. Den Behördenvertretern wurden in den Arztpraxen größtenteils die Unterlagen zur Leistungsbeurteilung vorgelegt, welche tatsächlich jedoch nur einen Teilschritt der Validierung darstellen. Oft waren die Medizinprodukte nicht den Anforderungen entsprechend klassifiziert. Diese Klassifizierung ist jedoch die Grundlage für eine sachgerechte Aufbereitung. Während in den Krankenhäusern und größeren Gemeinschaftspraxen diesbezüglich wenig offene Fragen existierten, waren die genannten Mängel hauptsächlich in Arztpraxen vorzufinden und hier speziell bei personell älter besetzten niedergelassenen Praxen. Die Ursache ist in der ungenügenden Fortbildung der Praxisbetreiber und des Personals zu suchen. Wenn es technische Mängel gab, dann in der mangelnden Bereitschaft der Betreiber, sich kostenintensive Medizinprodukte kurz vor dem Eintritt in den Ruhestand und damit der Aufgabe der Freiberuflichkeit anzuschaffen.

Während in den HNO- Arztpraxen vorwiegend manuell aufbereitet wird, zeichnet sich im chirurgischen Bereich die Aufbereitung vorrangig durch maschinelle Aufbereitungsverfahren aus. Jedoch gab es auch hier Mängel bei der Validierung der Prozesse. Vereinzelt wurden selbstsiegelnde Sterilgutbarrieresysteme vorgefunden, bei der die Validierung des Siegelprozesses äußerst schwierig, wenn nicht gar unmöglich ist.

Ein weiteres Problem stellte die volle Viruzidie (hight level) der zum Einsatz kommenden Desinfektionsmittel dar.

Hygienepläne schienen für einige Praxisbetreiber ein zu vernachlässigendes Problem zu sein. Hygienepläne wurden in diesen Fällen einfach pauschal von verschieden Anbietern aus dem Internet kopiert und dann in der Praxis optisch zur Anwendung gebracht, obwohl diese nicht mit den spezifischen Gegebenheiten übereinstimmten.

Bei der Festlegung von Verantwortlichkeiten des Personals für die Aufbereitung von Medizinprodukten durch die Praxisbetreiber, mussten ebenfalls Unzulänglichkeiten festgestellt werden. Es standen teilweise Namen von Mitarbeitern in den Unterlagen, die schon seit einem längeren Zeitraum nicht mehr in der Praxis tätig waren.

Ein weiterer Kontrollschwerpunkt war die Umsetzung der Arbeitsstättenverordnung (ArbStättV). Hierbei speziell die Aufbereitungsräume, die Pausenräume und die Sanitärraume. Auch da gab es des Öfteren Anlass zur Kritik. Zu kleine Räume, keine Belüftung, nicht den Forderungen entsprechende Beleuchtung waren hierbei die Hauptkritikpunkte, aber auch die doppelte Nutzung, Pausen- und Aufbereitungsraum. In Einzelfällen wurden bis zum Zeitpunkt der Revision durch die Behörde, im Sprechzimmer Medizinprodukte während der Behandlung von Patienten aufbereitet.

Die Bereitstellung von notwendigen Herstellerangaben zur hygienischen Aufbereitung von Medizinprodukten war ebenfalls ein Punkt, der kontrolliert wurde.

In einem Teil der Praxen waren aufgrund des Alters von Medizinprodukten keine Gebrauchsanweisungen mehr vorhanden, demzufolge auch keine Herstellerangaben. In einem anderen sehr kleinen Teil der Praxen, wo die Gebrauchsanweisungen für die Medizinprodukte vorhanden waren, fehlten diese Herstellerangaben.

Was die zum Einsatz kommende Gerätetechnik (Reinigungs- und Desinfektionsgeräte, Siegelgeräte, Sterilisatoren u.a.) betrifft, kann man feststellen, dass hierbei ebenfalls Abweichungen von Forderungen der Hersteller und der „Validierer" vorgefunden wurden. Das betraf in erster Linie ausgebliebene Wartungen der Medizinprodukte, als auch nicht fristgerecht durchgeführten Leistungsbeurteilungen.

# A Angewandte Medizintechnik

## Hilfsmittel für die Kontrollen

Um auch die statistische Auswertung vornehmen zu können, wurden Checklisten erarbeitet, die dann zum Einsatz kamen. Diese dienen nur der Auswertung. Bei den „Vor- Ort- Kontrollen" mussten diese nicht eingesetzt werden, da jeder der zuständigen Behördenvertreter recht tief in der Materie steckt und neben der Revision auch zur Beantwortung von Fragen der Betreiber zu Verfügung stehen sollte.

## Maßnahmen und Vorausschau

Aufgrund des sofortigen Reagierens der Betreiber nach der Mängelaufdeckung durch die Behörde, mussten im vergangenen Jahr keine Bußgelder verhängt werden.

Die Revisionsschreiben waren der Anlass, dass durch die Betreiber schnell Maßnahmen zur Abstellung der Mängel eingeleitet wurden.

Vereinzelt gab es Kritik von den Betreibern zu den intensiven Folgekosten bei der Aufbereitung mit maschinellen Verfahren. Diese Kritik hielt sich beim Sterilisationsprozess in Grenzen, während bei der Anwendung von Reinigungs- und Desinfektionsgeräten diese Kritik gehäufter auftrat.

Unabhängig von Krankenhäusern konnten mittlerweile in mehr als 500 medizinischen Einrichtungen in Sachsen die Aufbereitung von Medizinprodukten kontrolliert werden.

Gegenwärtig läuft eine Schwerpunktaktion im Freistaat Sachsen an, die sich mit der Aufbereitung von Medizinprodukten in Zahnarztpraxen beschäftigt.

Dazu werden im Jahr 2015 neben vielen anderen Aufgaben der Behördenvertreter die Zahnarztpraxen auf Einhaltung der gesetzlichen Vorgaben zur Aufbereitung von Medizinprodukten kontrolliert.

Das Thema „Aufbereitung" wird für Arbeit der Landesdirektion Sachsen weiterhin eine wichtige Rolle spielen, wenn auch aufgrund der knappen Personalsituation in der Behörde, nicht in Form einer Regelüberwachung.

Mängel werden konsequent aufgedeckt und die Behebung dieser Unzulänglichkeiten strikt gefordert.

Da der hauptsächliche Grund für aufgetretene Mängel bei der Aufbereitung von Medizinprodukten in der mangelhaften Sachkenntnis zu suchen ist, sollten sich neben der Weiterbildung des Personals auch die Praxisbetreiber mehr diesem wichtigen Thema widmen.

Der Erwerb der Sachkenntnis liegt bei vielen Betreibern zeitlich sehr weit in der Vergangenheit.

Die gesetzliche Grundlage für die Aufbereitung von Medizinprodukten ist die Medizinprodukte-Betreiberverordnung (MPBetreibV) und wie schon der Titel sagt, ist der Betreiber in der Pflicht.

## Literatur

[1] Verordnung über das Errichten, Betreiben und Anwenden von Medizinprodukten (Medizinprodukte- Betreiberverordnung- MPBetreibV vom 25.Juli 2014 (BGBl.I S. 1227, 1229).

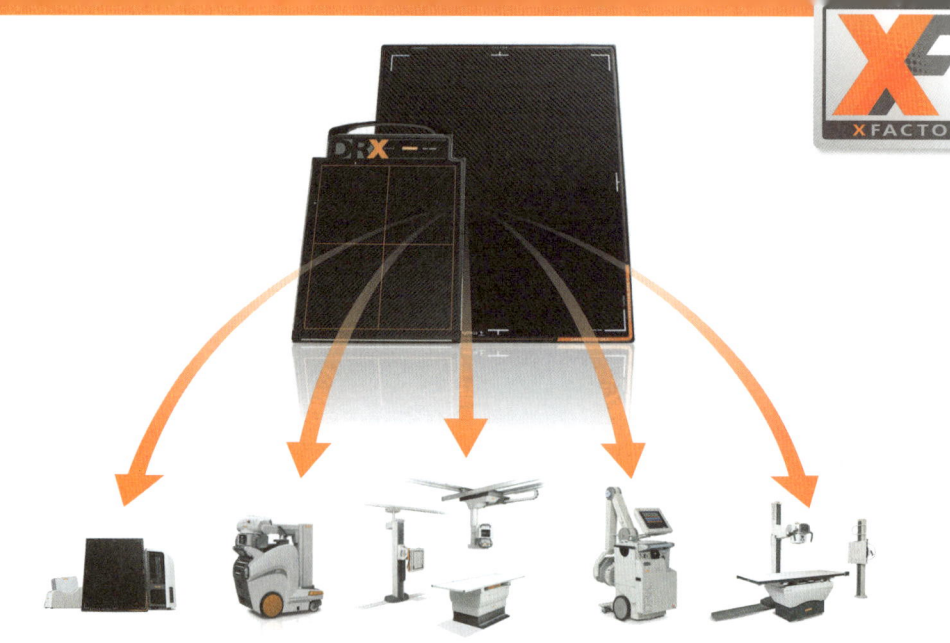

## Vom mobilen bis zum vollautomatischen Röntgenarbeitsplatz

Ein mobiler WLAN DRX-Detektor verfügbar in zwei Formaten. Der kabellose DRX Detektor in Standard Kassettengröße 35 x 43 cm lässt sich ganz einfach in bestehende Röntgensysteme integrieren. Der neue DRX-2530C Detektor wurde speziell für Aufnahmen außerhalb der Rasterladen entwickelt und spielt seine besonderen Vorteile in der Pädiatrie und Neonatologie aus.

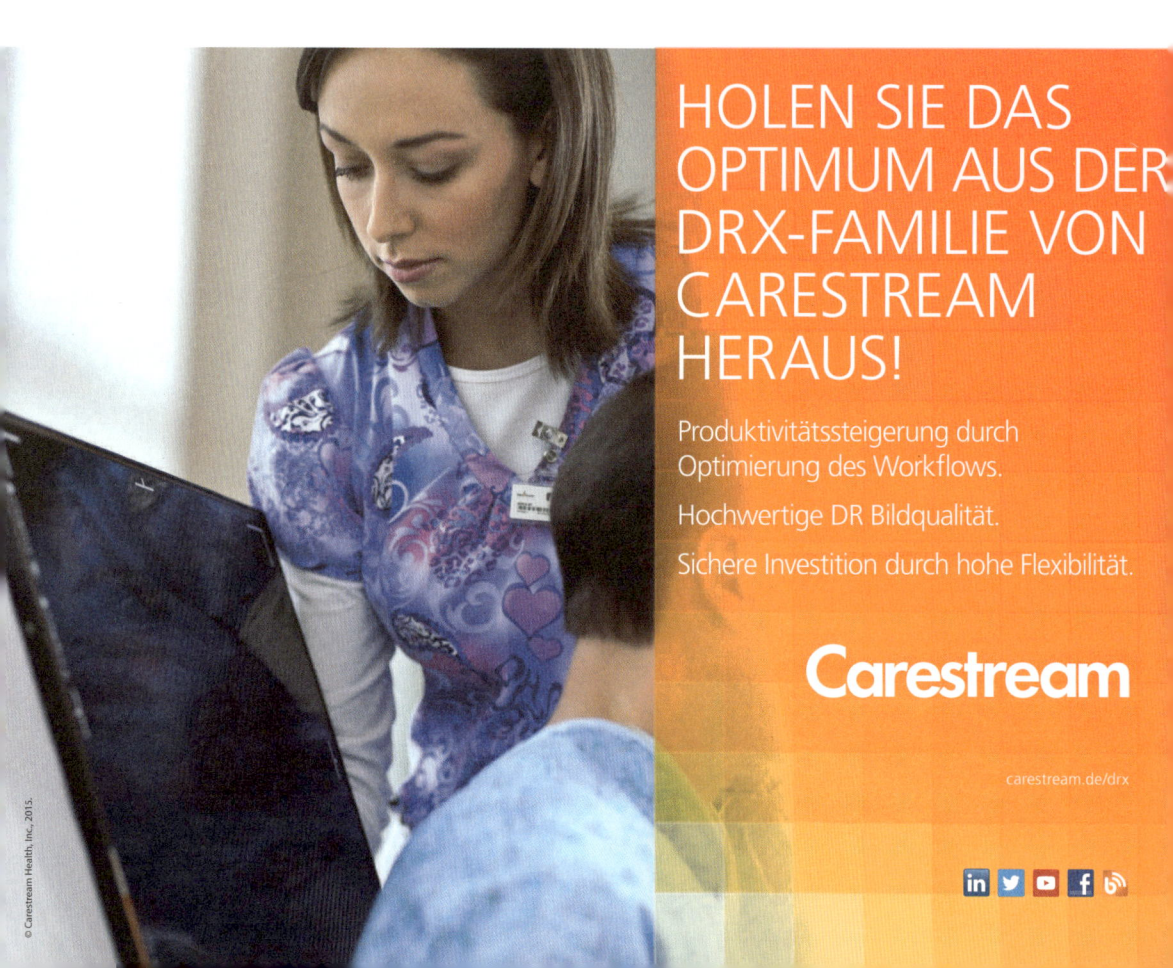

# HOLEN SIE DAS OPTIMUM AUS DER DRX-FAMILIE VON CARESTREAM HERAUS!

Produktivitätssteigerung durch Optimierung des Workflows.

Hochwertige DR Bildqualität.

Sichere Investition durch hohe Flexibilität.

**Carestream**

carestream.de/drx

# Strategisches Investitionsmanagement – vom Bauchgefühl zur Systematik

Josef Hollenhorst
Leiter Stabsstelle: Strategisches Investitionsmanagement
Medizinische Hochschule Hannover, Deutschland

*Zusammenfassung:*—Der Investitionsstau in deutschen Krankenhäusern wird auf bis zu 50 Mrd. € beziffert. Gleichzeitig sind die jährlichen Investitionsvolumina der Bundesländer in den Krankenhausbereich seit Jahren rückläufig. Gleichzeitig tobt im Gesundheitswesen ein Verdrängungswettbewerb der immer schneller immer mehr Innovation von den Leistungserbringern fordert. In diesem Spannungsfeld der Mangelverwaltung ist es unabdingbar die erforderlichen Maßnahmen der Investition gezielt mit allen betriebswirtschaftlichen Instrumenten zu steuern.

*Schlagwörter*— ROI, OEE, Prozesskostenrechnung, Innovation, Duale Finanzierung, Monistik, fbmt

Die Problemstellung großer Anlagebestände mit bis zu 90.000 Geräten/Anlagen scheint zunächst unter herkömmlichen Systematisierungsaspekten unlösbar. Anders als in der KHBV (**K**ranken-**H**aus**B**uchführungs**V**erordnung) verteilen sich Technologien praktisch heute völlig anders als das in den 60er Jahren noch angenommen wurde. So finden sich im Bereich der Intensivmedizin regelhaft Technologien aus dem Laborbereich (POCT- **P**oint-**O**f-**C**are-**T**esting) oder auch Endoskopietechnologie für Bronchoskopien.

Als zielführend wird die Clusterung nach Prozesskategorien anzusehen, die den Umgang mit großen Anlagenbeständen deutlich vereinfacht. Von maximal ca. 1.000 Prozessklassen sind selbst an Universitätskliniken nur 75% belegt. 80% des Anlagevermögens ist in den 120 größten Klassen im Rahmen einer ABC-Analyse repräsentiert. Auf diese 120 Prozessklassen sind die aktuellen strategisch und taktisch relevanten Aspekte eines Total-Productive-Managements im Hinblick auf die Investitionsmaßnahmen anzuwenden. Auch die Aspekte des klinischen Risikomanagements sowie Aspekte eines TCO (**T**otal-**C**ost-of-**O**wnership) bzw. eines LCC (**L**ife-**C**ycle-**C**ost) Ansatzes müssen Berücksichtigung finden.

Gegenüber einer primären Sichtweise lässt eine strukturierte Sichtweise eine systematisierte Vorgehensweise zu. Sie erlaubt für die Praxis die Verwendung von ABC-Analysen, Output Optimierung, Engpassbeseitigung (4) etc..

Außerdem erleichtert eine weitere Kategorisierung nach Innovationspotential die Reduktion eventueller Investitionsrisiken. So sollten poor dog -, cash cow-, star- und question-mark- Technologien bewusst unterschieden werden, um über den Eigentumshebel entsprechende Risiken zu minimieren.

Alle optionalen Investitionsmaßnahmen sollten revolvierend einer vollständigen retrospektiven und prospektiven Prozesskostenbetrachtung unterzogen werden. Bedauerlicherweise hat das System der dualen Finanzierung seit Beginn der siebziger Jahre dazu geführt, dass Investitions- und Prozesskosten disjunkt betrachtet werden. Angesichts der Personalkostenstruktur in Krankenhäusern kann dies wohl kaum zielführend sein. Dies gipfelt aktuell darin, dass in den DRG-Kalkulationshäusern (**D**iagnosis **R**elated **G**roups) selbst im Bereich von Spitzentechnologien, die DRG-fähigen Betriebskosten wie z.B. Instandhaltung, Wartung und Energie nicht auf der Einzelleistung bzw. auf der Ebene des Kostenträgers kalkuliert bzw. erfasst werden. Dies sorgt nach eigenen Hochrechnungen dafür, dass z.B. Magnetresonanztomographien systematisch mit ca. 100 € pro Untersuchung im Bereich der DRG`s unterkalkuliert sind (3).

Im Hinblick auf die Vorgehensweise scheint es wesentlich z.B. betriebskostenlastige Technologien anders zu managen als Technologien, die nur einen geringen Aufwand über den gesamten Lebenszyklus generieren. ROI-Betrachtungen (**R**eturn-**O**n-**I**nvestment) sind hier extrem hilfreich und ein sensibles Instrument.

Ein weiterer ökonomischer Aspekt stellt die Gesamtanlagenverfügbarkeit OEE (**O**verall **E**quipment **E**ffectiveness) dar. Im Krankenhaus werden Opportunitätskosten weder von ihrem Wesen noch in ihrer Dimension wahrgenommen. Das Beispiel eines defekten Hochleistungs-Computertomographen zeigt, dass hier täglich bis zu 200.000 € mittelbarer Erlösausfall drohen.

Diese Sichtweise erleichtert die Einführung von verfügbarkeitsdeterminierten SLA`s (**S**ervice-**L**evel-**A**greements). Wenngleich in den allermeisten Fällen nur mäßige OEE von < 65 % erreicht werden, sind Verfügbarkeiten für ausgewählte Technologien von deutlich > 85% und höher anstrebenswert (-99,7%) und auch erreichbar (1, 2).

Auch der Ersatz von Schlüsseltechnologien muss neu beleuchtet werden. Insbesondere die Phase vom Zeitpunkt des Abschaltens eines Gerätes bis zum Anfahren des Nachfolgers sollte aufgrund der Effekte auf die Gesamtproduktivität, die Dauer und den Einfluss auf die Patientenstromlenkung neu reflektiert werden.

Die duale Finanzierung hat zu einer Zementierung einer Finanzmittel-gesteuerten Investitionspraxis geführt. D.h. es wird investiert, wenn die Mittel zur Verfügung stehen und nicht wenn es im Rahmen einer Gesamtbetrachtung unter Würdigung von Technologie- und Produktivitätszyklen als opportun bzw. wirtschaftlich erscheint.

Echte Rationalisierungsinvestitionen finden entgegen entsprechender Erwartung kaum statt. Technologisch bedingte Produktivitätssteigerungen wie z.B. in der Projektionsradiographie von bis zu 400% haben daher in der Vergangenheit zu einem grotesken Kapazitätsaufbau geführt (5). Gleichzeitig wird so die Mittelverknappung weiter verschärft, was die Beschaffung neuer innovativer Technologien deutlich behindert.

Die Dimension der Produktivitätssteigerung kann aufgrund der Problemstellung durch die systematische Integration von IT regelmäßig erwartet werden. Voraussetzung ist, dass die Möglichkeiten einer vollständigen IT-Integration als modularer Bestandteil eines ERP (**E**nterprise-**R**essource-**P**lanning-Systems) vollständig dekliniert und realisiert werden.

Die Wiedereinführung der Monistik in Form der geplanten fallbezogenen Investitionsrelationspauschalen bietet hier zukünftig die Möglichkeiten und Anreize, dieser systematischen Fehlsteuerung grundsätzlich zu entgehen. Dies entbehrt nicht, dass in den Krankenhäusern ein entsprechender Kulturwechsel implementiert und gelebt werden muss.

## Literatur

[1] Steinhardt Th.: Controller Magazin Mai/Juni 2008
[2] http://www.experto.de/b2b/steuern-buchfuehrung/controlling/die-kennzahl-overall-equipment-efficiency-oee.html
[3] May B.: http://www.kind-und-radiologie.eu/pdf/archiv/heft22/heft22-artikel8.pdf
[4] Theory of Constraints F&w 4/2010 27 Jahrg. 388-390
[5] May GA, Deer DD, Dackiewicz D.: J Digit Imaging. 2000 May;13(2 Suppl 1):76-8. Impact of digital radiography on clinical workflow.

# Erstellung eines Ultraschallkonzeptes durch die Medizintechnik

Udo Klose

Sana MTSZ GmbH Stuttgart, Deutschland

*Zusammenfassung*— Zunächst wird beschrieben, welche Faktoren aus der Sicht der Medizintechnik bei der Ultraschallkonzepterstellung zu berücksichtigen sind. Anschließend wird die Abgrenzung zum Consulting sowie zum Hersteller von Ultraschallgeräten aufgezeigt. Als Basis dient der Gerätebestand mit einer genauen Sondenzuordnung zum einzelnen Gerät. Aufbauend auf ein Zielvorgabegespräch mit der Geschäftsführung werden unter anderem mit den Anwendern, Haupt- und Nebennutzern, Geräteauslastungen und Einsatzorte erfasst. Ein Fragebogen zu Untersuchungen, Qualitätsmerkmalen und Leistungszahlen runden das Bild ab. Die Auswertung fließt in die Mehrjahresplanung zur Re-Investition bzw. Investition ein.

*Schlagwörter*— Ultraschallkonzept, Zielvorgabe, Mehrjahresplanung

## Einleitung

Ausgehend von drei „Säulen" Anwender, Geschäftsführung und Medizintechnik ergeben sich die Rahmenbedingungen = größter gemeinsamer Nenner = Zielvorgabe, für das Konzept. Beeinflussend ist aber auch die Betrachtung des „Säulenumfelds" wie Sprechstundenzeiten, Lauf-, und Transportwege bis hin zu den Reinigungszeiten. Mit der Einbindung in die Betrachtung können sich interessante Lösungsansätzen ergeben

## Festhalten IST-Zustand

Zur Vorbereitung der Besichtigung vor Ort wird der aktuelle Gerätebestand herangezogen. Neben der genauen Bezeichnung (Typ, Hersteller) der Geräte und Sonden sind Baujahr, Kosten, Standort, Fachbereich etc. zu dokumentieren. Ergänzt werden die Informationen durch Zahlen zur Nutzung aus dem Controlling und vor allem durch Interviews mit den Anwendern. Fragen nach dem Leistungsspektrum, Nutzungszeiten, diagnostischer Qualität aus Sicht des Anwenders, mobile oder stationäre Nutzung sowie evtl. Nebennutzer werden dem einzelnen Gerät zugeordnet.

## Erarbeiten SOLL-Zustand

Mit Festlegen der Nutzungsdauer (z.B. 8 bis 10 Jahre) und unter Berücksichtigung von End-Of-Service / End-Of-Life Daten ergibt sich ein grobes aber transparentes Raster für die Re-Investition. Leistungszahlen und Art der Untersuchung (aus Controlling/Anwender- Interviews) fließen bei der Frage nach Anzahl der Geräte pro Fachabteilung mit ein. Leider ist nicht nur die Anzahl der Untersuchungen für die Anzahl der Geräte pro Fachabteilung maßgebend. Transportwege, Untersuchungsdauer und Untersuchungszeiten, sowie hausspezifische Gegebenheiten sind, wenn notwendig, festzuhalten und zu berücksichtigen. Ein gutes Hilfsmittel sind Übersichtspläne der Klinik.

Die Bewertung der Auslastung ist relativ einfach zu bestimmen. Schwieriger ist die Frage nach dem richtigen Neu,- oder Ersatzgerät zu beantworten. Hilfreich ist die Überlegung, auf das Haus zugeschnittene Cluster zu bilden. Beispielsweise Cluster 1 (z.B. Notaufnahme) mit drei Sonden, mobil und Kaufpreis bis 20 TE. Cluster 2 beinhaltet eine weiterführende Diagnostik und geht bis 40 TE. High-End-Geräte stehen Zentral in der Funktionsabteilung und müssen gemeinsam genutzt werden.

Aus dieser Fülle von Informationen ergibt sich eine Tabelle in dem die Ersatzbeschaffung im Ultraschallbereich über die nächsten Jahre aufgezeigt wird.

**Ergebnis**

Mit Hilfe der entstandenen Tabelle ist auch das zu planende Investitionsvolumen der nächsten Jahre zu bestimmen. Somit stehen bei der Beschaffung die finanziellen Grenzen und die Leistungs,- und Ausstattungsmerkmale fest. Dokumentierte Probestellungen ergänzen die Konzepterstellung. Abschließend ist anzuführen, dass eine Revision im Zuge der Mehrjahresplanung notwendig ist.

---

# Hamek

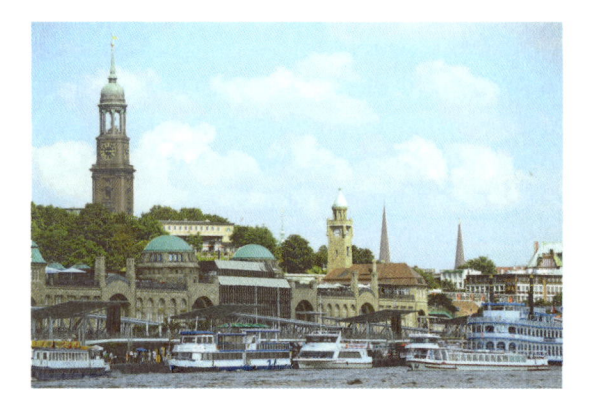

## Medizintechnik und IT im Krankenhaus

Symposium

18. Juni 2015, Hamburg

*Hamek*

EURITIM  seca

Details:
www.euritim.de/hamek

©2015 Euritim Bildung + Wissen GmbH & Co. KG

# Beteiligung der Medizintechnik an strategischen Beschaffungsprozessen: Partnerprojekt Sonographie „UniSono"

Klaus Heidenreich[1], Thomas Hopmeier[2]

[1]ALB FILS KLINIKEN Göppingen, Deutschland

[2]Siemens Healthcare, Deutschland

*Zusammenfassung*— *In welcher Form sich die Medizintechnik in strategische Beschaffungskonzepte einbringen kann, wird am Beispiel des Partnerprojektes Sonographie beschrieben.*

*Schlagwörter*— *Beschaffung, Sonographiegeräte- Konzept , Gerätestandardisierung*

## Neue Wege für neue Herausforderungen

*„Die Beschaffung von Ultraschallgeräten war in der Vergangenheit damit verbunden, als Kunde auf viele verschiedene Hersteller zurückgreifen zu müssen. "*

In der Vergangenheit führten fachdisziplinbezogene Stärken der einzelnen Hersteller zu langjährigen Verbindungen von Industrie zu Endanwendern und somit auch zu einer sehr heterogenen Gerätelandschaft über die Kliniken verteilt. In der heutigen Zeit sollte jedoch vor allem aus wirtschaftlichen Gründen für die Krankenhäuser eine möglichst hohe Standardisierung des Geräteparks einerseits, bei gleichzeitigem Erhalt der Möglichkeit von individuellen Spezialverfahren andererseits, das Ziel sein. Die Tatsache, dass der Herstellermarkt der Sonographiegeräte sich durch Aufkäufe von Firmen gewaltig gewandelt hat und die größeren Firmen heute in der Lage sind, mehrere Fachdisziplinen zu bedienen, bietet die Grundlagen ein solches Gesamtkonzept mit einer sehr geringen Anzahl an Herstellern umzusetzen.

**Den Gerätepark im Partnerprojekt Sonographie zu reduzieren und standardisieren und für unsere beiden Standorte Klinik am Eichert und Helfenstein Klinik zu standardisieren war eine besondere Herausforderung.**

## Projektteam: Ärzte, Einkäufer und MT

Jede Neu- Beschaffung sollte für die Berufsgruppen, die im Routinebetrieb damit zu tun haben, der bestmögliche Kompromiss sein. Aus diesem Grund wurde ein **Projektteam aus Medizinern, Einkäufer und der Medizintechnik gebildet**, die wiederum für ihren Bereich auch als Ansprechpartner und Schnittstelle in andere Bereiche zur Verfügung standen. Zugute kam uns in diesem Fall, dass es im Vorfeld bereits einige erfolgreiche gemeinsame Beschaffungsmaßnahmen gab, so dass die ärztlichen KollegInnen bereits in der Planungsphase **großes Vertrauen in das Team „Einkauf–Medizintechnik**" hatten.

Für die Beschaffung von Geräten sehe ich als zielführend an, **wenn von Anfang an durch eine gute Zusammenarbeit der beteiligten Berufsgruppen** die unterschiedlichen Bedürfnisse und Anforderungen diskutiert, formuliert und die Projekte gemeinsam gestaltet werden .

*Die Idee bekam den Arbeitstitel „UniSono" und wir verfolgten folgende Ziele.*

- Optimierung der Patientenversorgung durch innovative Medizintechnik
- Erhöhung der Wirtschaftlichkeit des Hauses sowie Sicherstellung der Qualität
- Investitionssicherheit über 8 Jahre
- Prozessoptimierung durch Integriertes Servicemanagement
- Prozessoptimierung der Ausschreibung → 1 große Ausschreibung
- Durch Gerätestandardisierung - einheitliche Bedienoberfläche

©2015 Euritim Bildung + Wissen GmbH & Co. KG

- Bündelung von Beschaffungen
  → besseres Preisniveau

*Die Geschäftsführung formulierte folgenden Projektauftrag: Optimierung des Ultraschallgeräteparks sowie der Kosten im Investiv- und Instandhaltungsbereiches durch:*

- Auf den Bedarf der einzelnen Fachabteilungen angepassten Gerätebedarf
- Gerätereduktion
- Gerätesharing
- Standortübergreifende Geräte- und Hersteller Standardisierungen
- Langfristigen Partnerschaftsvertrag (8 Jahre) mit max. 3 Hersteller

Wie bereits erwähnt, war von Anfang an die offene Kommunikation und Transparenz für das Projekt ein wichtiger Punkt für uns. In vielen Einzelgesprächen mit Ansprechpartnern der einzelnen Fachdisziplinen wurden die Belange der Anwender, der Status quo und die Zukunftsanforderungen besprochen und dokumentiert.

**Das Bestandsverzeichnis und die Gerätelebensläufe der Medizintechnik, einschließlich Kostenübersicht der Materialwirtschaft waren dabei eine gute Ausgangsbasis.**

In den Gesprächen wurden auch Möglichkeiten und Grenzen von Reduktionen und Gerätesharing offen angesprochen. Bauliche Begebenheiten und organisatorische Dinge können nicht ad hoc verändert werden – jedoch im Hinblick auf die Anschaffung eines multimedialen PACS und den geplanten Neubau der Klinik am Eichert in Göppingen musste natürlich auch in dieser Phase bereits an die Zukunft gedacht werden.

Im Folgenden wurde durch den Einkäufer ein Teilnahmewettbewerb mit entsprechender Projektbeschreibung ausgeschrieben.

Zwei Firmen kamen in die engere Auswahl, die an einem Präsentationstag in der Helfenstein Klinik ihre Geräte für die einzelnen Fachdisziplinen präsentierten. In 2 Räumen und mit einem straffen Zeitplan wurden an Modellen und Patienten Ultraschall- Untersuchungen durchgeführt und mit Fragebögen bewertet. Für die Mitarbeiter der beteiligten Firmen, die Anwender und die Medizintechniker war dieser Tag eine große Herausforderung, der abschließend jedoch von allen als gelungen und erfolgreich bezeichnet wurde. **Die Medizintechnik stand dabei für die Vorbereitung, Anlieferung, Installation und allen anderen Tätigkeiten zur Seite.**

Letztendlich fiel die Entscheidung für die Firma Siemens, nachdem alle Fragebögen und Angebote ausgewertet waren.

## Danksagungen

Allen, die direkt oder indirekt an diesem Projekt beteiligt waren, möchte ich meinen Dank aussprechen. Ohne die Visionen einerseits und das gemeinsame durchstehen von Höhen und Tiefen andererseits wäre dieses Projekt nicht realisierbar gewesen - dies gilt für die KollegInnen der ALB FILS KLINIKEN und den MitarbeiterInnen der beteiligten Firmen.

Wir waren jedoch auch in der glücklichen Lage, mit Herrn Prof. Schuler und Herrn Dr. Metter zwei renommierte Sonographie- Experten im Projektteam als Ansprechpartner für die Ärzte zu haben.

Herr Bannwarth, Leiter des Einkaufs, hatte bereits viel Erfahrung für strategische Beschaffungsprojekte- dank dieser Erfahrung und seinem Einsatz konnten wir dieses Projekt ohne externe Berater erfolgreich umsetzen.

Unsere Geschäftsführer Herr Dr. Noetzel und Herr Schmid gaben dem Projektteam die erforderliche Unterstützung, um die gesteckten Ziele zu erreichen, auch ihnen gilt mein Dank an dieser Stelle.

Vielen Dank auch an Frau Surla, Frau Ptacek, Herrn Fresser und Herrn Vöhringer sowie alle weiteren Beteiligten von der Firma Siemens für die durchweg gute Unterstützung und partnerschaftliche Zusammenarbeit.

©2015 Euritim Bildung + Wissen GmbH & Co. KG

# Verteilte Alarmsysteme (VAS) – Aufgaben der Medizintechnik

A. Gärtner

Ingenieurbüro für Medizintechnik
Ö. b. u. v. Sachverständiger für Medizintechnik und Telemedizin,
Erkrath, Deutschland

*Zusammenfassung*— Durch die Anbindung von Medizinprodukten an Netzwerke entstehen komplexe Systeme, an die besondere Anforderungen bzgl. Sicherheit und Risikovermeidung gestellt werden. Der Beitrag betrachtet hier speziell die Einbindung von Überwachungsmonitoren, Infusionspumpen und andern alarmgebenden Medizinprodukten an Rufanlagen und spezielle Alarmierungsserver, wodurch gemäß der DIN EN 60601-1-8 verteilte Alarmsysteme entstehen können.

*Schlagwörter*— Alarmübertragung, DIN EN 60601-1-8, verteilte Alarmsysteme VAS, Netzwerke, MP-Betreiberverordnung, Projektmanagement mit Risikomanagement

## Einleitung

Seit einigen Jahren schließen Krankenhäuser immer häufiger Medizinprodukte wie Überwachungsmonitore, Infusionspumpen u. a. an Rufanlagen und spezielle Alarmierungsserver an, um Alarme über weitere Strecken zu übertragen. Durch die Anbindung von Medizinprodukten an solche Alarmierungssysteme können gemäß der Definition der DIN EN 60601-1-8 sogenannte verteilte Alarmsysteme entstehen. Abbildung 1 zeigt beispielhaft ein solches verteiltes Alarmsystem.

Der zunehmende Einsatz solcher verteilter Alarmsysteme in Krankenhäusern gründet einerseits auf dem Wirtschaftlichkeitsdruck in den Krankenhäusern, auf Grund dessen weniger Personal (Anwender) stationär vor Ort eingesetzt wird. Andererseits sind diese Entwicklungen die eigentlich logische Konsequenz aus der dynamischen technischen Entwicklung von IT-Netzwerken und mobilen Kommunikationsgeräten.

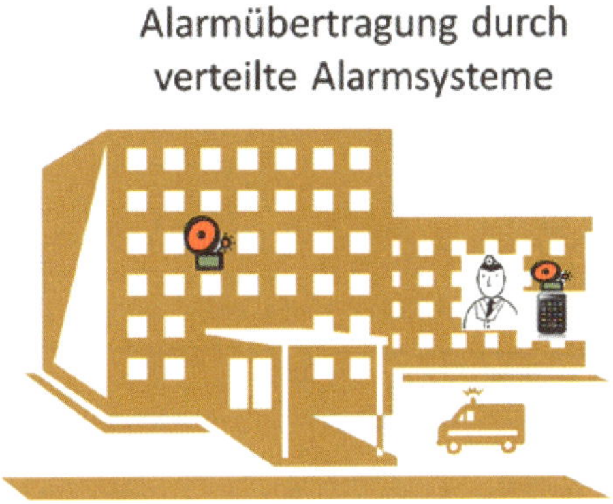

Abbildung 1: Beispiel eines verteilten Alarmsystems (VAS)

Durch die immer weiter voranschreitende technische Entwicklung ist es nunmehr prinzipiell möglich, Alarme und Informationen über den Zustand eines Patienten mittlerweile auch über größere Entfernungen mittels Funk-Netzwerken (WLAN) und/oder IT-Netzwerken zu übertragen und anzuzeigen.

## Medizinprodukte-Betreiberverordnung (MPBetreibV)

Die Planung, die Errichtung, der Betrieb und die Anwendung von VAS fallen unter die Anforderungen der MPBetreibV gemäß Abschnitt 2 Allgemeine Anforderungen. Danach muss der Betreiber VAS nicht nur nach den anerkannten Regeln der Technik u. a. Verordnungen errichten, betreiben und in Stand halten, sondern auch nach § 2 Abs. 3 prüfen, ob ein Medizinprodukt im Rahmen der Zweckbestimmung zur Alarmweiterleitung an andere Gegenstände angebunden werden kann und ob diese Anbindung für die Sicherheit von Patient, Anwender und Dritter geeignet ist:

## § 2 Allgemeine Anforderungen

*(3) Miteinander verbundene Medizinprodukte sowie mit Zubehör einschließlich Software oder mit anderen Gegenständen verbundene Medizinprodukte dürfen nur betrieben und angewendet werden, wenn sie dazu unter Berücksichtigung der Zweckbestimmung und der Sicherheit der Patienten, Anwender, Beschäftigten oder Dritten geeignet sind.*

Häufig wird die Frage gestellt, ob die Anbindung von Medizinprodukten wie Überwachungsmonitore an einen Alarmierungsserver zulässig ist und wo dies beschrieben wird. Die MPBetreibV regelt bewusst nur in allgemeiner Form die Anbindung bzw. Kombination von Medizinprodukten an andere Gegenstände.

Dies bedeutet, dass die Medizintechnik eines Betreibers diesen § 2 Abs. 3 der MPBetreibV als Basis nehmen kann, um die zahlreichen Fragestellungen der sicheren Kombination bzw. Erstellung eines VAS zu klären.

### Nachweis § 2 Abs. 3?

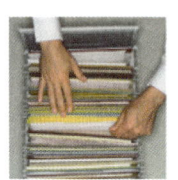

- Dokumentation
- Projektdokumentation
- Risikomanagement

Abbildung 2: Nachweis der Erfüllung von § 2 Abs. 3

Der zweite Teil dieses § 2 Abs. 3 beinhaltet die Vorgabe, dass ein Betreiber bei der Anbindung eines Medizinproduktes an einen anderen Gegenstand den Nachweis erbringen muss, dass diese Anbindung nicht nur im Rahmen der Zweckbestimmung des Medizinprodukte-Herstellers erfolgt sondern das diese Kombination auch für die Sicherheit von Patient, Anwender und Dritter geeignet ist.

Um den Nachweis dieses Halbsatzes aus dem § 2 Abs. 3 zu erbringen, kann der Betreiber – vertreten durch die Medizintechnik – ein Risikomanagement im Rahmen eines Projektmanagement gemäß Abbildung 3 durchführen. Die Wahl der entsprechenden Risikomanagement – DIN EN ISO 14971 oder DIN EN 80001-1 und gegebenenfalls der TR 80001-2-X – hängt davon ab, ob ein Medizinprodukt in ein IT-Netzwerk des Betreibers integriert wird.

### Anwendung Risikomanagement-(Norm)

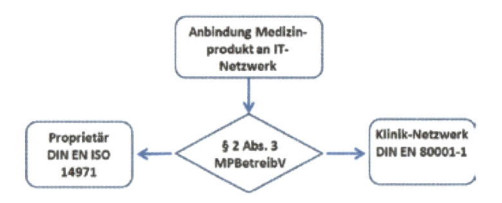

Abbildung 3: § 2 Abs. 3 als Basis des Risikomanagements für VAS

### Projektmanagement für VAS

Ein Projektmanagement für ein VAS muss folgende Schritte enthalten, die in einer Dokumentation zusammen zu fassen sind:

1) Schriftliche Erstellung eines Anforderungsprofils durch den Anwender
2) Diskussion der Anforderungen des Anwenders und Umsetzung in mögliche, alternative technische Konzepte
3) Klärung der regulatorischen und normativen Voraussetzungen/Anforderungen
4) Erstellen klar definierter Ausschreibungen (verteiltes Alarmsystem entsprechend DIN EN 60601-1-8) bzw. Einholen von Herstellerangeboten nach klar definierten Kriterien
5) Erstellen eines Betriebskonzeptes
6) Risikomanagement mit allen Berufsgruppen.

### „Haftung" der Medizintechnik

Immer wieder wird die Sorge geäußert, dass die Medizintechnik für den Anschluss von Medizinprodukten an Rufanlagen und Alarmierungsserver „haften" würde. Dahinter verbirgt sich die

# A Angewandte Medizintechnik

Sorge, in einem möglichen Schadensfall als Medizintechniker juristisch belangt zu werden, wenn ein Patient zu Schaden kommen sollte. Diese Sorge führt dazu, dass Medizintechnik-Abteilungen häufig keine verteilten Alarmsysteme erstellen wollen.

Diese Überlegungen und Sorgen treffen nicht zu, vor allem dann nicht, wenn eine Medizintechnik ein Projektmanagement, verbunden mit einem Risikomanagement, durchgeführt hat.

Allerdings kann die Geschäftsleitung eines Krankenhauses die Medizintechniker in Regress nehmen, wenn man nachweisen kann, dass die Medizintechniker die ihnen übertragenen Aufgaben bzw. die ihnen übertragene Aufgabe der Umsetzung der technischen Aufgaben der MPBetreibV nicht ausgeführt haben und ein unsicheres Alarmierungssystem erstellt wurde.

Wenn nachweisbar ist, dass ein Patientenschaden vermieden worden wäre, wenn die Medizintechnik ordnungsgemäß ihre Aufgaben als Fachleute für Medizintechnik wahrgenommen hätten, dann können juristische Konsequenzen greifen.

Führt eine Medizintechnik ein Projektmanagement mit Risikomanagement mit allen beteiligten Berufsgruppen vor der Errichtung eines VAS durch und dokumentiert dies entsprechend, muss sich die Medizintechnik keine Sorgen bezüglich einer „Haftung" machen.

## Unterlagen und Literaturangaben

Gärtner A.; Loseblattwerk Medizintechnik und Informationstechnologie = MIT, TÜV Media GmbH Köln, ISBN 978-3-8249-1415-9

DIN EN 60601-1-8; VDE 0750-1-8:2008-02 Medizinische elektrische Geräte - Teil 1-8: Allgemeine Festlegungen für die Sicherheit einschließlich der wesentlichen Leistungsmerkmale - Ergänzungsnorm: Alarmsysteme - Allgemeine Festlegungen, Prüfungen und Richtlinien für Alarmsysteme in medizinischen elektrischen Geräten und in medizinischen Systemen (IEC 60601-1-8:2006)

http://www.gesetze-im-internet.de/bundesrecht/mpbetreibv/gesamt.pdf, letzter Zugriff 27.12.2014

VDE 0834-1:2000-04 Rufanlagen in Krankenhäusern, Pflegeheimen und ähnlichen Einrichtungen - Teil 1: Geräteanforderungen, Errichten und Betrieb

IEC/TR 80001-2-5:2014 Application of risk management for IT-networks incorporating medical devices -- Part 2-5: Application guidance -- Guidance for distributed alarm systems

IEC 80001-1:2010 Anwendung des Risikomanagements für IT-Netzwerke, die Medizinprodukte beinhalten - Teil 1: Aufgaben, Verantwortlichkeiten und Aktivitäten

ISO 14971:2012 Medizinprodukte – Anwendung des Risikomanagements auf Medizinprodukte

# endo STORE® vertical

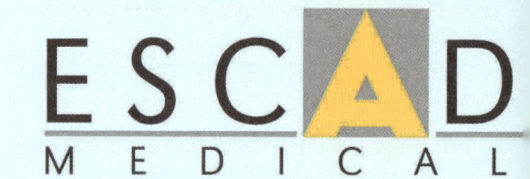

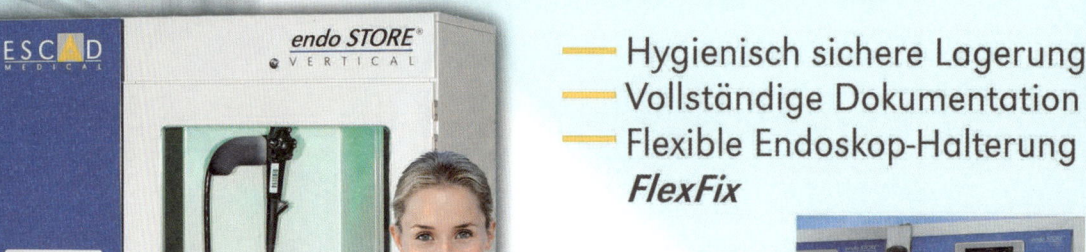

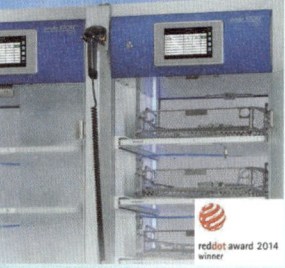

# ESCAD MEDICAL

— Hygienisch sichere Lagerung
— Vollständige Dokumentation
— Flexible Endoskop-Halterung
*FlexFix*

Lagerungssysteme

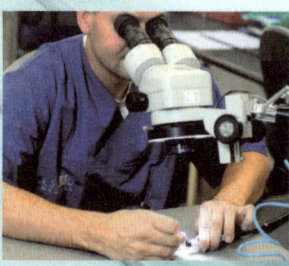

reddot award 2014 winner

Reparaturservice

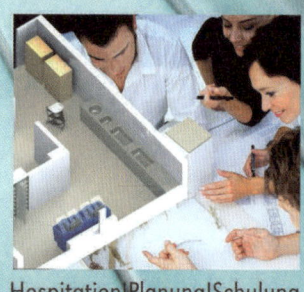

Hospitation|Planung|Schulung

**ESCAD MEDICAL GmbH**
Zur Oehmdwiesen 5
88633 Heiligenberg/
Wintersulgen
Tel. +49 7554/9999-500
Fax +49 7554/9999-558
info@escad-medical.com
www.escad-medical.com

**hygiene.storage.workflow.repair**

# Hygiene, IT und Energie

- Auswirkungen vernetzter Medizintechnik auf Prozesse im Krankenhaus

- Energieverbundsysteme

- Energieeinsparungen

- Risiken nicht steriler/keimarmer Medizinprodukte

- Aktuelle Entwicklungen der Lüftungstechnik im OP

©2015 Euritim Bildung + Wissen GmbH & Co. KG

# Weil **Gesundheit** das Wichtigste ist.

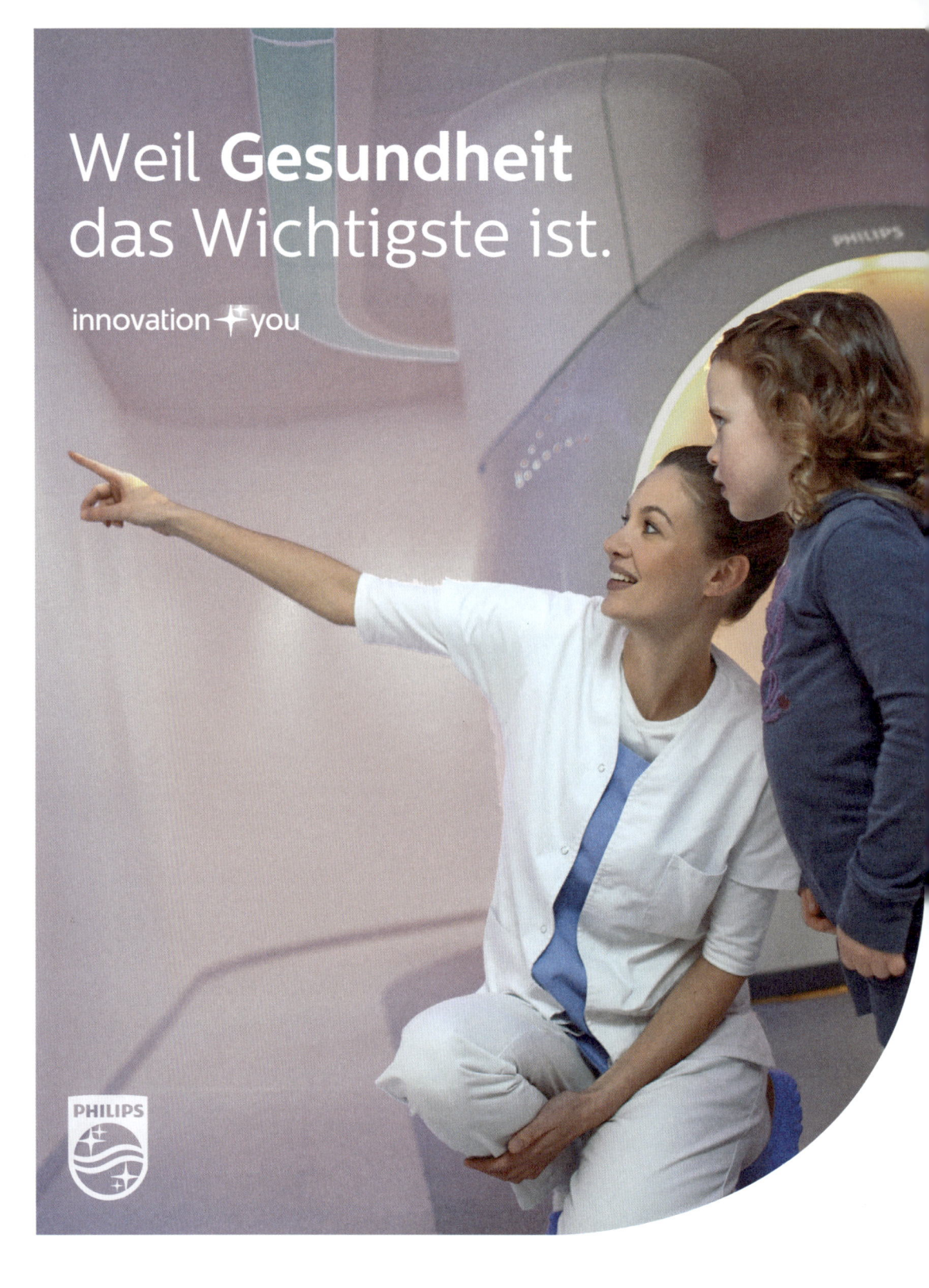

innovation ✦ you

www.philips.de/healthcare

**PHILIPS**

# Neue Prozesse im Krankenhaus durch Vernetzung von Medizintechnik und IT

Prof. Dr. W. Riedel[1]

[1]IfK Institut für Krankenhauswesen Braunschweig, Deutschland

*Zusammenfassung*— *Medizintechnik (MT) und Informationstechnik (IT) sind in den Krankenhäusern bisher weitgehend getrennt. Die zunehmende Ausstattung der Medizintechnik mit digitalen Schnittstellen sowie die Möglichkeiten der Vernetzung erfordern neue Strategien zur Integration von Medizin- und Informationstechnik.*

*MT und IT müssen künftig in einer gemeinsamen abgestimmten Strategie in die IT-Landschaft der Kliniken eingebettet werden. Dieser Beitrag soll dazu praktische Hinweise geben.*

*Schlagwörter*— *Medizintechnik, Informationstechnik, Integration, Mobile Health*

## Einleitung

In vielen Krankenhäusern sind die Bereiche Medizintechnik und Informationstechnik organisatorisch getrennt. Die Systeme der Medizintechnik haben in den letzten Jahren eine stark zunehmende Digitalisierung erfahren. In zunehmendem Maße werden diese Systeme in die krankenhauseigenen Datennetze integriert, um eine zentrale Datenhaltung und Datensicherung zu gewährleisten. Das Nebeneinander unterschiedlichster medizintechnischer Systeme führt dabei häufig zu unkoordinierter Datenhaltung, was dem Anwender den Überblick patientenbezogener Daten erschwert. Nachfolgend soll eine IT-Architektur erläutert werden, bei der medizintechnische Systeme sich in eine heterogene IT-Landschaft über Standardschnittstellen integrieren lassen.

## Verknüpfung IT und MT

Abbildung 1 zeigt die bisher meist realisierte Kopplung von Medizingeräten und zentralen IT-Systemen. Viele unterschiedliche 1:1-Kopplungen existieren nebeneinander mit unterschiedlichen Formaten und Standards. Ein Geräte unabhängiger Zugriff auf die Daten zum Beispiel eines Patienten über mehrere Systeme hinweg ist meist nicht möglich. Oft werden Daten daher auch zusätzlich redundant gehalten. Auch die Pflege dieser Schnittstellen stellt für die IT-Abteilungen einen hohen Aufwand dar.

## Prozesse gestalten

Die zugehörigen Prozesse zur Speicherung und dem Abruf medizinischer Daten werden aufgrund der oben genannten Architektur auch meist systemspezifisch gestaltet. Dies hat für den Anwender zur Folge, dass er an unterschiedlichen Geräten in unterschiedlicher Form Daten aufrufen und speichern kann.

In einer modernen und geräteunabhängigen IT-Architektur sollten Prozesse daher so gestaltet werden, dass sie unabhängig von den Endgeräten und den dahinter liegenden zentralen Systemen sowie der Speicherarchitektur sind.

Dazu ist eine IT-Architektur ähnlich wie in Abbildung 2 erforderlich.

## Einsatz einer Integrationsplattform

In Abbildung 2 ist eine System-Architektur dargestellt, die sich an dem klassischen Schichtenmodell orientiert. Ziel ist eine größtmögliche Unabhängigkeit der verschiedenen Systemebenen und damit die individuelle (systemunabhängige) Gestaltung von Prozessen für den Anwender.

Nachfolgend werden die verschiedenen Ebenen erläutert:
Auf der untersten Ebene (Storage) erfolgt die zentrale Datenhaltung aller Anwendungssysteme

©2015 Euritim Bildung + Wissen GmbH & Co. KG

der IT und MT, gegebenenfalls getrennt nach verschiedenen Speichertechnologien.

Darüber befindet sich die Ebene der Basis-Services, die heute zu einer typischen IT-Architektur eines Krankenhauses gehören: z. B. LDAP als Verzeichnisdienst, Signatur Services, Master Patient Index (MPI) usw.

Auf der mittleren Ebene ist die eigentliche Integrationsplattform angeordnet. Sie fungiert als Enterprise Information Management und damit als Prozessmanager. Mit ihr lassen sich Standard-, hausspezifische- und IHE-Prozesse individuell gestalten.

Die zugehörigen Fachapplikationen sind in der darüber liegenden Ebene angeordnet. Alle Fachapplikationen sind über die Integrationsplattform an die Basis Services sowie die Speicherarchitektur angebunden. Prozesse zur Ablage und zum Aufruf von Daten werden auf der Ebene der Integrationsplattform modelliert und können damit systemunabhängig von den Fachapplikationen realisiert werden.

Die Integrationsplattform bietet (auf der rechten Seite dargestellt) auch typische Standardschnittstellen zu externen Partnern (Kostenträger, MDK, Fachärzte, externe Labore, andere Kliniken usw.).

Damit ist es möglich, Prozesse weitgehend systemunabhängig zu gestalten, sodass bei Austausch von Geräten oder Fachapplikationen nicht alle Prozesse neu modelliert werden müssen.

Prozesse können für verschiedene Anwendungen einheitlich gestaltet werden, sodass Daten aus Medizingeräten patientenbezogen nach gleichen Regeln verarbeitet und gespeichert werden wie Daten aus IT-Systemen.

Abbildung 1: Verknüpfung von IT und Medizintechnik bisher

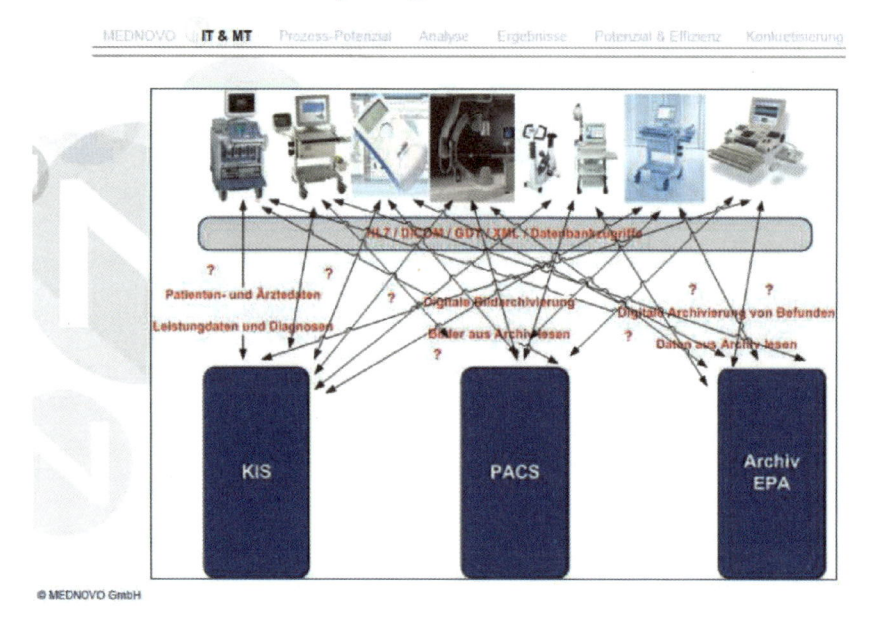

# B Hygiene, IT und Energie

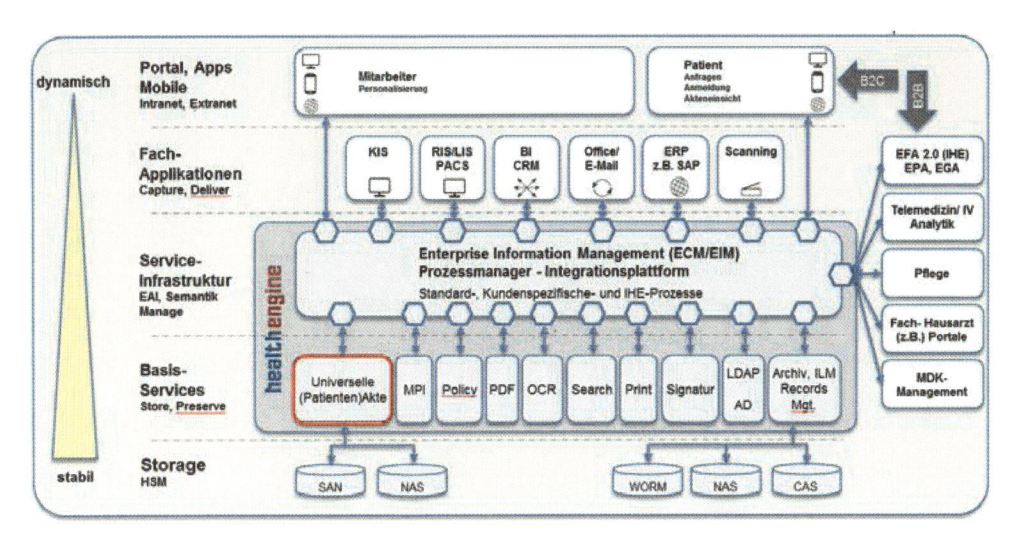

Abbildung 2: Systemarchitektur mit Integrationsplattform (Beispiel healthengine – the i-engineers

## Fazit

Künftig sollte die Gestaltung von Prozessen für die Anwender in Krankenhäusern nach einheitlichen Regeln erfolgen, sowohl für die Medizintechnik als auch die Informationstechnik, möglichst systemunabhängig. Damit können Daten und Bilder aus der Medizintechnik nach gleichen Regeln verarbeitet werden wie die Daten aus den klassischen klinischen IT-Systemen. Dadurch werden in der Zukunft Systemwechsel erleichtert, da nicht jedes Mal die kompletten Prozesse neu gestaltet werden müssen.

Über eine solche Architektur erhalten Kliniken überdies die Hoheit über ihre Daten, die nicht mehr ausschließlich in geheimen Datenbankstrukturen der Systemlieferanten gefangen sind. Diese Architektur setzt eine sorgfältige Schnittstellen-Definition voraus, möglichst auf Basis von Standards wie HL7, IHE usw.

## Literatur

[1] Schweizer Spitäler: Best of Breed-Konzept: Krankenhaus-IT-Journal, Antares Verlag, 2/2013. www.medizin-edv.de

# ascom

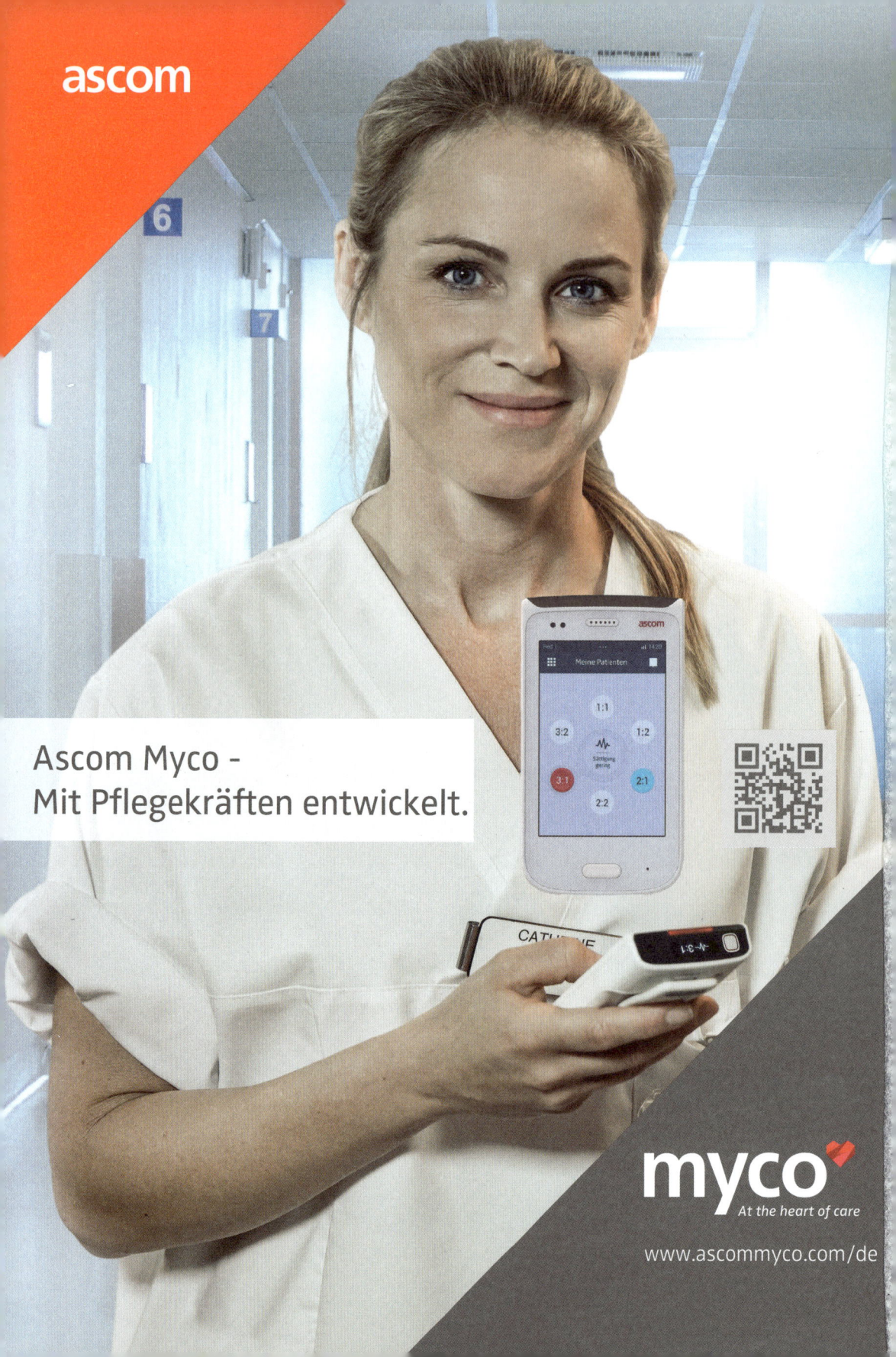

Ascom Myco –
Mit Pflegekräften entwickelt.

# myco
At the heart of care

www.ascommyco.com/de

# B Hygiene, IT und Energie

## Intelligent mobil kommunizieren – Prozessoptimierung durch sicheren Informations- & Datentransfer

Oliver Laube[1]

[1]Ascom Deutschland GmbH, Deutschland

*Zusammenfassung* — Die Herausforderungen im Gesundheitswesen sind enorm. Ziel ist stets die optimale Patientenversorgung. Die Pflegekräfte sind hier direkt gefordert, aber auch Medizintechnik und IT unterstützen sie tatkräftig bei ihrer wichtigen Arbeit – aus diesem Grunde haben wir u.a. ein speziell für die vielfältigen Herausforderungen im Pflegealltag designtes Smartphone, das Ascom Myco™ (My companion) entwickelt, welches exakt die spezifischen Anforderungen einer Krankenhausumgebung erfüllt und alle relevante Informationen genau dort bereitstellt, wo sie von Pflegekräften und Krankenhausmitarbeitern benötigt werden: at the heart of care!

*Schlagwörter* — Prozessoptimierung, Smartphone, Alarmierung, , integrierte Kommunikation.

### Einleitung

Viele Krankenhäuser ähneln heute immer mehr Industriebetrieben. Man spricht vom Produkt Gesundheit und der Allokation von Produktionsmitteln. Es geht um eine optimale Auslastung der teuren medizinischen Investitionen wie CT oder MRT. Wege müssen optimiert werden und das Personal muss so effizient wie möglich die erforderlichen Arbeitsschritte leisten. Bei der Organisation der Arbeitsabläufe ist es besonders wichtig, die richtigen Informationen zur richtigen Zeit an die richtigen Personen zu leiten. Und da es eine Vielzahl von Informationsquellen im Krankenhaus gibt, bekommt die Art über welchen Weg die Informationen kommuniziert und integriert werden, eine hohe Bedeutung.

### Steigende Anforderungen erfordern mehr Effizienz

Die Verbesserung der Effizienz von Arbeitsabläufen gehört zu den wichtigsten Instrumenten die Kosten zu reduzieren und die Profitabilität zu steigern. Untersuchungen haben ergeben, dass 80-85 Prozent der Kosten im Krankenhaus in Bezug zu Arbeitsabläufen stehen und nur 2-5 Prozent zu Investitionen von medizinischen Geräten und anderer Ausrüstungsgegenständen.

Besonderes Augenmerk verdient da die Pflege und das Pflegepersonal. In den USA gibt es bereits Krankenhäuser, in denen die Patienten am Ende ihres Aufenthalts zu ihrer Zufriedenheit abgefragt werden und sich daraus die Höhe der Vergütung ableitet. Soweit sind wir in Europa noch nicht, aber trotzdem steigen die Ansprüche, besonders der privaten Patienten. Dem gegenüber steht, dass immer weniger Pflegekräfte zur Verfügung stehen und die Aufgaben für das Pflegepersonal trotzdem ständig zunehmen.

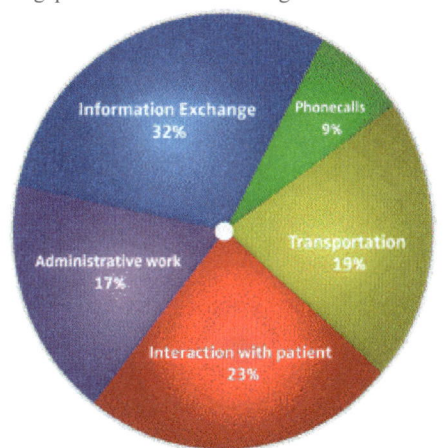

Hinzu kommt eine steigende Alarmmüdigkeit, da eine Vielzahl von kritischen und weniger kritischen Alarmen ungefiltert auf das Pflegepersonal einprasseln. Zudem erwarten Patienten und deren Angehörige dass Ärzte und Pflegepersonal schnell und aktuell über Ergebnisse aus dem Labor oder Radiologie aussagefähig sind.

## Integrierte Kommunikation als Schlüsselrolle

Einer integrierten Kommunikation fällt so eine Schlüsselrolle für effiziente Arbeitsabläufe zu. Der Schweizer Anbieter für Mission Critical Communications im Gesundheitswesen, Ascom, nennt das „Integrated Workflow Intelligence". Unter „Integrated Workflow Intelligence" versteht man eine Lösung bestehend aus modularer Soft- und Hardware kombiniert mit Beratungsdienstleistungen und Integrationsmöglichkeiten verschiedenster Informationsquellen.

Eine intelligente Kommunikations-Software muss in der Lage sein, Informationen so aufzubereiten und zu interpretieren, dass Arbeitsabläufe effektiv unterstützt werden. Das fängt bei der Schichteinteilung und der automatischen Konfiguration der zugehörigen Kommunikationsmittel an, geht über die Planung des effizienten Einsatz von Ressourcen, wie zum Beispiel die Steuerung von Transportaufträgen, bis zur intelligenten, sprich priorisierten, gefilterten Weiterleitung von Alarmen von Patientenmonitoren, sogenannten Verteilten Alarmsystemen. Selbstverständlich muss die Software auch in der Lage sein, verschiedene Informationsquellen, wie zum Beispiel Lichtruf, Medizinprodukte, Krankenhausinformationssysteme oder auch Gebäudeleitsysteme zu integrieren. Die gesammelten Informationen müssen vom System analysiert werden und die entsprechenden Aufgaben zu den richtigen Ausgabe-Kommunikationsmitteln aufbereitet weitergeleitet werden.

## Steigende Anforderungen an die Kommunikationsmittel

Die Kommunikationsmittel wiederum müssen auch diversen Anforderungen genügen. Sie müssen mobil sein, damit das Pflegepersonal sofort und an jedem Ort über wichtige Vorkommnisse informiert werden kann. Sie müssen Alarme klar und eindeutig anzeigen, mit einer Hand bedienbar sein und mit wenigen Tastendrücken den weiteren Workflow steuern lassen. Sie müssen in der Lage sein, externe Quellen wie zum Beispiel Barcodes lesen zu können und eigene wie auch fremde Applikationen sicher und priorisiert anzuzeigen. Sie müssen robust genug für den harten Klinikalltag sein und über gute Trageeigenschaften verfügen. Lange Akku-Laufzeiten und gute Möglichkeiten zur Desinfizierung sind selbstverständlich. Die Infrastruktur muss in der Lage sein Daten und Alarme sicher zu übermitteln, Geräte und im Notfall Menschen genau zu lokalisieren sowie unterbrechungsfreie Sprachkommunikation zu gewährleisten.

In Zukunft wird es möglich sein, aus der Vielfalt der erfassten, integrierten und in einem Zusammenhang gebrachten Informationen Vorhersagen zu generieren, um so eingreifen zu können, bevor eine Situation eskaliert.

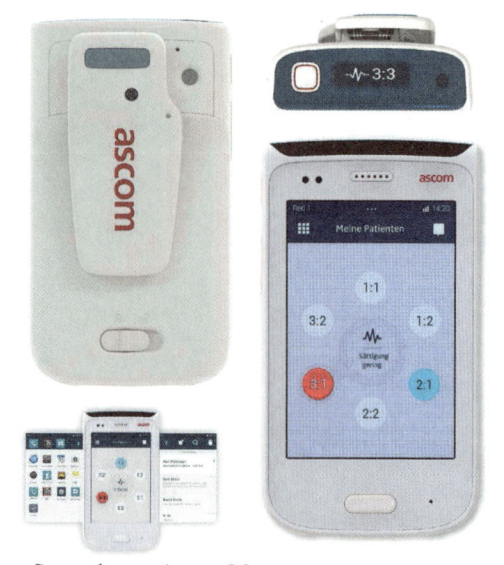

Smartphone «Ascom Myco»

Nach intensiver Forschung, vielen Gesprächen mit Anwendern in Krankenhäusern und jahrelanger Entwicklungsarbeit präsentiert Ascom jetzt ein Smartphone speziell entwickelt für das Gesundheitswesen: «Ascom Myco».

Durch das «Ascom Myco», abgeleitet von „My Companion", ist das Pflegepersonal sofort und an jedem Ort über wichtige Vorkommnisse informiert. Selbst wenn beide Hände durch die Arbeit blockiert sind, wird man durch das zusätzliche Top-Display im Kopf des Smartphones über die Art und Priorität des Alarms informiert sowie über Zimmer und Patient.

Basierend auf Android, ist «Ascom Myco» in der Lage Ascom-eigene Applikationen sicher und priorisiert anzuzeigen und bietet zusätzlich die Möglichkeit jede Android-Applikation in einem separierten Bereich zu nutzen. Es ist robust genug für den harten Klinikalltag und verfügt über sehr gute Trageeigenschaften. So wurde für den Einsatz in der Kitteltasche das Gewicht speziell austariert und der Clip für verschiedene Stoffarten optimiert. Lange Akku-Laufzeiten und gute Möglichkeiten zur Desinfizierung sind selbstverständlich. «Ascom Myco» gibt es als reines WLAN-Smartphone oder als Hybridmodell mit WLAN und GSM. Ein Alarmknopf am Kopf des Geräts ermöglicht eine schnelle Alarmierung in heiklen Situationen, wie zum Beispiel einer Bedrohung durch Betrunkene in der Notaufnahme.

Die jeweilige Ascom Kommunikationsinfrastruktur ist in der Lage Daten und Alarme sicher zu übermitteln, Geräte und im Notfall Menschen zu lokalisieren sowie unterbrechungsfreie Sprachkommunikation zu gewährleisten.

**Fazit**

„Integrated Workflow Intelligence" führt zu einer Optimierung von Arbeitsabläufen und damit zu einer erhöhten Effizienz in der Pflege, aber auch zu einer erhöhten Patientensicherheit und –zufriedenheit, sowie Stressreduktion bei den Pflegekräften.

Und, um auf das Beispiel mit der Industrie zurückzukommen, „Integrated Workflow Intelligence" führt insgesamt zu einer maßgeblichen Verbesserung des Produkts Gesundheit.

Loy & Hutz
creating future

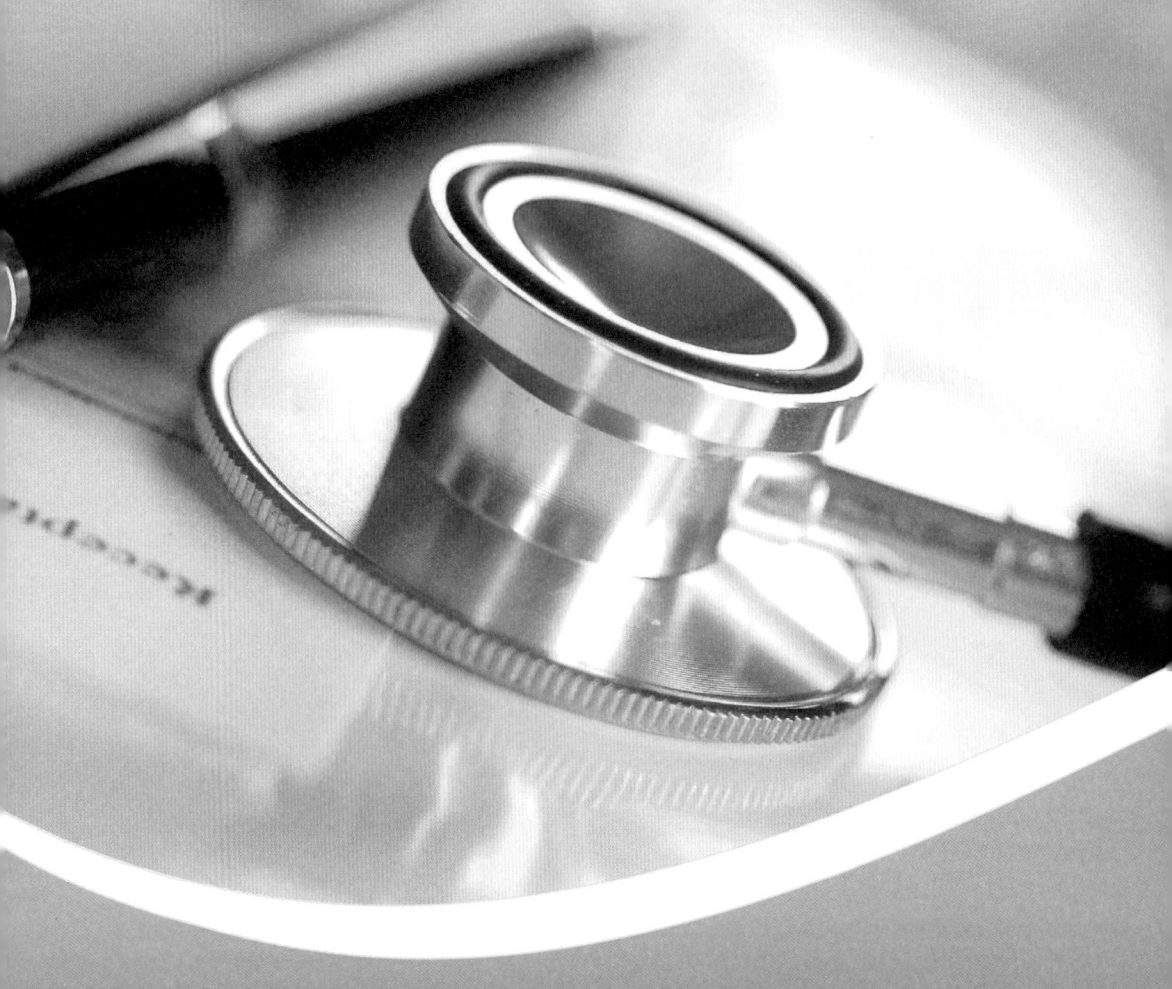

**wave Facilities.** CAFM-Software, die keine Wünsche offen lässt.

Software für technische, rechtliche und wirtschaftliche Prozesse der Krankenhaus- und Gesundheitsbranche.

Mehr Informationen unter
www.loyhutz.de/wuemek

wave Facilities

# Effizientere Arbeitsabläufe und mehr Zeit für den Patienten – Digitale Patientenakte in der Ethianum-Klinik Heidelberg

A. Burhenne[1], M. Stein[2]

[1]Samsung Electronics GmbH, Schwalbach/Taunus, Deutschland
[2]medule GmbH, Heidelberg, Deutschland

*Zusammenfassung*— Ärzte und Pflegekräfte verbringen durchschnittlich zwei Drittel ihrer Zeit mit Bürokratie – Zeit, die sie Patienten widmen könnten, wenn sie die administrativen Aufgaben effizienter erledigen könnten. Mit diesem Ziel setzt die Ethianum-Klinik Heidelberg zwei mobile Applikationen der Firma medule ein, die auf GALAXY NotePRO Tablets von Samsung digitales Klemmbrett und Patientenakte in einem darstellen.

*Schlagwörter*— IT-Lösungen, mobile Applikationen, Tablets, Patientendaten, Leistungserfassung

## Überblick

Die

von der Firma medule entwickelten Apps gestalten die Vitalwerterfassung und die Erfassung von erlösrelevanten Leistungen am Point of Care effektiver und effizienter, sodass Ärzte und Pfleger von Routine-Aufgaben entlastet werden und die Prozessstruktur der Klinik optimiert wird.

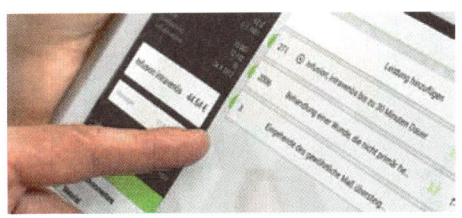

Die mobilen Anwendungen sind in die IT-Infrastruktur des Krankenhauses eingebunden, wodurch Arbeitsabläufe digitalisiert und somit effizienter werden. Profiteure dieser Kooperation sind nicht nur Mediziner und Pflegekräfte, sondern auch das Klinikmanagement und in erster Linie die Patienten.

## Aufgabenstellung

Manschette anlegen, aufpumpen, Blutdruck ablesen. Die Kranken- und Gesundheitspflegerin misst Puls, Sauerstoffsättigung, Körpertemperatur. Sie notiert jeden einzelnen dieser sogenannten Vitalwerte in der Krankenakte. In der kurzen Zeit bis zur Untersuchung des nächsten Patienten findet sie kaum Zeit, diese Parameter sicher zu dokumentieren. Diesen Prozess wiederholt die Schwester bis zu fünfmal pro Tag – bei jedem Patienten. Am aufwendigsten ist bei dieser Aufgabe die Administration – die Dokumentation der Vitalwerte – nicht etwa der Kontakt zum Patienten. Mit dieser Bürokratie verbringen, das hat die Wirtschaftsprüfungsgesellschaft PricewaterhouseCoopers untersucht, Ärzte und Pflegekräfte bis zu 65 % ihrer Zeit – Zeit, die eigentlich den Patienten zugute kommen könnte.

### Highlights

- Die Klinik Ethianum setzt zwei mobile Applikationen zur digitalen Vitalwerterfassung und Leistungsabrechnung ein.
- Das GALAXY NotePRO bildet die gewohnten Dokumentations- und Abrechnungsprozesse digital nach.
- Durch die Digitalisierung sparen Pflegekräfte bis zu 25 % Arbeitszeit ein, die sie ihren Patienten widmen können.

## Zu viel Schreibtisch

Eine weitere Tätigkeit, die in der Klinik mit hohem bürokratischen Aufwand zu Buche schlägt, ist die Abrechnung der über die Pflege hinausgehenden ärztlichen Leistungen. Hierfür müssen Ärzte die Leistung aus dem Katalog der Gebührenordnung für Ärzte (GOÄ) heraussuchen und den entsprechenden Abrechnungszettel ausfüllen. Im geschäftigen Klinikalltag werden diese Arbeitsschritte oft nicht vollständig umgesetzt, sodass häufig einige Dienste am Patienten nicht in der Abrechnung auftauchen. Solche fehlerhaften Erfassungsprozesse reduzieren letzten Endes den Umsatz der gesamten Klinik. Ähnlich aufwändig wie in Arztpraxen und Kliniken ist die Leistungsabrechnung für die Mitarbeiter ambulanter Hilfs- und Pflegedienste: Hier erwartet die Pflegekraft bei jedem Patienten ein Blatt Papier, auf dem sie die Leistungen zunächst abhaken muss, damit der Pflegebedürftige die Dienstleistungen nachvollziehen kann. Anschließend muss der Pfleger die Leistungen aufschreiben, ebenso wie die Vitalwerte – Blutdruck, Puls, Sauerstoffsättigung, Körpertemperatur – die er gerade gemessen hat, und weitere Angaben zum Gesundheitszustand des Patienten. Egal ob im Pflegedienst, in der Praxis oder im Klinikbetrieb: Jede Leistung, die bei der manuellen Leistungsabrechnung vergessen wird, bedeutet bares Geld, das auf der Einnahmenseite fehlt.

„Medizin sollte nicht am Schreibtisch stattfinden, unsere Aufmerksamkeit sollten wir voll und ganz unseren Patienten widmen können", erklärt Dr. Peter Görlich, Geschäftsführer der Ethianum-Klinik, die in dem modernen Gebäudekomplex in Heidelberg auch eine Reihe von Arztpraxen beherbergt. „Uns trifft dieses Defizit sowohl im stationären als auch im ambulanten Bereich. Einem Chirurgen wird es beispielsweise kaum passieren, dass er eine OP nicht abrechnet. Teilweise kann er sich aber später nicht an alle auf der Station oder in der Ambulanz erbrachten Leistungen erinnern, diese fallen im Klinikbetrieb dann unter den Tisch. Solche nicht abgerechneten Leistungen führen zu Umsatzverlusten, unter denen Krankenhäuser und Arztpraxen Jahr für Jahr zu leiden haben."

### Digitale Patientenakte mobilisiert

Um dieses Optimierungspotenzial zu heben, hat Ethianum-Geschäftsführer Dr. Peter Görlich nach IT-Lösungen gesucht, die Ärzte und Pfleger bei administrativen Aufgaben entlasten. Der eigentliche Messprozess – vom Anlegen der Blutdruck-Manschette bis zum Ablesen – kann nicht verkürzt werden, aber die Dokumentation lässt sich digital optimieren. Digitale Messgeräte sind vorhanden, was bislang fehlte, war eine Applikation, die die Messwerte in die im Krankenhausinformationssystem (KIS) angelegte Krankenakte übernimmt. Da eine solche Anwendung bisher nicht auf dem Markt existierte, hat Dr. Görlich 2011 den Spin-off medule aus der Klinik ausgegründet und mit seinem Spezialisten- und Entwicklerteam zwei mobile Applikationen entwickelt, die die Vitalwerterfassung und die Leistungsabrechnung mobil auf dem Samsung Tablet GALAXY NotePRO ermöglichen. Sein Ziel war es, innovative Technologien mit Spitzenmedizin zu vereinen, um Prozesse zu optimieren und Patienten eine erstklassige Behandlung zu bieten.

> „Samsung konnte unsere Anforderungen technisch eins zu eins umsetzen."
> Markus Stein, Leiter Patientenmanagement, Ethianum-Klinik Heidelberg

Bis zur heutigen Lösung war es allerdings ein weiter Weg. „Um Ärzten und Pflegern ein digitales Pendant zu Papier und Stift zu geben, muss die Anwendung über eine schreibende und nicht nur über eine Lese-Funktion verfügen", erklärt Dr. Görlich. Ob während der Visite oder der Untersuchung: Das Personal muss nicht nur in der Lage sein, existierende Informationen digital abzurufen, sondern sich außerdem schnell Notizen zum aktuellen Zustand des Patienten machen zu können – und zwar in Form der üblicherweise verwendeten Abkürzungen.

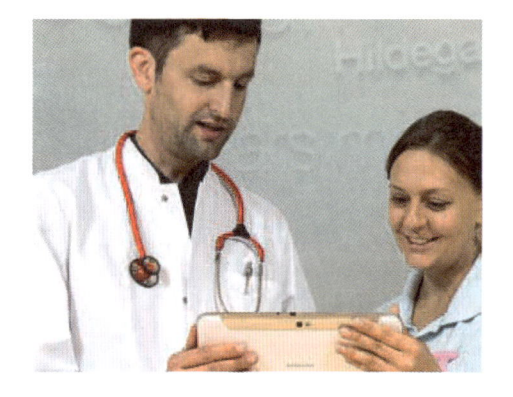

## B Hygiene, IT und Energie

### Mobile Apps für die medizinische Realität

„Unser Vorteil ist, dass wir die gesamte medizinische Versorgungskette hier bei uns im Haus haben", so Dr. Görlich. „Dadurch gelingt es uns, bei der Entwicklung die Lebenswirklichkeiten aller am Behandlungsprozess beteiligten Akteure – vom Pfleger und Arzt bis hin zum Klinik-Management – zu berücksichtigen. Durch die Tests in der Klinik haben wir direkt einen Proof of Concept. Indem wir das Pflichtenheft unter Berücksichtigung aller Prozesse und Arbeitsabläufe erstellen und die Anwendung von ausgewählten Spezialisten testen lassen, stellen wir nicht nur sicher, dass Ärzte und Pfleger problemlos mit den Apps arbeiten können, sondern dass beispielsweise die Abrechnungen auch den Anforderungen der Krankenversicherungen entsprechen", ergänzt Markus Stein, Leiter Patientenmanagement in der Ethianum-Klinik.

### Mehr Zeit für den Patienten

Mit einem 35-köpfigen Entwicklerteam hat medule die beiden Applikationen zur Vitalwerterfassung und zur GOÄ-Leistungsabrechnung entwickelt, die im Ethianum an das Patientenmanagement-System SAP Electronical Medical Record (EMR) angebunden ist und Schnittstellen zu dem Klinikinformationssystem MCC von Meierhofer aufweisen Die Anwendungen funktionieren allerdings auch ohne SAP EMR und sind zu allen gängigen KIS und im Gesundheitswesen eingesetzten Systemen kompatibel. Mithilfe der App vitule können Ärzte und Pfleger Vitalwerte erfassen und in die elektronische Krankenakte einfügen. Sobald die Werte synchronisiert werden, stehen sie jedem Mitarbeiter, der die entsprechende Berechtigung hat, zur Verfügung. Auf diese Weise muss der Patient nicht unnötig mehrfach untersucht und befragt werden und die Werte werden korrekt dokumentiert. „Indem wir den Dokumentationsschritt digitalisieren, sparen wir bei jedem Pflegemitarbeiter bis zu 25 % Arbeitszeit pro Jahr ein", erklärt Dr. Görlich. „Das bedeutet automatisch mehr Zeit, die unseren Patienten zugute kommt."

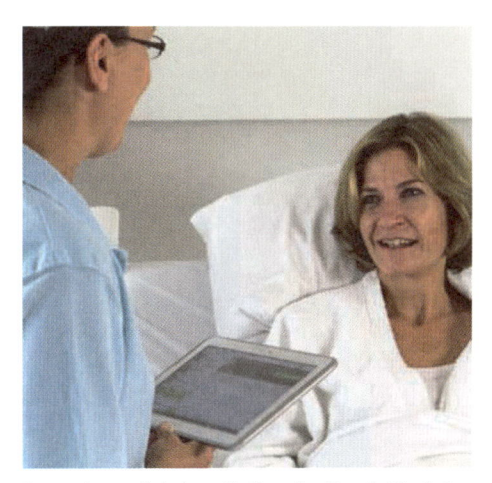

Im nächsten Schritt soll die schreibende Funktion des GALAXY NotePRO in die Applikationen integriert werden. Denn der Digitalstift S Pen und die Anwendung S Note versprechen bei der Vitalwerterfassung und der Leistungsabrechnung einen großen Nutzen: Mit dem Stift und der Anwendung können handschriftliche Notizen digitalisiert werden. Ärzte und Pfleger können dann wie auf dem Klemmbrett gewohnt die aktuellen Werte notieren; diese werden automatisch in die digitale Akte aufgenommen.

### Leistungsabrechnung „on the fly"

Mit S Pen und S Note könnte das medizinische Personal dann die Leistungen jederzeit und an jedem Ort erfassen, im Fahrstuhl oder auf dem Weg zum Behandlungszimmer – direkt nachdem die Leistung erbracht wurde. Dadurch steigt die Wahrscheinlichkeit, dass auch solche Leistungen, die bei den bisherigen Prozessen in Vergessenheit geraten sind, zuverlässig abgerechnet werden. Damit Ärzte hierbei nicht den je nach Fachdisziplin bis zu 1.000 Positionen umfassenden GOÄ-Abrechnungskatalog durchsuchen müssen, bündelt die Applikation die häufigsten Leistungen zu Routinemaßnahmen. Hier kann der Mediziner beispielsweise die Leistungskette Visite, Wundversorgung, Fusion wählen. Dadurch wird direkt ein Datensatz generiert, der die Leistung erfasst. Im nächsten Schritt werden daraus automatisch die richtigen Abrechnungszettel generiert.

©2015 Euritim Bildung + Wissen GmbH & Co. KG

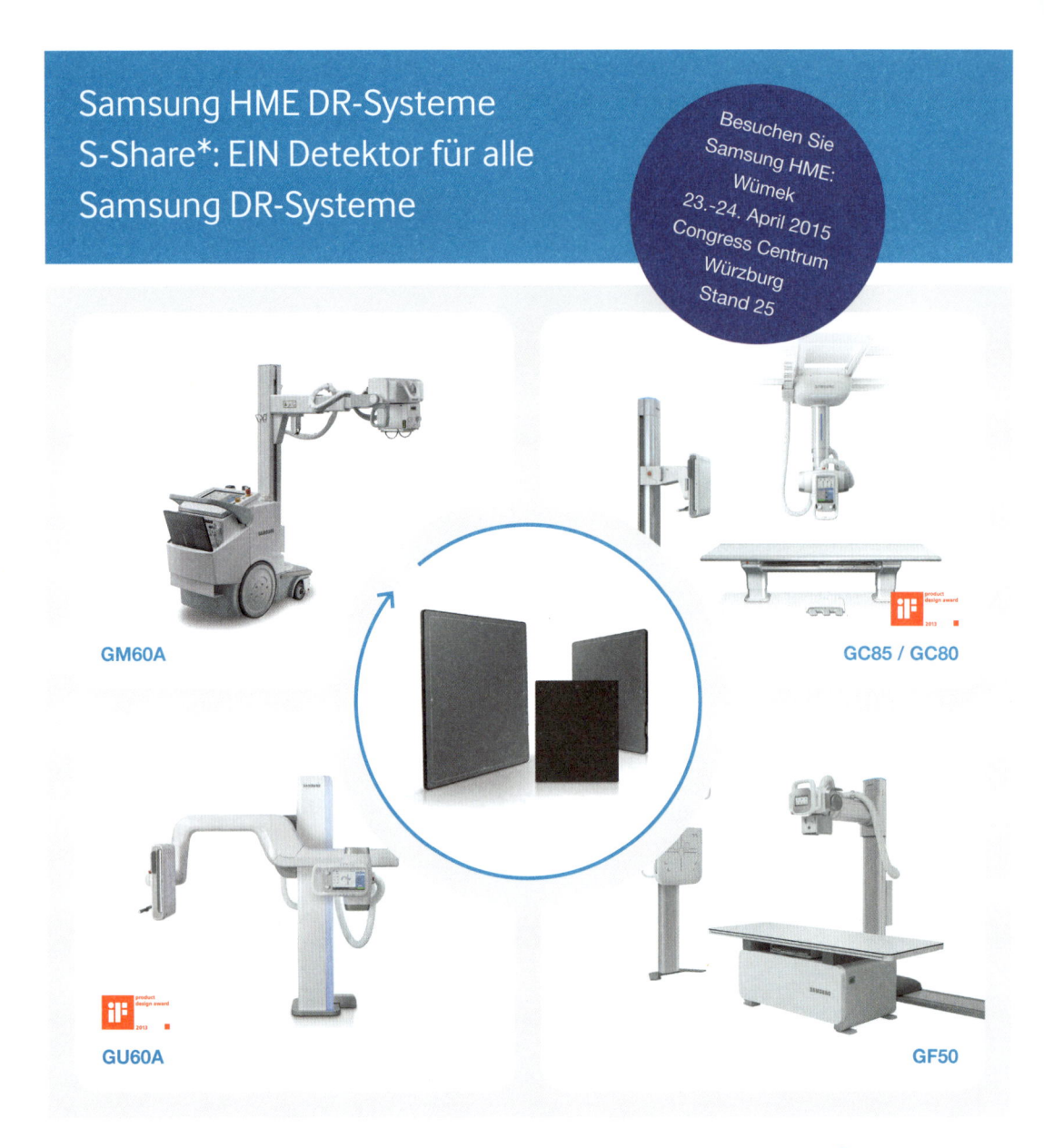

# Samsung HME DR-Systeme
## S-Share*: EIN Detektor für alle Samsung DR-Systeme

**Besuchen Sie Samsung HME:**
Wümek
23.-24. April 2015
Congress Centrum Würzburg
Stand 25

GM60A

GC85 / GC80

GU60A

GF50

**Dank moderner S-Share*-Technologie lassen sich bis zu vier WLAN-S-Detektoren in ein Samsung DR-System integrieren und nutzen.**

- Klare und scharfe Aufnahmen durch höhere DQE (Detective Quantum Efficiency) bei geringer Strahlenbelastung
- Workflowverbesserung durch kompaktes und leichtes Design
- Detektor-Protection-Cap* für Belastungsaufnahmen verfügbar
- Identifizierung des aktiven WLAN-S-Detektors über farbiges LED-Signal

* optional

**SAMSUNG BUSINESS**

# B Hygiene, IT und Energie

Die Bedienung der App ist einfach und intuitiv, sodass die Mitarbeiter bei der Einführung nur minimal geschult werden mussten. Neben der einfachen Handhabung sprechen aber vor allem auch die Zahlen für die Einführung der digitalen Abrechnungslösung: „Die beiden Partner medule und Samsung führen Gespräche mit einigen Großkliniken, die ausgerechnet haben, dass sie den Return On Investment unserer App inklusive der flächendeckenden WLAN-Ausstattung innerhalb von sechs Monaten erreichen können", so Dr. Peter Görlich.

## Kernstück der Healthcare-Komplettlösung

„Samsung konnte unsere Anforderungen technisch eins zu eins umsetzen", erklärt Markus Stein. Die GALAXY NotePRO Tablets sind nur ein Bestandteil einer Vielzahl von Samsung Produkten, vom Smartphone über Tablet bis hin zu SMART Signage Display und Drucker, die alle reibungslos zusammenspielen. So können beispielsweise bei der Aufnahme am Empfang Befunde eingescannt, drahtlos via NFC an das Tablet geschickt und in die Akte integriert werden. Im Konferenzzimmer können Ärzte Röntgenbilder aus der Akte drahtlos auf das Samsung eBoard übertragen, ein großformatiges Display, das als digitale Tafel eingesetzt wird, und mit mehreren Kollegen besprechen.

Auf Fluren und in Patientenzimmern sorgen Samsung SMART Hospitality Displays für ein hochwertiges Unterhaltungserlebnis, das jeder Patient an seine eigenen Wünsche anpassen kann.

**Kontaktdaten**
Samsung Electronics GmbH
Axel Burhenne
Key Account Manager Healthcare
+49 (30) 85732101
a.burhenne@samsung.de

medule GmbH
Markus Stein
Projekt- und Entwicklungsleitung
+49 (6221) 8723 326
m.stein@medule.de

# Effizienz auf ganzer Linie.

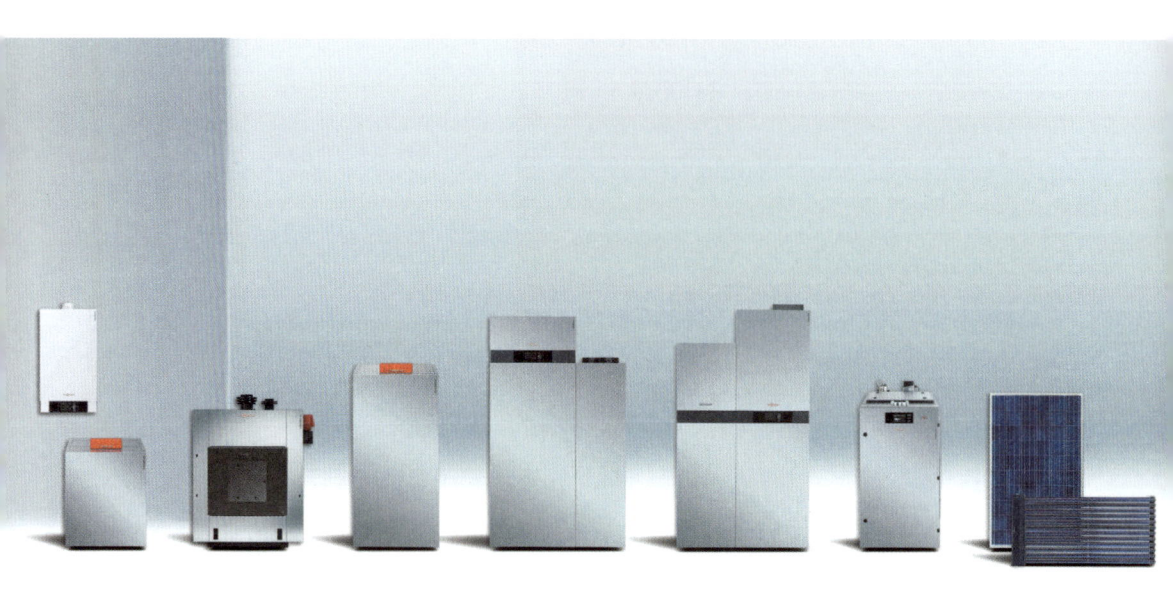

**Beispiele aus dem Komplettangebot:**

Öl-/Gas-Brennwerttechnik    Holzheizsysteme    Wärmepumpen/Lüftung    Brennstoffzellen-Heizgerät    Kraft-Wärme-Kopplung    Solar-/Photovoltaiksysteme

Effizienz ist die wichtigste Energie-Ressource. Unser Komplettangebot bietet für alle Anwendungsbereiche und alle Energieträger individuelle Lösungen mit effizienten Systemen – egal ob für Öl, Gas, Solar, Biomasse oder Luft- und Erdwärme. www.viessmann.de

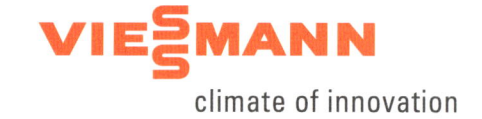

Viessmann Deutschland · 35107 Allendorf (Eder) · Telefon 06452 70-0

**VIESSMANN**
climate of innovation

Die Kompetenzen der Viessmann Group: Kessel für Öl und Gas, Kraft-Wärme-Kopplung, Wärmepumpen, Lüftung, Solar- und Holzheizsysteme, Biogasanlagen und Kältetechnik.

# Wärmepumpen und Eisspeicher – effizient heizen und kühlen mit Eis

E. Tippelt, T. Beck

Viessmann Deutschland GmbH, Allendorf, Deutschland

*Zusammenfassung*— Die Kombination aus Wärmepumpe und Eisspeicher bietet eine innovative Möglichkeit zur Nutzung von Wärme aus der Luft, dem Erdreich und der Sonnenstrahlung. Wärmepumpen nutzen Luft- und Erdwärme mit niedrigem Temperaturniveau und wandeln diese durch den Kältekreisprozess in Temperaturen zum Heizen. Wärmepumpen nutzen heute Umgebungsluft, Erdreich oder Grundwasser als Wärmequellen.

Das neue Konzept des Eisspeichersystems kombiniert Luft- und Erdwärme und kann zusätzlich solare Einstrahlung als Wärmequelle nutzen. Bei dem Eisspeicher handelt es sich um eine Zisterne mit eingebauten Wärmetauschern. Sie wird mit normalem Leitungswasser gefüllt und im Erdreich vergraben. Spezielle Solar-Luftabsorber auf dem Dach sammeln die Wärme aus der Umgebungsluft und der solaren Einstrahlung und führen sie dem Speicher zu. Weitere Wärme bezieht der Eisspeicher direkt aus dem ihn umgebenden Erdreich.

*Schlagwörter*— Eisspeichersystem. Wärmetauscher, alternative Wärmequellen, Wärmepumpen, Energieeffizienz

## Einleitung

Wärmepumpen haben seit einigen Jahren unter den jährlich installierten Wärmeerzeugern einen festen Platz. Ihr Potential liegt neben der Energieeffizienz des Heizsystems auch in der Möglichkeit, diskontinuierlich eingespeisten Ökostrom aus Wind und Sonne zu nutzen. Oft handelt es sich dabei um Überkapazitäten im Stromnetz. So ist zu erwarten, dass der Anteil für Wärmepumpen weiter steigen wird.

Erdreich und Grundwasser sind gute Wärmespeicher. Ihre Temperaturen sind über das ganze Jahr relativ gleichmäßig, was hohe Jahresarbeitszahlen gewährleistet. Erschlossen werden diese Wärmequellen über horizontal verlegte Erdkollektoren oder über vertikal in die Erde eingebrachte Erdwärmesonden bzw. Brunnenbohrungen. Die dafür notwendigen Erdarbeiten erfordern je nach Bodenbeschaffenheit hohe Investitionskosten und sind außerdem genehmigungspflichtig.

Die Außenluft als Wärmequelle lässt sich dagegen einfach und kostengünstig erschließen. Sie wird von der Außeneinheit der Wärmepumpe angesaugt, die enthaltene Wärme im Verdampfer entzogen und anschließend wieder in die Umgebung abgegeben. Aufwändige Erdarbeiten entfallen dadurch. Allerdings besteht eine Diskrepanz zwischen Wärmeangebot und -nachfrage: Bei niedrigen Außentemperaturen entsteht ein höherer Wärmebedarf, der entweder mit Hilfe eines Elektro-Heizeinsatz oder durch einen zweiten Wärmeerzeuger gedeckt werden muss.

## Erschließung alternativer Wärmequellen für Wärmepumpen

Seit Wärmepumpen zur Gebäudebeheizung verwendet werden, suchen Hersteller und Forschungsinstitute stets neue Wege, wie die Erschließung von Wärmequellen optimiert, Investitionskosten reduziert und die Effizenz der Wärmepumpenanlage erhöht werden kann.

Dazu gehören auch Versuche, Sonnenenergie direkt in Wärmepumpen zu nutzen. So wurden bereits Ende der 1970er Jahre Sole/Wasser-Wärmepumpen in Kombination mit unverglasten Solarkollektoren eingesetzt, um daraus die benötigte Energie zu gewinnen. Diese Lösungen waren jedoch wenig effizient und haben sich nicht durchgesetzt. Außerdem steht in Deutschland Sonnenenergie während der kalten Monate und in der Übergangszeit nicht in ausreichendem Maße zur Verfügung.

Betrachtet man eine solare und eine erdgekoppelte Wärmequellenanlage, so liegt der Schluss nahe, eine Kombination aus beiden Systemen zu verwirklichen. Hierfür gibt es auf dem Markt verschiedene Lösungen, die allerdings keine kontrollierte Speicherung des solaren Wärmeertrages ermöglichen. Versuche, Solarwärme während der sonnenreichen Sommermonate über Erdsonden oder Erdkollektoren im Erdreich bis zur Nutzung zwischen zu speichern, sind stark von den geologischen Bedingungen abhängig. Sobald die Erdsonden wasserführende Schichten kreuzen, wird über den Grundwasserfluss die eingebrachte Wärme ungenutzt abtransportiert. Außerdem geht bei dieser Lösung der Kostenvorteil verloren, der durch den Verzicht auf die umfangreichen Erdarbeiten erzielt werden sollte.

Eine Alternative zu Sonden- bzw. Brunnenbohrungen und Erdkollektoren sind Massivabsorber und so genannte Energiezäune. Massivabsorber sind Betonsegmente, in denen soledurchströmte Rohrleitungen als Register angeordnet sind. Die Betonsegmente sollen durch ihre Masse eine gewisse Speicherfähigkeit haben. Energiezäune sind einfache Rohrregister ohne Ummantelung. Beide Wärmetauscherarten sind zu etwa einem Drittel ihrer Fläche eingegraben, rund zwei Drittel sind über der Erdoberfläche. Der oberirdische Teil arbeitet als Absorber für die Wärme aus der Umgebungsluft und die Solarstrahlung. Der eingegrabene Teil nimmt Erdwärme auf.

### Eisspeichersystem nutzt verschieden Primärquellen

Das Eisspeichersystem stellt die erforderliche Energie für die Wärmepumpe aus verschiedenen Primärquellen zur Verfügung. Hierbei dient der Eisspeicher als Zwischenspeicher für die zur Verfügung stehende Energie. Ein Wärmequellenmanagement entscheidet, welche Primärquelle verwendet wird.

Als Primärquellen werden die Umgebungsluft, die solare Einstrahlung und die Erdwärme genutzt. Der Eisspeicher lagert diese Energien auf niedrigem Temperaturniveau ein und steht als Energiequelle für die Wärmepumpe zur Verfügung. Zur Erweiterung der Speicherkapazität kann neben der Energie aus den

Primärquellen zusätzlich die Energie des Wasser genutzt werden, die beim Phasenwechsel von flüssig zu fest freigesetzt wird (Kristallisationsenergie).

### Komponenten des Eisspeichersystems

Das Eisspeichersystem besteht im Wesentlichen aus folgenden Komponenten (s. Abb. 1):
- Eisspeicherbehälter
- Solar-Luftabsorber
- Sole/Wasser-Wärmepumpe
- Wärmequellenmanagement

### Funktionsweise des Eisspeichersystems

Das Eisspeichersystem wird standardmäßig für Wärmepumpen mit einer Leistung von 6 bis 17 kW angeboten. Hierbei werden je nach Leistung ein oder zwei Eisspeicher mit einem Wasservolumen von je 10 m³ verwendet. Sie werden vollständig in das Erdreich eingebracht und mit Trinkwasser gefüllt.

Regen- oder Oberflächenwasser dürfen nicht für die Befüllung verwendet werden, da hierbei Algenwachstum und Verschlämmung nicht ausgeschlossen sind. Algen würden zu einem schlechteren Wärmeübergang am Wärmetauscherrohr führen. Im Eisspeicherbehälter sind in verschiedenen Ebenen spiralförmig Rohre aus Kunststoff verlegt, die als Entzugswärmetauscher dienen, dem Wasser die Wärme entziehen und der Wärmepumpe zur Verfügung stellen. Am äußeren Rand des Behälters befindet sich der Regenerationswärmetauscher. Dieser Wärmetauscher führt die durch den Solar-Luftabsorber bereitgestellte Umweltenergie dem Speicher zu.

# B Hygiene, IT und Energie

**Prinzipieller Aufbau einer Wärmepumpenanlage mit Eisspeicher**

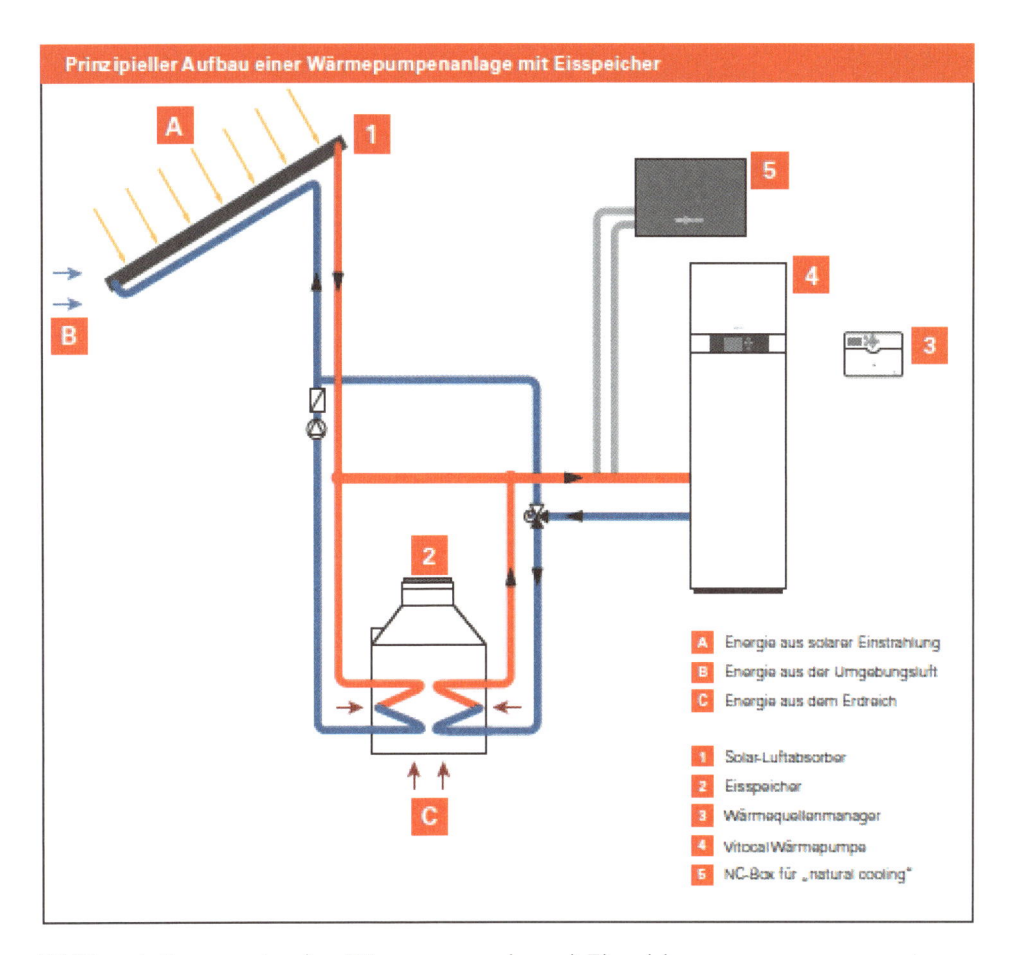

- A Energie aus solarer Einstrahlung
- B Energie aus der Umgebungsluft
- C Energie aus dem Erdreich

1. Solar-Luftabsorber
2. Eisspeicher
3. Wärmequellenmanager
4. Vitocal Wärmepumpe
5. NC-Box für „natural cooling"

Abbildung 1: Komponenten einer Wärmepumpenanlage mit Eisspeicher

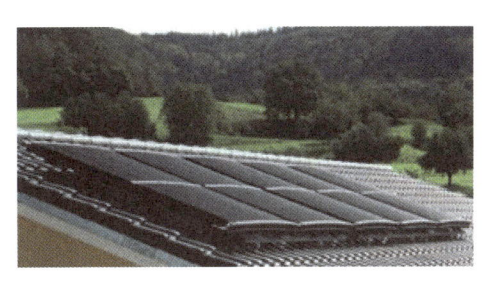

Abbildung 2: Spezielle Solar-Luftabsorber sammeln die Wärme aus der Luft und der solaren Einstrahlung

Die Solar-Luftabsorber (s. Abb. 2) sind unverglaste Rohrabsorber aus Kunststoff, die durch entsprechendes Montagematerial leicht auf Flachdächern und Schrägdächern installiert werden können. Der Solar-Luftabsorber entzieht der Umwelt Energie und wird sowohl als direkte Wärmequelle für die Wärmepumpe, als auch zur Regeneration des Eisspeichers verwendet.

Das Herzstück bildet der Eisspeicherbehälter. Er dient als Primärquellenpuffer und ist mit Wasser als Speichermedium gefüllt. Der Energiegehalt von Wasser ist begrenzt und liegt bei 1,163 Wh/(kg · K). Wird also ein Liter Wasser um 1

©2015 Euritim Bildung + Wissen GmbH & Co. KG

Kelvin abgekühlt, werden 1,163 Wh Energie frei. Durch die Wärmepumpe wird dem Eisspeicher diese Wärmeenergie nach und nach entzogen und das Wasser bis auf 0 °C abgekühlt. Der bei weiterer Energieentnahme entstehende Vereisungsprozess ist gewollt, denn der Phasenwechsel von Wasser zu Eis bringt einen weiteren Energiegewinn. Hierbei bleibt die Temperatur zwar konstant bei 0 °C, doch es werden weitere 93 Wh/(kg • K) Kristallisationsenergie frei, die von der Wärmepumpe genutzt werden können. Das entspricht der frei werdenden Energiemenge, wenn Wasser von 80 °C auf 0 °C abgekühlt wird.

Die Eisbildung beginnt um den Entzugswärmetauscher und setzt sich von innen nach außen fort. Diese Eisschicht am Kunststoffrohr erzeugt einen zusätzlichen Widerstand für die Wärmeleitung vom Speichermedium zum Solekreis der Wärmepumpe (s. Abb. 3). Durch die Anordnung der Wärmetauscherrohre im Eisspeicher vergrößert sich ihre Oberfläche während der Eisbildung kontinuierlich.

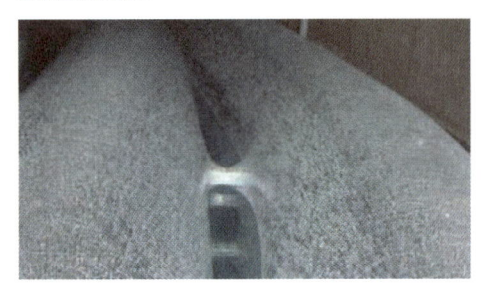

Abbildung 3: Eisbildung um den Entzugswärmetauscher eines Eisspeichers

Diese Oberflächenvergrößerung durch das Eiswachstum und die gleichzeitige Vergrößerung des Wärmeleitwiderstandes finden in etwa proportional statt. Es wird über die größere Oberfläche mehr Wärme aufgenommen, allerdings schlechter zur Soleflüssigkeit weitergeleitet – der Wärmestrom bleibt durch diesen Zusammenhang nahezu konstant. Die durch den Solar-Luftabsorber gewonnene Energiemenge wird durch den Regenerationswärmetauscher dem Speichermedium zur Verfügung gestellt und erwärmt das Wasser bzw. taut das Eis wieder auf. Neben der Wärme aus dem Solar-Luftabsorber bezieht der Eisspeicher auch Erdwärme. Sobald die Speicherwassertemperatur unter das Temperaturniveau des umgebenden Erdreichs sinkt, nimmt der Speicher Erdwärme auf. Ist der Speicher vereist, strömt immer noch Wärme aus dem Erdboden nach, um als Wärmequelle zu dienen. Die Höhe des Energieertrags richtet sich nach der Bodenbeschaffenheit. Im Sommer wird dagegen über die Oberfläche des Speichers Wärme an das Erdreich abgegeben. Somit stellt sich ein automatischer Regeleffekt ein, der eine Überhitzung des Speicherinhalts im Sommer verhindert.

### Kühlen mit dem Eisspeichersystem

Eine sinnvolle Möglichkeit zur Optimierung des Eisspeichersystems ist die Nutzung des Eisspeichers zur natürlichen Kühlung im Sommer. Dafür wird der Eisspeicher zum Ende der Heizperiode vollständig vereist, indem die Regeneration des Speichers unterbrochen wird. Das dann gebildete Eis steht als natürliches Kühlreservoir zur Verfügung. Über den Entzugswärmetauscher wird die Wärme aus dem Gebäude dem Eisspeicher zugeführt. Dabei schmilzt das Eis bzw. das Wasser wird erwärmt.

### Voraussetzung sind exakt aufeinander abgestimmte Systemkomponenten

Damit das ganze System effizient funktioniert, müssen alle Komponenten der Anlage – insbesondere Eisspeicher, Solar-Luftabsorber und Wärmepumpe – genau aufeinander abgestimmt sein. Zum einen gilt es, die verschiedenen Wärmequellen (Außenluft, solare Einstrahlung und Erdwärme) optimal zu nutzen. Zum anderen muss die Wärmepumpe sowohl bei niedrigen als auch bei hohen Temperaturen im Eisspeicher (die Spanne reicht von etwa -7 bis +25°C) stets effizient arbeiten. Die benötigte Sole/Wasser-Wärmepumpe muss hierfür entsprechend ausgestattet sein. So muss diese neben einem Wärmequellenmanagement über eine innovative Kältekreisregelung sowie ein elektronisches Expansionsventil verfügen, die dafür sorgen, dass in allen Betriebszuständen hohe Leistungszahlen erreicht werden.

# Energiekosten investitionsfrei senken

Sebastian Igel

en-control, Hannover, Deutschland

*Das Erneuerbare Energien Gesetz (EEG) 2014 zielt auf eine schrittweise Belastung eigenproduzierten und selbstverbrauchten Stroms mit der sogenannten EEG-Umlage. Diese Regelung stellt die Wirtschaftlichkeit hocheffizienter Anlagen zur Kraft-Wärme-Kopplung - einer der attraktivsten Technologien zur Minderung der Energiekosten im Krankenhaus- und Pflegebereich - in Frage. Rein kaufmännisch-fiskalische Ansätze zur investitionsfreien Minderung der Steuer- und Abgabenlast beim Energiebezug bleiben jedoch oft ungenutzt.*

EEG 2014, Wirtschaftlichkeit, BHKW, Kraft-Wärme-Koppelungs-Gesetz, EEG-Umlage

Mit großem Interesse blicken derzeit Klinikbetreiber auf das neue EEG 2014, denn zahlreiche Regelungen führen seit dem 1. August 2014 zu steigenden Ausgaben. Von zentraler Bedeutung ist dabei eine Änderung zur Eigenstromproduktion mittels Blockheizkraftwerken (BHKW). Denn künftig werden Fördermittel aus dem Kraft-Wärme-Koppelungsgesetz (KWKG) durch die EEG-Umlage bei dem Verbrauch selbst produzierten Stroms teilweise aufgezehrt.

Krankenhäuser und Pflegeeinrichtungen kennzeichnet ein hoher Wärme- und Strombedarf. Um Einsparungen zu erzielen, investierten sie in den vergangenen Jahren vielfach in hocheffiziente Kraft-Wärme-Kopplung (KWK-Anlagen) zur Produktion von Wärme und Strom. Abgesehen von geringen Energiekosten für den Betreiber leisten sie aufgrund ihres hohen Wirkungsgrades einen wichtigen Beitrag zur Vermeidung klimaschädlicher Treibhausgase und entlasten als dezentrale Form der Stromerzeugung die Stromnetze. Gefördert wird der volkswirtschaftlich und klimapolitisch sinnvolle Einsatz von KWK-Anlagen durch Fördermittel, die der Anlagenbetreiber je produzierte Kilowattstunde (kWh) Strom erhält. Gem. § 7 KWKG sind dies, je nach Anlagengröße, 5,41 Cent bis 2,4 Cent je erzeugter kWh für einen Zeitraum von zehn Jahren, bzw. 30.000 Vollbenutzungsstunden. Erstmals im KWKG (2012) wurde normiert, dass der Anlagenbetreiber die Förderung unabhängig davon erhält, ob er den Strom in das allgemeine Stromnetz einspeist oder seinen eigenen Strombedarf damit deckt.

Die Steigerung der Eigenstrom-Produktion und damit der Aufbau dezentraler Erzeugungskapazitäten war der Politik im Jahre 2012 noch wichtig und wurde entsprechend unterstützt. Keine zwei Jahre später sollte dem Prozess der „Entsolidarisierung", wie Bundeswirtschaftsminister Siegmar Gabriel die Eigenstrom-Produktion nunmehr nannte, bei Verteilung der mit der Energiewende verbundenen Kosten entgegen gewirkt werden. Mit Einführung des EEG 2014 muss auch für (in Neu-Anlagen) selbst erzeugten Strom die EEG-Umlage abgeführt werden. Gemäß § 61 EEG Abs. 1 EEG (2014) ist auch für Strom, der aus erneuerbarer Energie oder mit hocheffizienten KWK-Anlagen erzeugt und selbst verbraucht wird, die EEG-Umlage zu zahlen. Diese wird stufenweise erhöht: 30 % ab August 2014 bis Ende 2015, 35 % im Jahre 2016 und 40 % ab 2017. Für selbst erzeugten und verbrauchten Strom aus anderen Neu-Anlagen ist ab August 2014 die volle EEG-Umlage von zurzeit 6,17 Cent / kWh zu entrichten. Bestandsanlagen bleiben von der Regelung (vorerst) ausgenommen. Die Wirtschaftlichkeit für geplante KWK-Projekte wird dadurch stark beeinträchtigt, weil die EEG-Belastung die Fördermittel für KWK-Anlagen nahezu komplett aufbraucht. Für zukünftige Planungen bedeutet dies eine erhebliche Verschlechterung des Kosten-Nutzen-Verhältnisses solcher Projekte. Von zahlreichen Marktteilnehmern ist zu vernehmen, dass mit Inkrafttreten des EEG 2014 das Interesse an KWK-Anlagen erheblich nachgelassen hat.

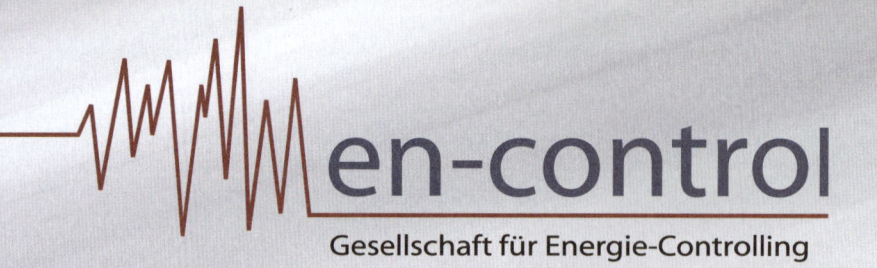

# en-control
## Gesellschaft für Energie-Controlling

# Investitionsfreie Kostenminderung

durch umfassende Nutzung der energierechtlichen Rahmenbedingungen zur Senkung von Steuern & Abgaben für Unternehmen des Produzierenden & Nicht-Produzierenden Gewerbes.

## Projektablauf:

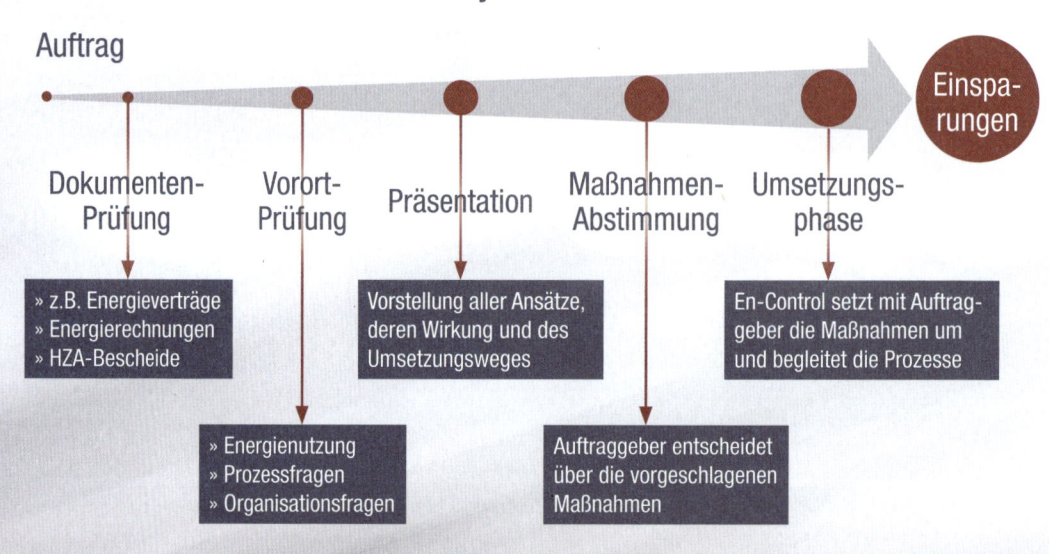

Auftrag → Einsparungen

**Dokumenten-Prüfung**
- » z.B. Energieverträge
- » Energierechnungen
- » HZA-Bescheide

**Vorort-Prüfung**
- » Energienutzung
- » Prozessfragen
- » Organisationsfragen

**Präsentation**
Vorstellung aller Ansätze, deren Wirkung und des Umsetzungsweges

**Maßnahmen-Abstimmung**
Auftraggeber entscheidet über die vorgeschlagenen Maßnahmen

**Umsetzungsphase**
En-Control setzt mit Auftraggeber die Maßnahmen um und begleitet die Prozesse

## Energiesteuerliche Optimierungspotentiale nutzen

### www.en-control.de

# B Hygiene, IT und Energie

Fachleute merken zurecht an, dass die Bundesregierung etwas gegen die kontinuierlich steigende EEG-Umlage unternehmen musste, dass hierzu jedoch eigenproduzierte Strommengen aus hocheffizienten KWKG-Anlagen mit der EEG-Umlage belastet wurden, ist sicherlich kein guter Ansatz gewesen. Änderungen bei der Ausgleichsmechanismusverordnung (AusglMechV), durch die die Kosten der EE-Förderung umgelegt werden, hätten zu einer weitaus nachhaltigeren Minderung der EEG-Umlagehöhe führen. Der in der Ausgleich angelegte sogenannte Wälzungsmechanismus führt nämlich dazu, dass die EEG-Umlage je kWh seit 2010 proportional weitaus schneller gestiegen ist, als die an die EE-Anlagenbetreiber gezahlten Förderbeträge. Die EEG-Belastung von selbst erzeugtem Strom führt dagegen nach verschiedenen Berechnungen lediglich zu einer Senkung der EEG-Umlage von 0,02 bis 0,05 ct/kWh.

Dieser Schritt des Gesetzgebers bedeutet zwar einen drastischen Einschnitt auf dem Weg der Kliniken zu geringeren Energiekosten, aber wir sehen durchaus Alternativen. Nach unserer Ansicht fokussiert sich das Klinik-Management oftmals zu sehr auf technische und damit in der Regel Investitionen erfordernde Ansätze zur Energieverbrauchsminderung.

Energieberater beispielsweise empfehlen in der Regel alternative Heiztechnologien, den Einbau von moderner Regelungstechnik, Verringerung der Vorlauftemperaturen oder einen hydraulischen Abgleich. Als sinnvoll erachten sie darüber hinaus den Einsatz effizienter Beleuchtungstechnik oder eine bedarfsoptimierte Regelung der raumlufttechnischen Anlagen (RLT). Idealerweise verknüpfen Planer solche Umstrukturierungen mit fälligen Sanierungs- oder Umbaumaßnahmen, bei denen gleichzeitig eine bessere Gebäudedämmung berücksichtigt wird.

Aber selbst wenn ein gutes Verhältnis von Ausgaben und Energieeinsparung erreicht wird, sind hierbei generell Investitionen erforderlich. Auch das von vielen Kliniken umgesetzte Energie-(Einspar-)Contracting ist nicht kostenlos, denn Vertriebs- und Planungsleistung sowie die Investition des Contractors müssen zunächst refinanziert werden, bevor Kosteneinsparungen überhaupt an den Klinikbetreiber weitergereicht werden können.

Wir gehen einen anderen Weg und verknüpfen dazu energiekaufmännisches, juristisches sowie technisches Know-how und erzielen dadurch eine investitionsfreie Optimierung der Energiekosten. Betreiber von Kliniken übersehen vielfach, dass Steuern und Abgaben anbieterunabhängig rund zwei Drittel der Gesamt-Energiekosten ausmachen (Abb. 1). Dieser Kostenteil wird zudem allzu oft als unbeeinflussbar angesehen, wodurch Unternehmen Millionenbeträge verschenken (siehe Abb. 2: Beeinflussbare Kosten).

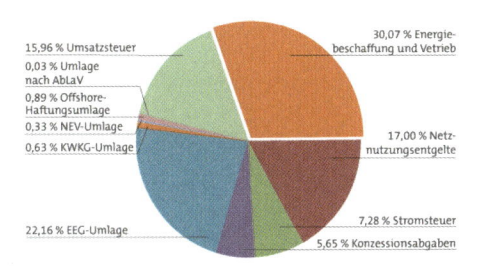

Abbildung 1: Rund zwei Drittel der Energiekosten bestehen aus Abgaben, Steuern und Umlagen.

- 30,07 % Energiebeschaffung und Vertrieb
- 17,00 % Netznutzungsentgelte
- 7,28 % Stromsteuer
- 5,65 % Konzessionsabgaben
- 22,16 % EEG-Umlage
- 0,63 % KWKG-Umlage
- 0,33 % NEV-Umlage
- 0,89 % Offshore-Haftungsumlage
- 0,03 % Umlage nach AbLaV
- 15,96 % Umsatzsteuer

Im Zuge zahlreicher Novellierung und branchenspezifischer Sonderregelungen zur Umverteilung der mit der sogenannten Energiewende verbundenen Lasten wird die Gesetzeslage stetig undurchsichtiger, kaum jemand steigt da noch durch. Der Gesetzgeber knüpft strom- und energiesteuerliche Tatbestände an technisch komplexe Formen der Energieverwendung. Ein unmittelbar wirksamer Ansatz zur Energiekostenminderung besteht deshalb darin, die mit dem Energiebezug einhergehende Abgaben-, Umlagen- und Steuerlast zu senken. Wir haben darüber hinaus die Erfahrung gemacht, dass die meisten Steuerberater oder Wirtschaftsprüfer den Bereich der Energie(-neben)kosten nur selten abdecken.

Exemplarisch steht hierfür die gemeinnützige Krankenhausgesellschaft des Landkreises Bamberg mbH. Sie betreibt in mehreren Standorten

17 kleinere sowie ein Groß-BHKW und ist von den Änderungen im EEG (vorerst) nicht betroffen. Sie nutzt seit 2010 unsere Energie(steuer)beratung und erzielt auf diese Weise investitionsfreie Energiekosteneinsparungen. Für die Einrichtung ermitteln wir kundenspezifisch die einschlägigen Regelungen und übernehmen die erforderliche Antragstellung. Gerade bei Fragen zur korrekten Höhe gezahlter Netzentgelte, Strom-Einspeisevergütung oder bei der Klärung energiesteuerrechtlicher Fragen mit dem Hauptzollamt, sind Unternehmen häufig auf sich allein gestellt.

| Strompreiszusammensetzung 2015 (auf Basis eines Bruttostrompreises von 28,15 ct/kWh) | |
|---|---|
| Erzeugung und Vertrieb | 8,46 ct/kWh |
| Netznutzungsentgelte* | 4,79 ct/kWh |
| Stromsteuer | 2,05 ct/kWh |
| Konzessionsabgabe* | 1,57 ct/kWh |
| EEG-Umlage | 6,17 ct/kWh |
| KWK-Umlage | 0,18 ct/kWh |
| StromNEV-Umlage | 0,09 ct/kWh |
| Offshore-Haftung-Umlage | 0,25 ct/kWh |
| AbLaV-Umlage | 0,01 ct/kWh |
| Umsatzsteuer | 4,49 ct/kWh |

*Beispielwerte: bundesweit nicht einheitlich!

Abbildung 2: Der untere Bereich kennzeichnet die beeinflussbaren Kosten am Gesamtstrompreis. (Die Zahlen sind bundesweit nicht einheitlich.)

Aber insbesondere großen Trägern mit zahlreichen Klinik-Standorten bieten sich vielfältige Gestaltungsmöglichkeiten. Nur selten nutzen sie alle sich bietenden Ansätze zur Reduzierung der mit dem Energiebezug verbundenen Steuern, Abgaben und Umlagen.

Eine solide energiesteuerliche Beratung deckt investitionsfrei erzielbare Ersparnispotenziale auf: Fachleute ermitteln kundenspezifisch die einschlägigen Regelungen, übernehmen die erforderliche Antragstellung und kontrollieren die erzielten Minderungs- oder Erstattungsbeträge. In unserem Falle basiert die Beratungsleistung auf Fachwissen, das ein Team aus Rechtsanwälten, Wirtschaftsingenieuren und Energiekaufleuten über Jahre erworben hat und stetig aktualisiert bzw. weiterentwickelt. In der Regel öffnen sich mit jeder Gesetzesänderung irgendwo auch wieder Möglichkeiten zur Einsparung. Bei der überwiegenden Mehrzahl der Kunden zeigen wir deshalb Ansätze auf, wie sie ihre mit dem Energiebezug verbundene Steuern- und Abgabenlast senken können. Und das ganz ohne Risiko, denn sämtliche Beratungsleitungen erbringen wir auf rein erfolgsabhängiger Honorierung.

# Verbesserte Energieeffizienz durch optimierte Hydraulik in Heizungs –, Lüftungs- und Klimaanlagen

B. Wittenberg

BELIMO Stellantriebe Vertriebs GmbH, Stuttgart

*Zusammenfassung*— *Das Krankenhaus Ludmillenstift in Meppen/Deutschland ist über das Emsland hinaus bekannt für medizinische und pflegerische Kompetenz, modernste Technik zur Diagnostik und Therapie sowie ein ansprechendes Ambiente. Viele Modernisierungen wie Erweiterungen oder Umbauten hatten jedoch im Laufe der Jahre zu Problemen in den hydraulischen Verteilerkreisen des Krankenhauses geführt, die erst mit dem Einsatz von Belimo Energy Valves$^{TM}$ behoben werden konnten.*

*Schlagwörter*— *Wirtschaftlichkeit, Visualisierung, Hydraulik, Pumpenoptimierung, Temperaturdifferenz, Wärmeverteilung*

## Energieeffizienz durch Datenmonitoring

Wird in einem Wärmetauscher der Wasserdurchfluss erhöht, steigt bis zu einem gewissen Sättigungsgrad auch der Energietransfer. Im Energie-Durchfluss-Diagramm zeigt das Sättigungslevel an, wann die maximale Energietransferrate unter den gegebenen Situationsbedingungen (Wassertemperatur sowie Temperatur, Feuchtigkeit und Volumenstrom der Luft) erreicht ist. Um Energie zu sparen, sollten Kältemaschinen und Pumpen deshalb generell nie im Sättigungsbereich arbeiten.

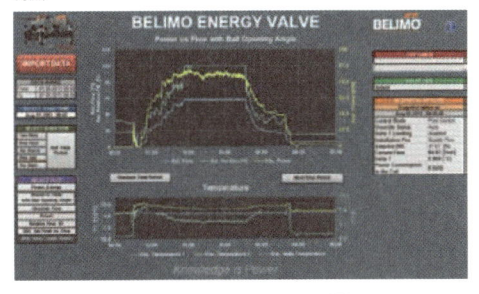

Abb.1: Das Belimo Energy Valve$^{TM}$Tool ermöglicht den Import und die Analyse aller vom Energy Valve aufgezeichneten Daten. Systemstabilität, Startverhalten, Wassertemperatur-Veränderungen und viele weitere, energiebeeinflussende Faktoren können mit dem Tool transparent visualisiert und optimiert werden.

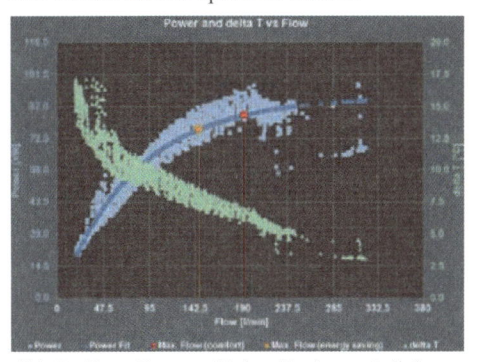

Abb.2: Das Energy Valve-Tool ermöglicht es auch, die Wärmetauscher-Charakteristik darzustellen und an der Leistungskurve (blau) den Sättigungsgrad abzulesen. Um zu vermeiden, dass dennoch mehr Wasser durch den Wärmetauscher gepumpt wird, kann im Ventil ein Delta-T-Mindestwert eingestellt werden. Diese Regulierung hilft, Energie und Kosten zu sparen.

Mit Hilfe des Belimo Energy Valve$^{TM}$ kann dieser Ineffizienz-Effekt vermieden werden. Dazu wird mit dem Energy Valve-Tool der optimale Delta-T-Wert ermittelt, im Ventil eingestellt und permanent überwacht. Dieses Energiemonitoring ermöglicht zudem die Analyse der Energieströme eines Klimasystems im Gebäude und somit auch die Prognose des künftigen Energieverbrauchs.

## Intelligentes Energieventil behebt langjährige Hydraulikprobleme im Ludmillenstift Meppen

Die Hydraulik des Heizsystems stellte die Haustechniker des Ludmillenstifts immer wieder vor große Herausforderungen. Mehrere Räume und Zonen der rund 50.000 m² großen Klinik wurden

©2015 Euritim Bildung + Wissen GmbH & Co. KG

Neu in Nennweiten DN 15 bis DN 150

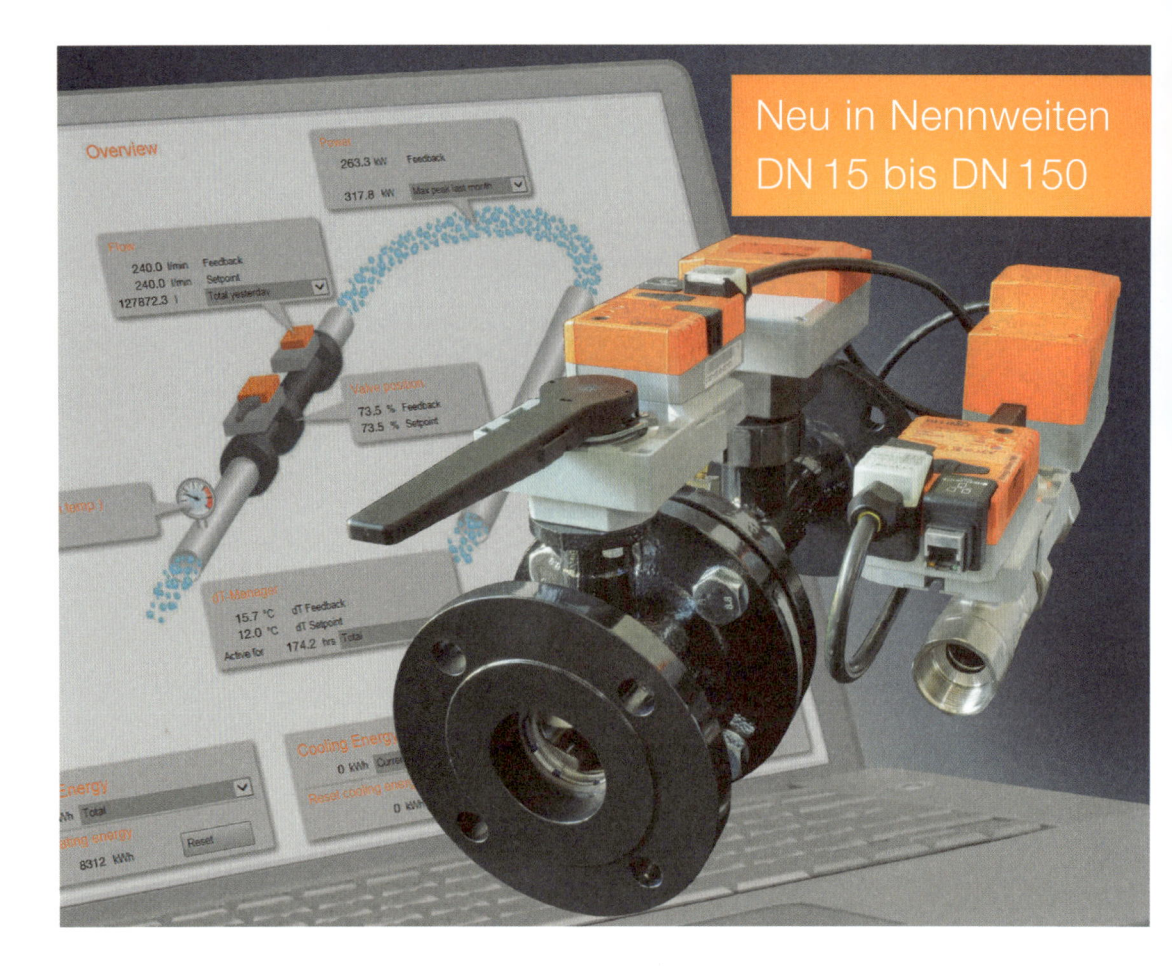

## Belimo Energy Valve™.
## Wissen wohin die Energie fliesst.

**EXPERIENCE**
**EFFICIENCY**

Messen, Regeln, Abgleichen, Absperren und Energiemonitoring – das Belimo Energy Valve™ vereint fünf Funktionen in einer montagefreundlichen Einheit. Einzigartig sind auch Funktionen wie Delta-T Manager oder die Möglichkeit der direkten Leistungsregelung. Das schafft Klarheit, erhöht die Effizienz und spart Kosten.

- Schnelle und sichere Auslegung, einfache Inbetriebnahme
- Zeitersparnis durch automatischen, permanenten hydraulischen Abgleich
- Sicherstellung der korrekten Wassermenge bei Differenzdruckänderungen und im Teillastbetrieb
- Transparenz bezüglich Energieaufwand für Heizen und Kühlen

Lernen Sie jetzt diese zukunftsweisende Ventiltechnologie für maximalen Komfort bei kleinstmöglichem Energieeinsatz kennen.

Wasser ist unser Element: www.belimo.de

**BELIMO Stellantriebe Vertriebs GmbH**, Welfenstraße 27, D-70599 Stuttgart
Tel. +49 711 16783-0, Fax +49 711 16783-73, info@belimo.de, www.belimo.de

**BELIMO**®

# B Hygiene, IT und Energie

nicht ausreichend mit Heizwasser versorgt. Dies führte zu Beschwerden über zu kalte Räume, denen sich die zuständigen Installateur- und Heizungsbauermeister Günter Wilmink und Kristian Fitzner stellen mussten. Nachdem im Frühjahr 2013 die Monitoring-fähigen Belimo Energy Valves™ nachgerüstet wurden, konnte das Haustechnikteam die Probleme endlich visualisieren und sie dann Schritt für Schritt beheben.

## Die Herausforderung

Aufgrund der hydraulischen Probleme in den Heizkreisen war die Versorgungssicherheit mit Wärme in den verschiedenen Abteilungen und Fachbereichen des großen Krankenhausareals nicht gegeben. Zunächst wurde erfolglos versucht, die Hydraulik durch manuell einstellbare Differenzdruckregler in den Griff zu bekommen. Zusätzlich wurden Pumpen eingebaut, Bauteile mit hydraulischen Weichen ausgestattet, die Heizwasser-Vorlauftemperatur auf bis zu 90 °C angehoben und alle Pumpen auf maximale Förderleistung eingestellt. Da nun aber noch mehr Wasser durch die Rohre strömte, wurden die hydraulischen Probleme noch größer. In besonders betroffenen Bereichen betrug die Temperaturdifferenz zwischen Heisswasservor- und -rücklauf lediglich 5 Kelvin.

## Erheblich gestiegene Betriebskosten

Durch diese Effekte stiegen die Kosten für Pumpenstrom und der Gasverbrauch – inklusive Dampferzeugung rund eine Million Kubikmeter pro Jahr – deutlich an und belasteten das Krankenhausbudget. Peter Meier, Spezialist für Regelungstechnik beim Heiztechnikunternehmen August Brötje KG (Bremen/Stuhr), betreut das Krankenhaus seit rund 10 Jahren und empfahl den Haustechnikern im Ludmillenstift das neue Belimo Energy Valve™. Nach einer Präsentation der Möglichkeiten und Funktionen des intelligenten Regelventils durch den Belimo-Mitarbeiter Rainer Frase planten sie die Installation im besonders problematischen Verteilerkreis 1. Dieser Verteilerkreis versorgt die einzelnen Häuser, in denen Patienten stationär untergebracht sind, sowie ein Wohnheim für Personal und ein Hotel für Angehörige. Dazu wurden im Frühjahr 2013 in mehreren Zonen insgesamt acht Energy Valves eingebaut und diese über die serienmäßig integrierte BACnet/IP-Schnittstelle auf die vorhandene Siemens-Gebäudeleittechnik aufgeschaltet.

Für alle Beteiligten wurde diese Installation zum vollen Erfolg. Die Probleme konnten erkannt, lokalisiert und in Angriff genommen werden. Seitdem regeln die perfekt für die Anlagen eingestellten Energieventile auf Basis ständiger Messungen des Wasserdurchflusses und der Wassertemperaturen alle hydraulischen Verteilerkreise automatisch ein. So werden alle am Verteilerkreis 1 angeschlossenen Räume und Zonen exakt mit den Wasser- und Wärmeströmen versorgt, die zur Beheizung tatsächlich gebraucht werden. Durch diese optimale Steuerung der Hydraulik mittels der Energieventile konnte in der Klinik der umgewälzte Wasserverbrauch erheblich verringert werden. Auch die maximale Heizwasservorlauftemperatur wurde wieder auf 75 °C zurückgestuft.

## Erheblich geringere Betriebskosten

Heute liegt die Temperaturdifferenz zwischen Vor- und Rücklauf bei optimalen 15 bis 20 Kelvin. Mehrere zuvor nachgerüstete Pumpen wurden wieder demontiert und auch die Leistungen der Warmwasser-Aufbereiter konnten erheblich gedrosselt werden. Dadurch ergeben sich für das Krankenhaus erhebliche Betriebskosten-Einsparungen, deren Höhe aber noch quantifiziert werden muss. „Auch nach acht Monaten Betriebszeit entdecken wir in dem komplexen Hydrauliknetz immer noch Fehler aus der Vergangenheit, die wir dann möglichst rasch beheben", erläutert Wilmink.

©2015 Euritim Bildung + Wissen GmbH & Co. KG

## Das Belimo Energy Valve™

Regelkugelhahn, elektronischer Durchflussregler und Energiemonitoring in einem Ventil

- Effiziente Regelung von Durchfluss und Wärmetauscher-Leistung sowie Überwachung des Delta-T-Werts
- Automatisierter, hydraulischer Abgleich durch kontinuierliche Durchflussmessung
- Energiemonitoring via integriertem Web-Server und BACnet IP, BACnet MS/TP oder MP-Bus®
- Einfache Systemoptimierung durch Datenanalyse mit dem Belimo Energy Valve™ Tool
- Zugriff auf Daten und Einstellungen über jeden Internetzugang
- Temperaturbereich: -10 °C bis +120 °C
- 11 Baugrößen von DN15 bis DN150

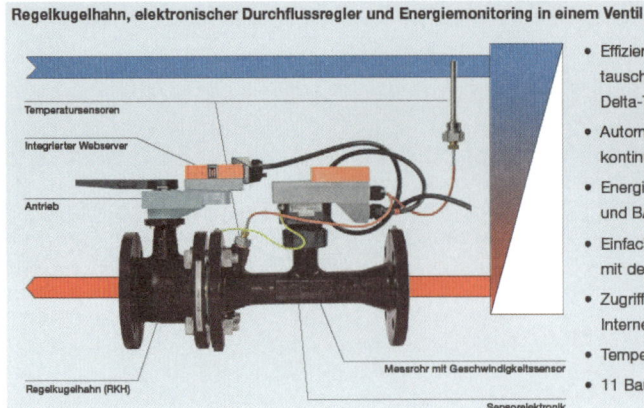

Abb.3: Belimo Energy Valve™

## Das Belimo Energy Valve™ aus der Sicht des Betreibers

Installateur- und Heizungsbauermeister Günter Wilmink ist zuständig für die Haus- und Gebäudetechnik im Ludmillenstift.

„Die Investition in die Installation der Energieventile inklusive der Aufwendungen zur notwendigen Aufrüstung der Gebäudeleittechnik waren nicht günstig, haben sich für uns aber voll rentiert. Insbesondere die Monitoringfunktion der Energieventile hat uns sehr geholfen, vorhandene Schwachstellen aufzudecken, zu analysieren und zu beheben. In enger Zusammenarbeit mit dem MSR-Spezialisten Peter Meier konnten wir somit ein Jahr lang die einzelnen Verbraucherkreise weiter optimieren und die Energieströme positiv beeinflussen.

Seitdem werden die bisher problematischen Heizkreise optimal versorgt und es gibt keine Beschwerden mehr über unterversorgte, kalte Räume. Aufgrund der hervorragenden Ergebnisse zur Optimierung des Verteilerkreises 1, werden wir auch die Verteilerkreise 2 und 3 mit Belimo Energy Valves™ nachrüsten. Darüber hinaus werden wir Energieventile auch in den Kaltwassernetzen einsetzen, die derzeit um 300 kW Kälteleistung erweitert werden."

Sein Fazit: „Mit dem Energy Valve haben wir hervorragende Ergebnisse erzielt."

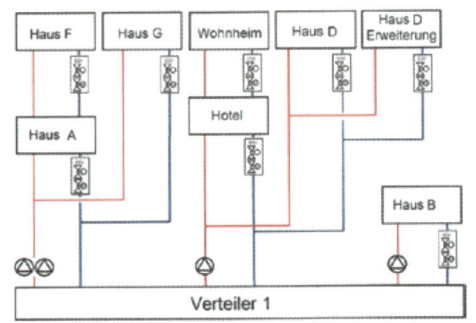

Abb.4: Einsatz der Energieventile jeweils im Rücklauf der verschiedenen Versorgungsstränge des Verteilerkreises 1

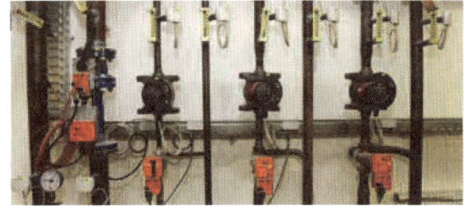

Abb.5: Links im Bild in der Rücklaufleitung: Eines der insgesamt acht im Heizungskreislauf des Ludmillenstifts installierten Belimo Energy Valves™

©2015 Euritim Bildung + Wissen GmbH & Co. KG

# Kraft-Wärme-Kopplung mit besonderer Note was BHKWs im Krankenhaus wirtschaftlich macht

Gerd Lüdeking, Horst R. Laß[1]

[1]Energie Service Laß Lüdeking GmbH, Freiburg im Breisgau, Deutschland

*Zusammenfassung*— *Auch in komplexen Versorgungssituationen sind BHKW-Anlagen zur Kraft-Wärme-Kopplung in Krankenhäusern mit sehr guter Wirtschaftlichkeit zu errichten. Mit Sachverstand können die Risiken größerer KWK-Anlagen leicht beherrscht werden.*

*Erfahrungen aus größeren Krankenhäusern können auf kleinere Standorte übertragen werden, so dass auch dort bestehende Risiken minimiert werden können. Die Wirtschaftlichkeit der Versorgungslösungen an kleineren Standorten erreicht dann das Niveau der großen Liegenschaften.*

*Schlagwörter*— *Kraft-Wärme-Kopplung im Krankenhaus, Risiko-Management bei Planung und Bau, Übertragung von Erfahrungswerten auf kleine Standorte*

## Einleitung

Anlagen zur Kraft-Wärme-Kopplung sind mittlerweile in vielen Liegenschaften des Gesundheitswesens in Betrieb. In den letzten Jahren wurden viele Anlagen als Grundlastanlagen mit einer erwarteten Laufzeit von mehr als 8.000 Stunden pro Jahr ausgelegt. Dabei wird das tatsächlich vorhandene wirtschaftliche Optimum für den Standort nicht erreicht. Insbesondere dort, wo das Umfeld der Bestandsanlagen komplex ist, wird das Potenzial zur Kraft-Wärme-Kopplung oft nicht ausgeschöpft, um böse Überraschungen zu vermeiden.

Die derzeitigen gesetzlichen Rahmenbedingungen sowie die Energiepreise ermöglichen eine sehr gute Wirtschaftlichkeit für Anlagen, die zur Erzeugung einer Strommittellast vorgesehen sind. In vielen Fällen verbessert sich die Wirtschaftlichkeit durch die Einbeziehung von Absorptionskälteerzeugern erheblich.

Die Wirtschaftlichkeit gegenüber einer konventionellen Energieversorgung ermöglicht es, Investitionsrisiko deutlich zu minimieren. Unsicherheiten bedingt durch Gesetzesänderungen sowie durch unerwartete Schwankungen der Energiepreise können so besser abgesichert werden.

Am Beispiel von zwei Anlagen zur Kraft-Wärme-Kopplung für einen Klinikbetreiber wird verdeutlicht, wie BHKW-Anlagen wirtschaftlich optimiert wurden. Gleichzeitig wurde das Investitionsrisiko minimiert.

## Erstellung eines Kraft-Wärme-Kopplungskonzept

Auf einem recht großen Areal im Süden Stuttgarts ist ein Krankenhaus mit über 750 Betten angesiedelt. Es sind insgesamt drei größere Gebäudekomplexe sowie eine große Anzahl kleinerer Gebäude vorhanden. An dem Standort werden bereits seit dem Jahr 1890 erkrankte Menschen behandelt und betreut.

Historisch gewachsen erfolgt die Wärmeversorgung des Krankenhauses aus einem Dampfnetz. Die Kesselanlage ist auf der dem Krankenhaus gegenüber liegenden Straßenseite errichtet. In den Gebäuden auf dem weitläufigen Krankenhausgelände befinden sich mehrere Umformstationen. Die Beheizung in den Gebäuden erfolgt über Heizwassersysteme.

Vor diesem Hintergrund galt es lange als schwer lösbare Herausforderung, eine Kraft-Wärme-Kopplung an diesem Standort zu errichten.

Erschwerend kam hinzu, dass anstehende Bauvorhaben immer wieder als vorrangig angesehen wurden. Solche Baumaßnahmen veränderten regelmäßig die Rahmenbedingungen für eine Kraft-Wärme-Kopplungsanlage.

Ungeachtet dieser Hemmnisse wurde im Jahr 2012 im Rahmen einer Voruntersuchung nachgewiesen, dass der Aufbau eines Heizwassersystems mit Errichtung einer KWK-Anlage wirtschaftlich attraktiv und technisch realisierbar ist. Die vorgesehene BHKW-Anlage sollte eine Größe von etwa 1.100 $kW_{el}$ haben, es wurde eine

Anlagenlaufzeit von etwa 6.200 h erwartet. Die Wirtschaftlichkeit der Anlage war so attraktiv, dass die Risiken sich zukünftig ändernder Rahmenbedingungen als beherrschbar eingeschätzt wurden.

### Einbeziehung der Dampf- und Kälteerzeugung

Da gleichzeitig die vorhandene Kälteerzeugung zur Erneuerung anstand wurden die beiden Projekte „Kraft-Wärme-Kopplung" und „Erneuerung Kälte" miteinander verknüpft. Die Gesamtwirtschaftlichkeit beider Projekte verbesserte sich.

Das BHKW-Modul konnte um etwa 50 % größer geplant werden, gleichzeitig wurde von einer um etwa 15 - 20 % längeren Modullaufzeit ausgegangen. Die verbesserte Anlagenwirtschaftlichkeit beruht auf mehreren Effekten:
- es wird über 75 % des Strombedarfs der Klinik im erweiterten Konzept in Kraft-Wärme-Kopplung erzeugt, das Ursprungskonzept sah eine Stromerzeugung von nur 50 % vor,
- in Zeiten schwacher Wärmeabnahme wird der Absorber zur Kältegrundlast-Erzeugung einbezogen, bisher erfolgte die Bereitstellung der Kältegrundlast durch konventionelle Kälteerzeuger,
- die Anlage wird so konzipiert, dass ein Jahresnutzungsgrad von nahezu 90 % erzielt werden kann, dies wird durch die hohe Ausnutzung der Abgaswärme im Dampfkessel sowie dem nachgeschalteten Wärmetauscher des Motors ermöglicht,
- am Standort sind sowohl Wärme- wie auch Kältespeicher vorhanden; durch geeignetes Speichermanagement wird die Anlagenwirtschaftlichkeit deutlich verbessert.

Neben der Einbeziehung der Kälteerzeugung wurde in dem modifizierten Konzept auch die Dampferzeugung im BHKW berücksichtigt. Der ganzjährig nahezu konstante Dampfbedarf im Krankenhaus für Sterilisation und Küche dienen somit zur Stabilisierung des BHKW-Betriebs im Sommer.

Im zur Errichtung vom Krankenhaus frei gegebenen Konzept soll das BHKW mit einer Leistung von 1.700 $kW_{el}$ neben Heizwasser auch Dampf erzeugen. Parallel soll ein Heizwasser-System, das die größten und wichtigsten Abnehmer-Anlagen versorgen soll, errichtet werden.

Um den Wärmeabsatz im Sommer zu erhöhen wurde in die Planung die Errichtung einer Absorptionskälteanlage mit einer Kälteleistung von etwa 800 $kW_{Kälte}$ einbezogen, diese Anlage erhöht die Laufzeit des BHKW um nahezu 2.000 Betriebsstunden pro Jahr.

Um den zukünftigen Kältebedarf des Krankenhauses gesichert decken zu können, wurden zwei weitere Kälteerzeuger mit zusammen 2.400 kW Kälteleistung geplant. Die alte Kälteerzeugung soll vollständig demontiert werden.

### Planungs- und Bauzeit von 15 Monaten

Im Mai 2013 begann die Planung der neuen Anlage. Ursprünglich war die Inbetriebnahme der Anlagen für den August 2014 geplant. Bedingt durch die Ankündigungen über eine Modifikation der gesetzlichen Rahmenbedingungen wurden die Zeitpläne ab Januar 2014 gestrafft, so dass die BHKW-Anlage im Juli 2014 dem Regelbetrieb übergeben werden konnte.

Im Rahmen der Projektarbeiten wurde vom begleitenden Fachunternehmen neben den klassischen Planungsleistungen konsequent Maßnahmen zur Verbesserung der Projektwirtschaftlichkeit ergriffen. Dies umfasste neben der Optimierung von Wartungs- und Investitionskosten in der Vergabephase auch die Begleitung der Anträge für Fördermittel aus KfW-Programmen sowie die Unterstützung der Kommunikation mit BAFA und Hauptzollamt zur Erlangung der Fördermittel und Steuervergünstigungen, die mit dem Betrieb von KWK-Anlage verbunden sind.

### Budget-Management und Wirtschaftlichkeits-Nachweise in Bauphase

Die beteiligten Unternehmen haben durch ihre Fachkompetenz und Leistungsfähigkeit dazu beigetragen, dass viele technische Probleme, die bei Arbeiten im Bestand auftreten, unkompliziert und kosteneffizient gelöst werden konnten.

Noch wichtiger: Budget, Wirtschaftlichkeit und Zeitplan, wie sie bei Projektbeginn im Frühjahr 2013 vereinbart wurden, wurden kontinuierlich fortgeschrieben.

Mit Abschluss der Gesamtmaßnahme im Spätsommer 2014 war klar, dass die Zielvereinbarungen aus dem Frühjahr 2013 eingehalten bzw. unterschritten werden konnten. Der Krankenhaus-Betreiber investierte etwa 6 Mio € brutto in die neuen Anlage – die Investition wird innerhalb von etwa 4 Jahren durch die erzielte Einsparung zurück fließen.

Die hohe Effizienz der neuen Anlagen trägt dazu bei – sowohl BHKW als auch die Kälteanlage erfüllen höchste Anforderungen an Ausnutzung der eingesetzten Primärenergie. Die mit der Maßnahme verbundene Minderung der $CO_2$-Emissionen beläuft sich auf über 20 % gegenüber der Bestandssituation – unter Zugrundelegung der Rahmenbedingungen des $CO_2$-Minderungsprogramms Baden Württemberg.

## Übertragung des Projekterfolgs auf kleinere Standorte

Der Betreiber des Krankenhauses in Stuttgart ist ebenfalls in kleinere Einrichtungen im Gesundheitswesen tätig. Hierzu zählt eine Therme auf der Ostalb zwischen Stuttgart und Ulm. Das Thermalbad wird aus insgesamt vier Thermalquellen mit einer Temperatur von bis zu 46°C gespeist. Das Bad verfügt über ein Innen- und ein Außenbecken sowie zwei Therapie-Becken, die Wassertemperaturen im Becken liegen bei 35°C beziehungsweise 28°C.

Eng verbunden mit der Therme ist eine Kurklinik für stationäre Rehabilitation der Bereiche Innere Medizin, Kardiologie und Orthopädie. Therme und Klinik liegen in unmittelbarer Nachbarschaft zueinander. Die Klinik verfügt über 150 Betten. Insgesamt besteht die Klinik aus drei Gebäudekomplexen, die miteinander verbunden sind.

## KWK-Konzept mit Einbeziehung der bestehenden Wärmepumpe

Die Energieversorgung der Therme erfolgt vorwiegend aus einer Wärmepumpe, in der das noch etwa 30°C warme Schwallwasser aus dem Thermalbad genutzt wird. Die Wärmepumpe ermöglicht gleichzeitig eine Absenkung der Einleit-Temperatur aus dem Thermalbad in das Abwasser. In der Klinik waren bis zum Jahr 2014 noch zwei Heizölkessel aus den 70ger Jahren vorhanden. Diese Kessel wurden auch zur Deckung der Spitzenlast und Absicherung der Versorgung der Therme eingesetzt, eine entsprechende Nahwärmetrasse ist vorhanden.

Das gesamte Energieversorgung wurde neu konzipiert – im Kesselhaus der Klinik wurde ein BHKW mit einer Leistung von 240 $kW_{el}$ vorgesehen, dass die Grundlast von Klinik und Therme abdecken soll. Die Wärmepumpe soll stufenweise immer dann zugeschaltet werden, wenn der Wärmebedarf von Klinik und Therme nicht mehr alleine vom BHKW gedeckt werden kann. Zwei neue, jedoch deutlich kleinere Heizwasserkessel decken die Spitzenlast ab und dienen zur Absicherung der Wärmeversorgung bei Revisionen von BHKW und Wärmepumpe.

Im Rahmen der Anlagenerneuerung wurden die Motoren der Netzpumpen, die ebenfalls noch aus den 70ger Jahren stammten, durch moderne Motoren mit Frequenzumrichter ausgetauscht. Die Netzregelung wurde an die neuen Anforderungen angepasst – eine moderne Leittechnik steuert die einzelnen Komponenten entsprechend der Energieanforderung an.

## Planung und Bau in nur 9 Monaten

Die Anlagenplanung begann erst im Winter 2013 – bereits Anfang Juli 2014 waren Kessel und BHKW betriebsbereit, obwohl der Austausch der Kessel schrittweise im laufenden Betrieb erfolgen musste und während der gesamten Bauzeit mindestens ein Kessel verfügbar sein musste. Die kurze Errichtungszeit wurde sicherlich durch die parallele Projektbearbeitung und die dadurch gute Zusammenarbeit aller Beteiligten unterstützt. Als vorteilhaft erwies sich, dass keine Genehmigung nach dem Bundesimmissionsschutz-Gesetz für Anlagen der vorgesehenen Größe erforderlich war.

Der ursprünglich vorgesehene Zeitplan wurde sogar unterschritten. Die budgetierten Baukosten wurden eingehalten. Für die Gesamtmaßnahme einschließlich der Erneuerung der Niederspannungs- und Steuerungstechnik im Kesselhaus wurden von der Klinik weniger als 1 Mio EUR brutto investiert. Aufgrund der großen Emissionsminderung wurden für die Anlage Fördergelder aus dem $CO_2$-Minderungsprogramm des Landes Baden Württemberg erlangt.

**Bewertung des Anlagenbetriebs**

Inzwischen sind beide Anlagen seit 9 Monaten in Betrieb und es liegen erste Betriebserfahrungen vor. Die in einem Konzept im Jahr 2012 dargestellten Vorteile sowohl hinsichtlich der Wirtschaftlichkeit als auch in Bezug auf die Versorgungssicherheit werden durchgängig erreicht.

Während der ersten 3 Monate des Anlagenbetriebs waren insbesondere bei dem kleineren BHKW-Modul Schwachpunkte durch den Motorlieferanten zu beheben. Der abgeschlossene Vollwartungsvertrag für die Anlage erwies sich in dieser Phase als geeignet, um berechtigte Nachbesserungsforderungen zur Verbesserung der Modullaufzeiten zügig und zeitnah beim Lieferanten geltend zu machen. Seit Anfang November läuft das Aggregat nun störungsfrei und nahezu ohne Stillstände.

Die deutlich komplexere Anlage im 750-Betten Krankenhaus erfordert in der Übergangszeit und im Sommer eine nochmalige Optimierung, so dass die Einbeziehung der Kälteerzeugung mit einem Maximum an Laufzeit-Zugewinn gelingt. Die etwa 400 m$^3$ Kältespeicher sowie der Wärmespeicher von 100 m$^3$ sollen im Sommerbetrieb optimal zusammen arbeiten. Erst mit Vorliegen der jeweiligen Lastkurven für Kälte und Wärme aus dem tatsächlichen Betrieb kann die Steuerung erlernen, wann der wirtschaftlich günstigste Zeitpunkt für den Ladebetrieb des Wärmespeichers für das BHKW-Modul ist. Parallel dazu ist zu optimieren, zu welchen Zeiten der Kältespeicher gefüllt werden soll, so dass zum Zeitpunkt der höchsten Außentemperaturen ein optimaler Entlade-Betrieb der Kältespeicher ermöglicht werden kann.

Mit Inbetriebnahme der KWK-Anlage beginnt der Prozess der Betriebs-Optimierung erst. Eine Verbesserung der Anlagenlaufzeit um 100 Stunden führt immerhin zu einem zusätzlichen wirtschaftlichen Vorteil von etwa 25.000 € brutto. Eine kontinuierliche Nachbetreuung der Anlage durch Planer und Berater macht sich schnell für den Betreiber bezahlt.

**Ergebnisse und Zusammenfassung**

Die BHKW-Anlagen wurden errichtet, weil zwischen Klinik-Betreiber und dem Planer und Berater von den ersten Gesprächen an ein Vertrauensverhältnis entstand. Es wurden keine unrealistische Erwartungen geweckt – jedoch die Potenziale deutlich aufgezeigt, die durch die Kraft-Wärme-Kopplung bestehen.

Die Anlagenerrichtung hat sich für den Betreiber in beiden Fällen als erfolgreich erwiesen. Wichtige Erfolgsfaktoren waren die schlüssigen Konzepte. Bereits im Vorfeld wurden die möglichen Risiken in die Konzepte einbezogen und Vorschläge zur Risikominderung erarbeitet wurden. So konnten die Hemmnisse, die einer Entscheidung zur Errichtung der KWK-Anlage zuvor im Wege standen, behoben werden.

Im Zuge der Projektbearbeitung wurden sowohl Zeitplan als auch Budget kontinuierlich überwacht. Das Projekt-Controlling führte dazu, dass sämtliche wirtschaftliche Kennzahlen, die im Konzept formuliert wurden, bei der Errichtung eingehalten werden konnten. Ebenso wurde natürlich die Einhaltung der technischen Kennzahlen überwacht.

Mit Fertigstellung der Anlage wird nun kontinuierlich daran gearbeitet, die erwartete Laufzeit der Anlagen zu erreichen und zu übertreffen. Dieser Optimierungsschritt ist elementar, um das Projekt KWK erfolgreich abschließen zu können.

## Energieeffizienz durch gezielte Reinigung von Wärmeübertragern und Kühlkreisläufen

J.C. Kuschnerow[1], S. Immel[1], N. Klein[1], H.-G. Hammann[1]

[1]Hammann GmbH, Annweiler am Trifels, Deutschland

*Zusammenfassung*— *Fouling und Verunreinigungen mindern die thermische und hydraulische Effizienz von Anlagen und Wärmeübertragern erheblich. Als Alternative zu personal-, zeit- und chemikalienintensiven Reinigungsverfahren bietet sich das COMPREX® - Verfahren an. Dieses CIP Reinigungsverfahren basiert auf der Spülung mit Wasser und impulsartig zugeführter Luft. Es eignet sich für Rohrleitungen und Wärmeübertrager in Chemieanlagen aber auch in hygienisch sensiblen Bereichen wie Wasserversorgung und Lebensmittelverarbeitung.*

*Schlagwörter*— *Wärmeübertrager, Luft, Impuls, Reinigung, Cleaning in Place (CIP)*

### Einleitung

Die Sauberkeit von Anlagenkomponenten ist in fast allen Anlagen entscheidend für die Effizienz von Prozessen und die Qualität der Produkte. Das gilt für die chemische und pharmazeutische Industrie genauso wie für Lebensmittelverarbeitung, Trinkwasserversorgung und haustechnischen Installationen.

### Fouling in Wärmeübertragern

Fouling ist die unerwünschte Belagbildung auf technisch genutzten, zumeist wärmeübertragenden Oberflächen. In Wärmeübertragern bilden sich mit fortschreitender Nutzungsdauer Ablagerungen, die je nach Kühl- bzw. Heizmedium aus unterschiedlichen Materialien bestehen. Die Bandbreite reicht hier von kristallinen Salzschichten und Biofilmen bis hin zu Reaktionsprodukten, Sedimenten und Kombinationen aus diesen Materialien[1].

Foulingschichten haben in mehrfacher Hinsicht einen beeinträchtigenden Effekt auf den Betrieb von Apparaten im Allgemeinen und insbesondere von Wärmeübertragern. Die Querschnittsverengung durchströmter Kanäle führt zu einem erhöhten Druckverlust bei gleichem Volumenstrom. Dadurch ist ein höherer Energieeinsatz der Pumpen nötig. Schichten auf wärmeübertragenden Oberflächen sorgen für einen schlechteren Wärmeübergang. Abgelagertes Material kann sich unkontrolliert wieder ablösen und dadurch die Qualität von Produkten beeinträchtigen, die durch den Wärmeübertrager geführt werden. Zudem ergeben sich durch notwendige Reinigungsarbeiten zusätzliche Stillstandszeiten der Anlage. In entwickelten Industriestaaten stehen Kosten in Höhe von etwa 0,3 % des Bruttoinlandprodukts mit Fouling in Zusammenhang [2].

Aufgrund der ökonomischen Relevanz dieses Problems gibt es zahlreiche Ansätze sowohl zur Foulingminderung, als auch zur Reinigung. Als Beispiele sind hier Beschichtungen [3], Strukturierungen [4] oder pulsierende Strömung zu nennen.

### Das COMPREX® -Verfahren

Die Effektivität jedes Reinigungsverfahrens kann nach Sinner [5] auf vier Einflussgrößen zurückgeführt werden. Diese Größen, „Chemie", „Temperatur", „Mechanik" und „Zeit" werden im Sinnerschen Kreis als Sektoren dargestellt. Keine dieser Einflussfaktoren kann entfallen, aber die Gewichtung kann variieren.

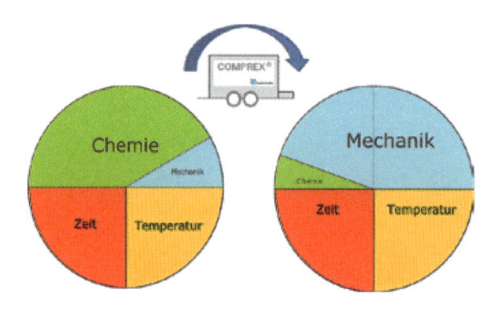

Abbildung 1: Vergleich einer chemischen Reinigung (links) mit dem COMPREX® - Verfahren (rechts)

Das von der Firma Hammann GmbH entwickelte COMPREX® - Verfahren setzt hier an. In diesem Verfahren wird die zu reinigende Komponente mit Wasser durchspült, siehe Abbildung 2. Währenddessen wird in bestimmten Abständen komprimierte Luft hinzugegeben, so dass abwechselnd Luft- und Wasserblöcke durch das Bauteil strömen. Da die anfangs komprimierte Luft expandiert, werden die Wasserblöcke stark beschleunigt. Die an der Grenzschicht zwischen flüssiger und fester Phase resultierenden Scherkräfte bewirken eine effektive Reinigung, siehe Abbildung 3. Durch eine sehr starke Ausprägung der mechanischen Reinigungswirkung können andere Einflussfaktoren reduziert werden. In der in Abbildung 1 gezeigten Form des Sinnerschen Kreises wird die chemische Reinigungswirkung reduziert dargestellt. Auf das COMPREX® - Verfahren übertragen heißt dies, dass der hohe Einsatz mechanischer Kräfte es dem Anwender erlaubt, auf Reinigungschemikalien zu verzichten. Somit beschränkt sich der Einsatz von „Chemie" auf die Gegenwart von Wasser und Luft.

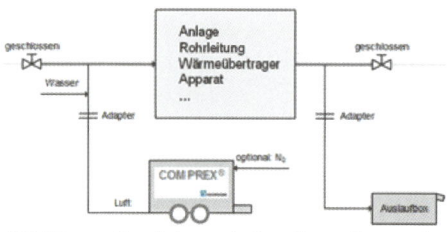

Abbildung 2: Schematische Darstellung des COMPREX® - Verfahrens.

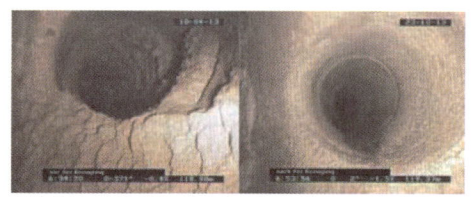

Abbildung 3: Vergleich einer Rohwasserleitung vor (links) und nach (rechts) der COMPREX® - Reinigung.

Ein weiterer Vorteil des COMPREX® - Verfahrens ist der geringere Wasserbedarf, siehe Tabelle 1. Nach dem DVGW-Arbeitsblatt W291 müssen Rohre mit 2 – 3 m/s durchströmt werden, um gespült zu werden. Hierfür sind erhebliche Volumenströme nötig, die insbesondere in Hausinstallationen nicht mehr ohne Weiteres abgeführt werden können. Die für die COMPREX® - Reinigung nötigen Volumenströme liegen um eine Größenordnung niedriger.

Tabelle 1: Benötigte Volumenströme für vorgegebene Strömungsgeschwindigkeiten. Vergleich einer Wasserspülung mit COMPREX® - Verfahren).

| Rohr-ø [mm] | Spülung 2 m/s [m³/h] | Spülung 3 m/s [m³/h] | COMPREX® [m³/h] |
|---|---|---|---|
| 25,4 | 3,6 | 5,5 | 0,5 – 1,3 |
| 50,8 | 14,6 | 21,9 | 2,2 – 5,0 |
| 80 | 36,2 | 54,3 | 5 – 15 |
| 100 | 56,5 | 84,8 | 8 – 25 |
| 200 | 226 | 339 | 35 – 70 |
| 500 | 1413 | 2120 | 140 - 230 |
| 1000 | 5654 | 8482 | 700 - 1000 |

Wie die vorangegangene Tabelle bereits andeutet, ist es möglich sowohl Trinkwasserinstallationen als auch Rohrleitungen mit Durchmessern um die 1000 mm effektiv zu reinigen. Abbildung 4 deutet an, dass ab Durchmessern von 400 mm mehrere Kompressoren gleichzeitig verwendet werden müssen. Die Kompressoren sind in der Abbildung als Fahrzeuggespanne dargestellt, die vor Ort eingesetzt werden. Diese hohe Bandbreite an Größen zu reinigender Rohre spiegelt sich auch bei Wärmeübertragern wieder. Es wurden mit dieser Methode bereits Wärmeübertrager von

# B Hygiene, IT und Energie

wenigen Zentimetern bis hin zu mehreren Metern Seitenlänge gereinigt.

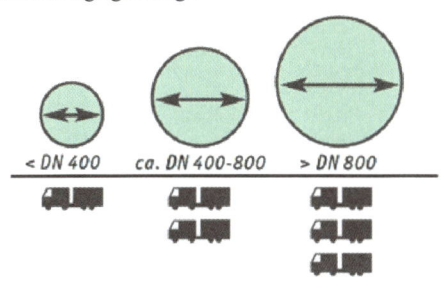

Abbildung 4: Anzahl der benötigten Kompressoren in Abhängigkeit vom Rohrdurchmesser.

Grundsätzlich kommt das COMPREX® - Verfahren mit Luft und Wasser aus. Es kann jedoch durch Feststoff – Injektion ergänzt werden, wenn die abrasive Wirkung eines Feststoffes benötigt wird. Hierfür kann Steinsalz oder Eis verwendet werden. Diese Zusätze schmelzen bzw. lösen sich wodurch eine Verblockung der Anlagenkomponenten ausgeschlossen werden kann.

## Instandhaltungsstrategien

Es gibt prinzipiell drei Instandhaltungsstrategien für die Reinigung von Wärmeübertragern, die sich durch die zeitlichen Intervalle zwischen den Reinigungen unterscheiden. In Abbildung 5 sind diese Strategien dargestellt. Die vorbeugende Reinigung wird vorgenommen, wenn es noch keine Beeinträchtigungen gibt, Zustandsorientierte Reinigung reagiert auf messbare betriebliche Beeinträchtigungen. Die Strategie der ausfallbedingten Reinigung reagiert erst auf eingetretene Schäden an der Anlagenkomponente. Die bisher übliche konventionelle Reinigung von Wärmeübertragern erfordert dessen Demontage, mechanische Reinigung mittels Hochdruckreiniger sowie anschließende Montage und Wiederinbetriebnahme. In der Regel sind damit erhebliche Stillstandzeiten verbunden. Aus dieser Situation heraus entsteht die Neigung seitens der Betreiber eher ausfallbedingt zu handeln. Das COMPREX® - Verfahren erfordert dagegen keine Demontage des Wärmeübertragers und vergleichsweise kurze Stillstandzeiten. Dieser geringere Reinigungsaufwand erlaubt häufigere Reinigungsintervalle und damit vorbeugende oder zustandsorientierte Reinigung.

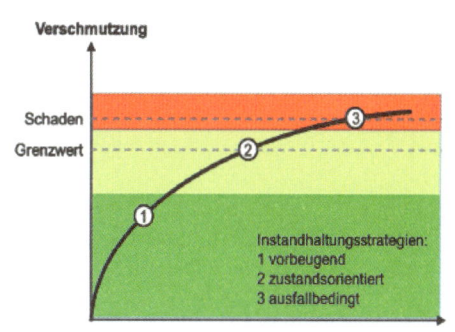

Abbildung 5: Darstellung verschiedener Instandhaltungsstrategien.

## Energieeffizienz

Ablagerungen beeinträchtigen die Energieeffizienz von Wärmeübertragern auf zweierlei Weise. Abbildung 6 zeigt die Rohrleitungskennlinien, also den Druckverlust in Abhängigkeit vom Volumenstrom bei verschiedenen Ablagerungsstärken. Stärkere Ablagerungen bedingen einen geringeren Volumenstrom.

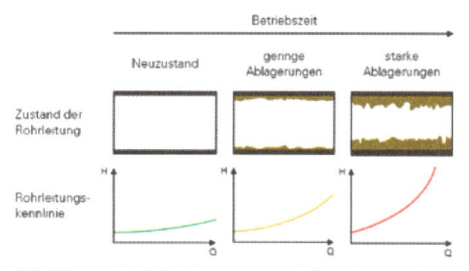

Abbildung 6: Rohrleitungen und Kennlinien bei verschiedenen Verschmutzungszuständen

In folgender Abbildung 7 wird jeweils die Anlagenkennlinie einer Rohrleitung ohne und mit Ablagerungen dargestellt. Anlagenkennlinien im Allgemeinen und Wärmeübertragerkennlinien verhalten sich identisch. Zudem ist die Pumpenkennlinie dargestellt. Die Schnittpunkte einer Anlagenkennlinie mit einer Pumpenkennlinie stellen jeweils einen Betriebspunkt der gesamten Anlage dar. Ablagerungen in Wärmeübertragern und Rohrleitungssystemen mindern die Leistung einer Anlage und erhöhen damit den produktspezifischen Energiebedarf.

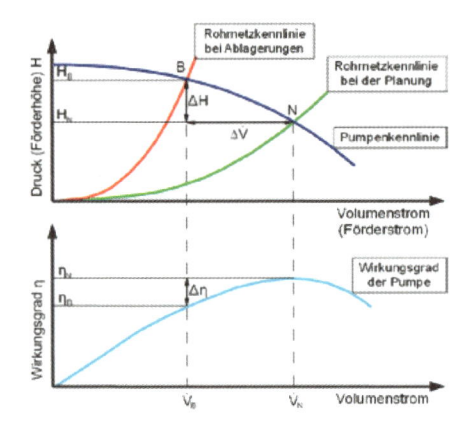

Abbildung 7: Kennlinien und Betriebspunkte einer sauberen und verschmutzten Anlage.

Hinzu kommt, dass durch die Verschiebung des Betriebspunktes die Pumpen nicht mehr den optimalen Wirkungsgrad erzielen. Dieser ist abhängig vom Volumenstrom. Der zweite Faktor, der die Energieeffizienz mindert ist der verringerte Wärmedurchgang in Wärmeübertragern, siehe Abbildung 8. Der Wärmedurchgang durch eine wärmeübertragende Oberfläche hängt unter anderem von deren Wandstärke und dem Material ab. Beläge vergrößern die Wandstärke und verringern dadurch den Wärmeübergang. Zudem haben die Beläge oft geringere Wärmeleitfähigkeiten als das Material des Wärmeübertragers. Geringe Mengen an Ablagerung können die Leistung eines Wärmeübertragers bereits erheblich beeinträchtigen.

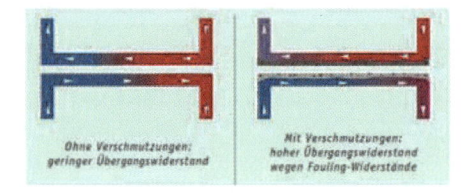

Abbildung 8: Schematische Darstellung der Beeinträchtigung der Leistung eines Wärmeübertragers durch Verschmutzung.

## Praxisbeispiele

Das COMPREX® - Verfahren ist seit Jahren eine am Markt bewährte und anerkannte Methode. Derzeitige Entwicklungsarbeiten im Hause Hammann GmbH fokussieren die Steigerung der Effizienz dieses Verfahrens. Aus diesen Forschungsaktivitäten ist bereits eine Reihe von Praxisbeispielen hervorgegangen.

Eines dieser Beispiele ist ein Rohrbündelwärmeübertrager einer petrochemischen Anlage mit einer Länge von 5 Metern. Dieser wurde während des Betriebes mit dem COMPREX® - Verfahren gereinigt. In Abbildung 9 sind Phasen, in denen Luftimpulse zugesetzt wurden am unregelmäßigen Massenstrom zu erkennen. Der zweite Graph stellt die Temperaturdifferenz des Heizmediums zwischen Eintritt und Austritt des Wärmeübertragers dar. Diese Temperaturdifferenz steigt während der Reinigung insgesamt um 44%, was die erhöhte Leistung des Wärmeübertragers belegt. Da der Wärmeübertrager in einem petrochemischen Produktionsbereich installiert ist, wurde das COMPREX® - Verfahren aus Brand- und Explosionsschutzgründen modifiziert. Anstelle komprimierter Luft wurde das Inertgas Stickstoff verwendet.

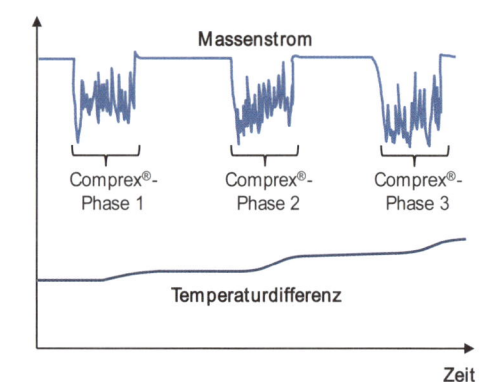

Abbildung 9: Betriebsdaten eines Rohrbündelwärmeübertragers während der COMPREX® - Reinigung.

# B Hygiene, IT und Energie

Ein weiteres Praxisbeispiel ist die Reinigung zahlreicher Anlagenbestandteile in einem Motorenwerk. Neben einem Rohrleitungsnetz mit Nennweiten von DN80 bis DN300 wurden 550 Plattenwärmeübertrager und mehrerer Rohrbündelwärmeübertrager gereinigt. Die Demontage der Anlagenteile war nicht erforderlich, zudem waren minimale Stillstandszeiten ausreichend. Häufig kann auch der Biozideinsatz auf ein Minimum reduziert werden, da durch die COMPREX® - Reinigung das kontaminierte Material ausgetragen wird, siehe Abbildung 10.

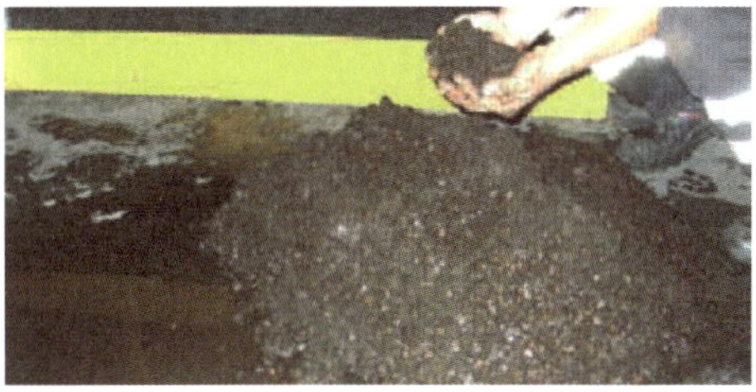

Abbildung 10: Aus einem Kühlkreislauf DN200 ausgetragenes Material.

Weitere Praxisbeispiele betreffen Wärmeübertrager und verfahrenstechnische Anlagen in den Bereichen Automobilindustrie, Stahlindustrie, Biogasaufbereitung, Wasseraufbereitung und Bergbau.

## Fazit und Diskussion

Das COMPREX® - Reinigungsverfahren eignet sich für verschiedene Apparatekomponenten, unter anderem Wärmeübertrager. Es ist möglich, eine große Bandbreite an Apparategrößen zu reinigen. Ferner ist keine Demontage der Apparate nötig. Grundsätzlich ist kein Einsatz von Chemikalien erforderlich, wodurch gleichzeitig der Anfall kritischer Abwässer minimiert oder vermieden wird. In speziellen Fällen ist es möglich, das COMPREX® – Verfahren mit dem Einsatz von Chemikalien zu kombinieren, z.B. im Fall einer anschließenden Desinfektion. Weitere Variationsoptionen wie Feststoffinjektion erlauben die Gestaltung einer auf den jeweiligen Fall zugeschnittenen Reinigungsstrategie.

## Literatur

[1] N. Epstein, *Fouling of Heat Exchangers*. In: Heat Exchangers; Theory and Practices, Eds. J. Taborek et al., Hemisphere Publishing Corp., London, **1983**

[2] H. Müller-Steinhagen, *Verschmutzung von Wärmeübertragerflächen*. In: VDI Wärmeatlas, Springer, Berlin, **2006**

[3] T. Geddert, *Einfluss von Oberflächenmodifikationen auf die Induktionszeit beim Kristallisationsfouling*, Dissertation, TU Braunschweig, **2009**

[4] W. Augustin, T. Fuchs, H. Föste, M. Schöler, J.-P. Majschak, S. Scholl, *Pulsed flow for enhanced cleaning in food processing*, Food and Bioproducts Processing, 88, **2010**, 384 – 391

[5] G. Wildbrett, *Reinigung und Desinfektion in der Lebensmittelindustrie*, Behrs Verlag, Hamburg, **2006**

# Nachhaltige Energie-Einspar-Technik im Krankenhausbereich
## Ausrüstung aller Lüftungssysteme mit multifunktionaler Rückgewinnungstechnik

Die Luft- und Klimatechnik ist ein wichtiger Bestandteil moderner Gebäudetechnik und dient einer hohen Nutzungsqualität für Mensch und Gebäude. Bei rechtzeitiger Einplanung ergeben sich hier erhebliche Vorteile in Bezug auf Investitionen, Betriebskosten und Erhaltungsaufwand.

Eine ausgereifte Rückgewinnungstechnik bietet Möglichkeiten, um hocheffizient Wärme, Kälte und sogar Strom einzusparen. Weiterhin wird eine weitgehend wärme- und kältetechnisch autarke Lüftungskonzeption einschließlich integrierter Kälteerzeugung mit Rückkühlung ermöglicht.

### Anwendungsbeispiel im Krankenhaus

**SEW®-Wärmerückgewinnung:** keim- und schadstoffübertragungsfrei und im Störfall ohne Rauch- und Brandübertragung

Durch das WRG-System mit integrierter Rückkühlung für Kältemaschinen bzw. BHKW's können die **Rückkühlwerke ganz entfallen** und die Dachfläche ist ggf. als Panoramageschoß nutzbar.

SEW-Rückgewinnungstechnik absolut keim- und schadstoffübertragungsfrei (siehe V3)

Durch kleinere Heizkessel jetzt frei verfügbare Fläche.

**absolut getrennte Luftströme**

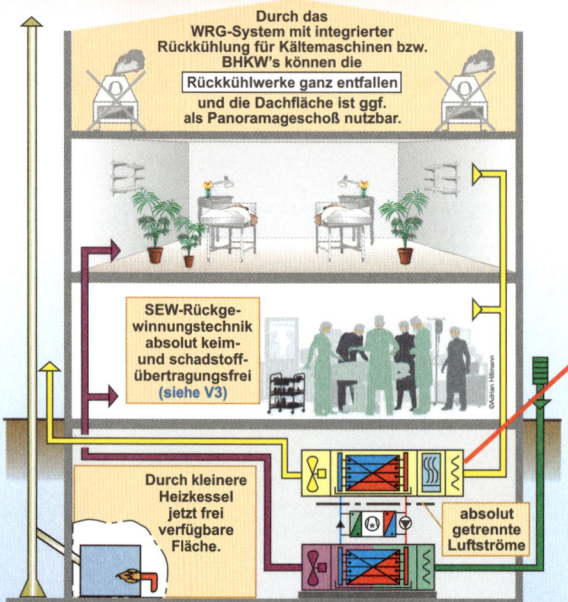

### Multifunktionales Wärme- und Kälte-Rückgewinnungssystem

- Austauschgrade bis 80 %
- Effizienzwerte 1:20 bis 1:100
- hochredundant u. betriebssicher
- hochrentabel mit hohem Nutzeffekt für das gesamte Gebäude

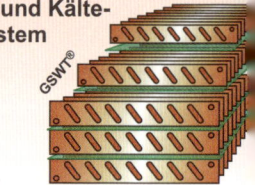

GSWT®

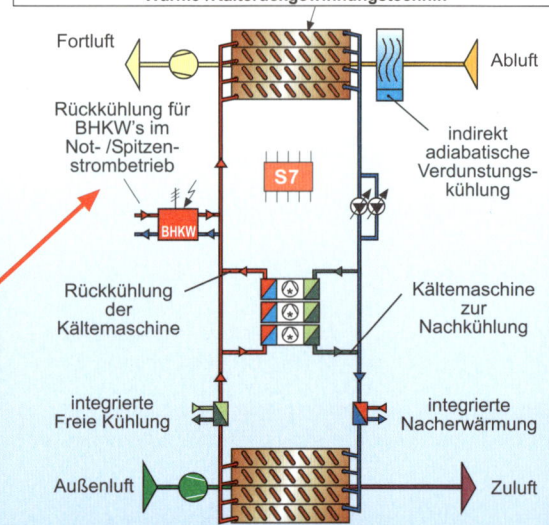

**Schema: Lüftungsanlagen mit integrierter Wärme-/Kälterückgewinnungstechnik**

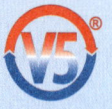

- Fortluft
- Abluft
- Rückkühlung für BHKW's im Not-/Spitzenstrombetrieb
- indirekt adiabatische Verdunstungskühlung
- S7
- BHKW
- Rückkühlung der Kältemaschine
- Kältemaschine zur Nachkühlung
- integrierte Freie Kühlung
- integrierte Nacherwärmung
- Außenluft
- Zuluft

## 5 Vorteile der SEW®-Technologie bieten höchste Effizienz und Nutzungsqualität

▶ **V1: hocheffektiv -**
Mit Einsatz der hocheffizienten Rückgewinnungstechnik wird benötigte frische Außenluft bei Bedarf bis zu 80% aus der verbrauchten Abluft erwärmt oder in Verbindung mit einer adiabatischen Verdunstungskühlung gekühlt.

▶ **V2: hocheffizient -**
Mit Jahresleistungsziffern > 1:20, d.h. mit 1 kWh Stromaufwand im Jahresmittel werden mehr als 20 kWh an Wärme und Kälte zurückgewonnen.

▶ **V3: betriebs- und funktionssicher -**
**V3** ermöglicht eine drastische Reduzierung der üblicherweise vorzuhaltenden Wärme- und Kälteerzeugerleistung, Rückkühlwerke etc. Dazu ist das System **absolut keim- und schadstoffübertragungsfrei, auch im Störfall ohne Rauch- und Brandübertragung.**

▶ **V4: multifunktional -**
Das Rückgewinnungssystem kann mit der indirekt adiabatischen Verdunstungskühlung kombiniert werden und ersetzt damit gleichzeitig die komplette thermische Funktion für eine Luft- und Klimaanlage; Lufterwärmung, Luftkühlung, Rückkühlung oder Sonderfunktionen, wie Freie Kühlung, Nachtkältegewinnung, BHKW-Einbindung.

▶ **V5: hochrentabel -**
Durch starke Reduzierung der Wärme- und Kälteerzeuger, Rückkühlwerke etc. und in folgedessen durch die hohe Energieeinsparung.

**SEW® - Systemtechnik für Energierecycling und Wärmeflussbegrenzung GmbH**
47906 Kempen • Industriering Ost 86-90 • Tel: 0 21 52 / 91 56-0 • www.sew-kempen.de

# Spitzenstromerzeugung unter Einsatz hocheffizienter GSWT-Wärmerückgewinnung

Michael Schilling

SEW-GmbH, Kempen / Nrhn.

***Zusammenfassung***— Dieser Beitrag ist die Fortsetzung des Beitrags „Wegfall von Rückkühlwerken durch die Wärmerückgewinnung" in der Rubrik C: Krankenhaustechnik.
Die Zusammengehörigkeit beider Beiträge beruht auf der Tatsache, dass die Zusatzfunktionen ‚Kältemaschinenrückkühlung' und ‚Rückkühlung eines BHKW's in der heizfreien Zeit auf dem GSWT-Wärmerückgewinnungs-System beruhen.

***Schlagwörter***— BHKW-Rückkühlung, Spitzenstromerzeugung, Energieeffizienz, Nachhaltigkeit

## Einleitung

Durch die hohe Vorkühlung der IAVK wie auch durch die sogenannte Entfeuchtungskälterückgewinnung (EKRG, Nacherwärmung der entfeuchtungsgekühlten Luft durch Eigenwärme des KVS) kann die erforderliche Nachkühlleistung einer Kältemaschine deutlich reduziert werden. Und diese Vorgehensweise, nämlich Einsparung vor Erzeugung, ermöglicht es, die Rückkühlung dieser Kältemaschine über das vorhandene GSWT-System rückzukühlen oder ganz auf das Rückkühlwerk zu verzichten.

Bei bestehenden Zentralkühlsystem gelingt dies nicht, aber es führt zu geringeren Umlaufmengen und geringeren Luftmengen beim Rückkühlwerk; schon 20 % Reduzierung der Kühlleistung bringt 50 % Reduzierung bei der Stromaufnahme !

Auch schon die Möglichkeit anstelle mit 6/12 auf ein 8/14 °C oder noch höhere Temperaturniveau der Kaltwasserversorgung zu wechseln, erhöht die Leistungszahl der Kältemaschine und die Gesamteffizienz; das GSWT-System wirkt sich auch auf andere Gewerke positiv aus.

Das nachfolgende Schema zeigt prizipiell auf, wie die Rückkühlung der Kältemaschine eingebunden ist: die ohnehin vorhandene Fortluft und durch den hohen Austauschgrad des Fortluft-GSWT kann die Abwärme abgeführt werden.
Dies gelingt dann, wenn mit Maßnahmen der IAVK und EKRG die vorzuhaltende Kälteleistung reduziert werden konnte.

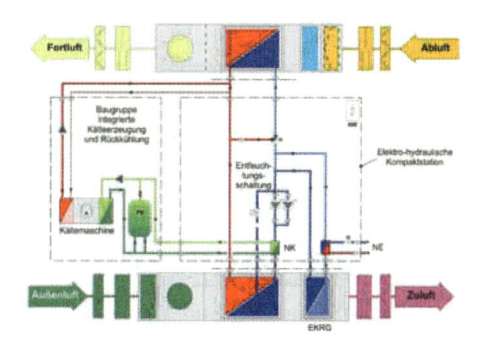

Abbildung 1: Schema eines KVS mit Entfeuchttungskälterückgewinnung (EKRG) und der Kältemaschinenrückkühlung (KMRK)

Der komplette Wegfall eines Rückkühlwerkes wirkt sich auch auf die Investitionssummen aus, nicht nur das Aggregat kann entfallen, auch die späteren Wartungs- und Erhaltungskosten entfallen. Ggf. ergeben sich noch größere Einsparungen durch die nicht mehr benötigte Technikfläche.
Die GSWT-Erweiterung Kältemaschinenückkühlung (KMRK) kann in vier Varianten mit jeweils der Optionen ‚zusätzliche Außenluft' angeboten werden.
Für eine Abschätzung, welche Variante erforderlich wird, werden diese nachfolgend erläutert:

### Variante I:
Einspeisung der Kondensatorabwärme direkt oder mittels Plattenaustauscher

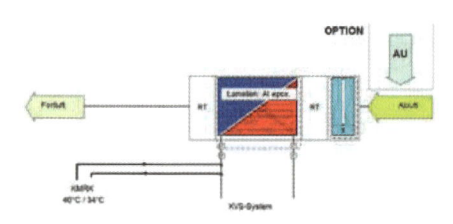

Abbildung 2: Hier ist die direkte Einbindung gezeigt, die Leistung der KMRK ist begrenzt, da es sonst zu einer ungünstigen Beeinflussung der IAVK kommen kann.

Rückkühlleistung: 2,7 kW je 1.000 m3/h Fortluft
Mögl. Zuluftkühlung: 18-20 °C, sensibel

**Variante II:**
Zwischenverteilertechnik

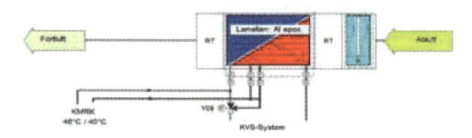

Abbildung 3: Bei der Zwischenverteilertechnik ist ein zusätzliches Paar Verteiler / Sammler am Fortluft-Wärmetauscher installiert. Im Rückkühlfall übernimmt der vordere Teil die IAVK, der hintere Teile die Kältemaschinenrückkühlung.

Rückkühlleistung: 5,5 kW je 1.000 m3/h Fortluft
Mögl. Zuluftkühlung: 18 °C / 10 g/kg
(mit EKRG-Funktion)

**Variante III:**
Zusätzlicher Befeuchter und separater Rückkühl-Wärmetauscher

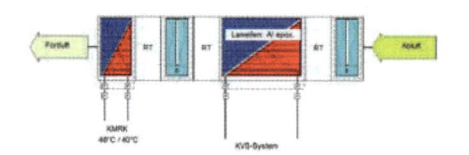

Abbildung 4: Der Teil des Fortluft-Wärmetauschers, welcher in Variante II die KMRK übernommen hat, ist nun separat hinter einem 2. Befeuchter angeordnet und bleibt Teil der WRG.

Diese Variante ist dann vorteilhaft, wenn die mögliche Luftleistung / Querschnitt des Fortluftgerätes begrenzt ist und nicht die Option ‚Zusatzaußenluft' möglich ist, sonst wäre Variante 2 mit zusätzlicher Außenluft zu bevorzugen.

Rückkühlleistung: 7 kW je 1.000 m3/h Fortluft
Mögl. Zuluftkühlung: 18 °C / 10 g/kg
(mit EKRG-Funktion)
Mögl. Zusatzkühlung: 1,1 kW je 1.000 m3/h Fortluft (z.B. zur Kühlung von med. Geräten)

**Variante IV:**
Doppelte Befeuchtung und zusätzlicher Rückkühl-Wärmetauscher

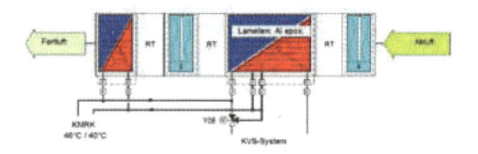

Abbildung 5: Nochmalige Steigerung der Variante III (z. B. BV Helios-Kliniken Krefeld, Gödde-Ingenieure, Wuppertal). In gewissem Umfang kann auch die Rückkühlung einer Absorptionskälteanlage erfolgen (BV Mensa Aachen, midas-concepte Grass, Geilenkirchen)

Rückkühlleistung: 10,6 kW / 1.000 m3/h Fortluft
Mögl. Zuluftkühlung: 18 °C / 10 g/kg
(mit EKRG-Funktion)
Mögl. Zusatzkühlung: 3,8 kW je 1.000 m3/h Fortluft (z.B. zur Kühlung von med. Geräten)

Alle Varianten bieten zur Steigerung der Rückkühlleistung die Möglichkeit einer zusätzlichen Außenluftbeimischung. Die eventuell größeren Fortluftgeräte führen im Winter-/ Übergangsbetrieb zu spürbar geringeren luftseitigen Druckverlusten, was an Ventilatorstrom spart.

Vorteile dieser Kältemaschinenrückkühlung:
- Reduzierung oder Verzicht der Rückkühleinheit
- Reduzierung der Rückkühlverrohrung
- geringerer Platzbedarf
- keine zusätzl. Schallemissionen
- geringerer Wartungsaufwand
- keinen Chemie-Einsatz

©2015 Euritim Bildung + Wissen GmbH & Co. KG

# B Hygiene, IT und Energie

- keine Aerosole
- Energie- und Betriebskosteneinsparung
- dezentrale und optimierte Kälteeinheiten ersetzen Ringkältesysteme

**Thema Spitzenstromerzeugung**

Eine weitere multifunktionale Nutzung des GSWT-KVS ist die Rückkühlung eines BHKW.

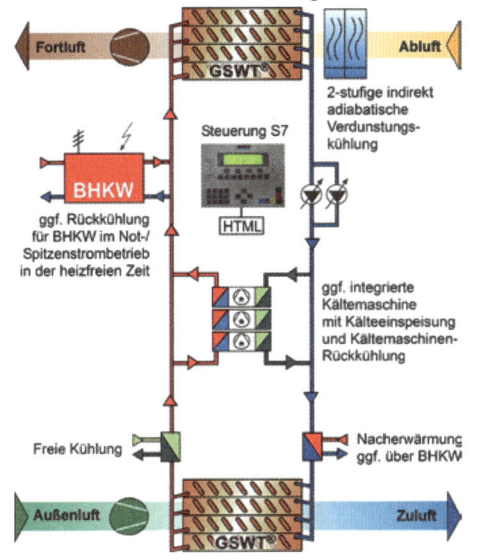

Abbildung 6: Darstellung der BHWK-Rückkühlung im GSWT-System.

In der heizfreien Zeit kann die Wärme nicht mehr oder komplett für Heizzwecke genutzt werden. Andererseits stehen gerade im Sommer immer wieder Lastspitzen bei der Stromversorgung an. Diese müssen dann teuer beim Energieversorger eingekauft werden.

Insbesondere seitdem im August 2014 die Förderung von BHKW zurückgenommen wurde, werden nach Lösungen gesucht, BHKW wirtschaftlicher zu betreiben.

Eine Möglichkeit wäre der Betrieb einer Absorbtionskälteanlage (AKA). Allerdings stehen hier große Investitionen an, insbesondere die dafür erforderliche Rückkühltechnik erfordert Nass- und Hybridrückkühlwerke mit entsprechend problembehafteter Versprühung ( siehe Warstein, Hoyerswerda, Edingburg) . Auch der zusätzliche Elektroleistungsbedarf für das Rückkühlwerk und die deutlich höheren Fluidmassenströme bei geringeret Temperatur-differenz zehren an der erzeugten Elektroleistung.

Beispiel:

Wenn für eine Absorberkälteanlage mit 140 kW Kälteerzeugung ca. 200 kW an Austreiberleistung erforderlich ist, muss dessen Rückkühlwerk 340 kW Wärme abführen. Bei einer Kühlwasserspreizung von 5 K ist dies 64.400 kg/h an Kühlwassermenge, die entsprechende Pumpenleistung wäre ca. 5,1 kW

Zum Vergleich eine Kompressor-Kältemaschine (KKM) mit derselben Kälteleistung:

Strombedarf für KM und RKW ca. 50 kW
Rückkühlleistung ca. 190 kW
Kühlwassermenge 29.600 kg/h
Pumpenleistung ca. 2,3 kW
Bilanz Strombedarf AKA zu KKM :
20+5,1 = 25,1 kW zu 50 + 2,3 = 52,3 kW

Bei Rückkühlung über ein GSWT-WRG-System kann die Kühlwassermenge auf 19.700 kg/h und die Pumpenleistung auf 1,6 kW reduziert werden. Der Ventilatorstrombedarf eines Rückkühlwerkes entfällt, somit wäre das Verhältnis von 25,1 zu 47,6 kW noch enger.

Die Betrachtung fällt noch ungünstiger aus, wenn die von einem GSWT-WRG-System eingesparte Kälteleistung noch berücksichtigt wird und die o.a. Kälteleistung von 140 kW auf ca. 70 kW abgeschmozen werden kann.

Der Einsatz einer AKA ist demnach sorgfältig zu prüfen.

Im Krankenhausbereich kommt es immer wieder zu Zwängen im Sommerbetrieb, die maximale Elektroleistung ist ausgeschöpft und es droht eine Überschreitung der vereinbarten Elektroanschlussleistung. Oder es werden bestimmte Lasten vom Netz genommen, eben unter Reduzierung der Versorgunglage.

Hier könnte mit einem BHKW Abhilfe geschaffen werden, in dem dieses den erforderlichen Spitzenstrom liefert. Sollte die Wärme nicht in das Heiznetz eingespeist werden oder eine Absorberkälteanlage zur Verfügung stehen, muss die Abwärme abgeführt werden. Hierzu wären Not-Rückkühlwerke erforderlich mit zusätzlichem Bedarf an Stellfläche, Investition und Betriebskosten. Wenn ein GSWT-WRG-System zwecks Energie- und Leistungseinsparung vorgesehen ist, kann dieses auch zur Rückkühlung eines BHKW erweitert werden.

Diese Erweiterungen können analog den Varianten I bis IV der Kältemaschinen-rückkühlung erfolgen. Auch sind Kombinationen von KMRK und BHKW-Rückkühlung möglich. Hier kommt die Zwischenverteilertechnik erneut zum Einsatz.

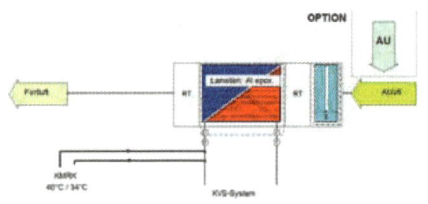

Abbildung 7: Die Rückkühlung eines BHKW ist hier für kleinere BHKW's möglich

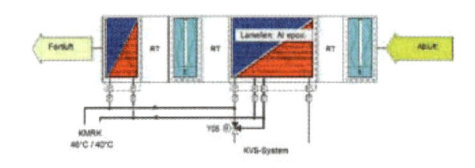

Abbildung 8: Diese Schaltung ermöglicht dem GSWT-WRG-System auch größere Rückkühlleistungen für ein BHKW zu übernehmen.

Stromerzeugung einen Strombedarf. Diese Funktion kann mit dem Energieversorger vereinbart werden und natürlich kann dem Energieversorger generell Spitzenstrom angeboten werden. Dies führt zu höheren BHKW-Laufzeiten und höherer Energieeffizienz

**Fazit:**

Mit der hocheffizienten GSWT-Technologie können redundante und hocheffiziente KVS aufgebaut werden. Diese können dann multifunktional genutzt werden. Hieraus ergeben sich Substitutionen in anderen Gewerken sowie Einsparungen an Technikflächen, wodurch eine dauerhaft hohe Wirtschaftlichkeit gegeben ist.

Durch die Substitution von vorzuhaltenden Leistungen werden auch bei späteren Sanierungen immer nur noch die reduzierten Vorhalteleistungen fällig. Dies entspricht Nachhaltigkeit durch Leistungs- und Energieeinsparungen.

Mit der Reduzierung der vorzuhaltenden Kälteleistung kann auch die Rückkühlung einer Kältemaschine angeboten werden. Dadurch können dezentrale Kälteinseln geschaffen werden, ohne dass lange Verrohrungswege geschaffen werden müssen.

Mit der Rückkühlung von BHKW's in der heizfreien Zeit werden für BHKW's weitere Nutzungsmöglichkeiten aufgezeigt.

Wenn bei der Planung eine bestimmte Vorgehensweise gewählt wird, nämlich Einsparung vor

# Aufbereitung – Nicht nur ein Thema für Instrumente

C. Bulitta[1], B. Rußwurm[1], S. Buhl[1]

[1] Ostbayerische Technische Hochschule Amberg-Weiden, Institut für Medizintechnik, Weiden i. d. OPf., Deutschland

*Zusammenfassung*— *Die Gefahren nosokomialer Infektionen haben große Bedeutung bezüglich des postoperativen Genesungsverlaufs und der Krankenhaushygiene im Allgemeinen. Die Keimbelastung und das Design nicht steril zur Anwendung kommender Medizinprodukte (NSAM) im OP und Hybrid OP wurde analysiert. Aufgrund erster Ergebnisse sind weitere systematische Untersuchungen des Problemfeldes erforderlich. Effektive validierte Maßnahmen für standardisierte Reinigungs- und Desinfektionsmaßnahmen (Aufbereitung) von NSAM sind sinnvoll.*

*Schlagwörter*— *nosokomiale Infektion, Hygiene-Monitoring, Hygienestandard, Prävention, Hybrid OP*

## Einleitung

Die Gefahren nosokomialer Infektionen insbesondere auch postoperativer Wundinfektionen sind relevant für die Vermeidung von infektionsbedingten komplikationsträchtigen Krankheitsverläufen mit entsprechenden Kostenwirkungen. Dem Robert Koch Instituts (RKI) zufolge erkrankten in Deutschland im Jahr 2008 ca. 225.000 Patienten an postoperativen Wundinfektionen [1]. Die Zunahme der multiresistenten Erreger (MRE) erhöht die Dringlichkeit, entsprechend wirksame hygienische Präventionsmaßnahmen einzusetzen. Neben der Händehygiene ist der Einsatz von Medizinprodukten am Patienten ein Gefährdungsbereich von besonderer Bedeutung. Dies schließt folgende Bereiche ein:

• „Aufbereitung" von Medizinprodukten

• Entwicklung von Medizinprodukten

• Wartung und Prüfung von Medizinprodukten

• Tägliche Arbeit im Krankenhaus

Daraus ergeben sich 3 Themenfelder mit entsprechenden Aufgaben und Anforderungen für Hersteller und Betreiber:

- Patientensicherheit

- Arbeitssicherheit/Arbeitsschutz

- Technische Sicherheit

Für steril zur Anwendung kommende Medizinprodukte gibt es einschlägige Normen (z.B. DIN 17664) mit entsprechenden Regelungen. Für die übrigen Medizinprodukte, sind bislang keine normativen oder standardisierten Regelungen vorhanden. Speziell auf dem Gebiet der Hygieneüberprüfung im klinischen Alltag gibt die Kommission für Krankenhaushygiene und Infektionsprävention (KRINKO) des RKI nur sehr fallspezifische Empfehlungen [2].

## Material und Methoden

Im Rahmen dieser Arbeit wurden verschiedene Medizinprodukte bzgl. ihres technischen Designs und den daraus abzuleitenden hygienischen Risiken analysiert. Die Untersuchung konzentrierte sich hauptsächlich auf Medizinprodukte im OP und Hybrid-OP (Schwerpunkt Bildgebung und bildgestützte Chirurgie). Anhand von Bildmaterial ausgewählter Installationen wurden mögliche hygienerelevante Designmängel identifiziert und die daraus resultierenden Risiken ermittelt. Weiter-hin wurde mit einem allgemeinen und direkten Hygienescreening mittels Adenosintriphosphat (ATP) basierten Handgeräte (novaLUM der Firma Charm Sciences) [3] und Abklatschproben die Belastung verschiedener Medizinprodukte in diesem Umfeld untersucht.

## Ergebnisse

Einen von uns identifizierten Risikofaktor stellen Oberflächen dar, die häufig nicht glatt sind oder Vertiefungen z.B. für Schrauben aufweisen. Auch finden sich meist Bedienmodule, die eine adäquate Reinigung und Desinfektion nicht ermöglichen.

Die folgenden Abbildungen zeigen einige ausgewählte Beispiele (Abb. 1 – 5):

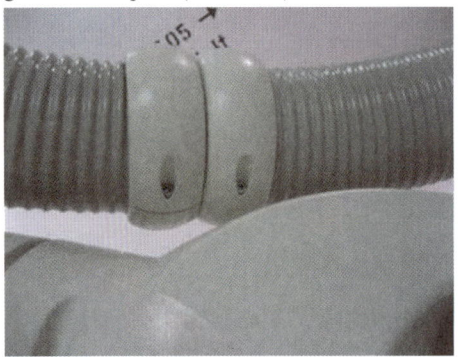

Abbildung 1: Rillenzwischenräume und Schraubenvertiefungen sind nur schwer zu reinigen.

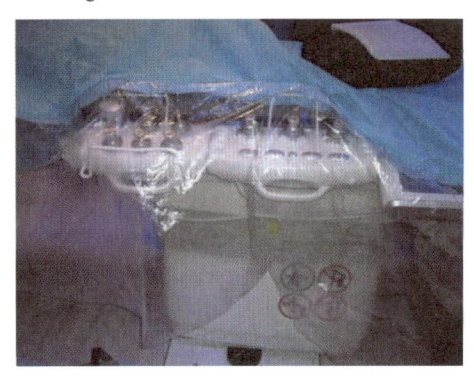

Abbildung 2: Userinterface mit schwer zu reinigenden vertieften Tasten und Joysticks

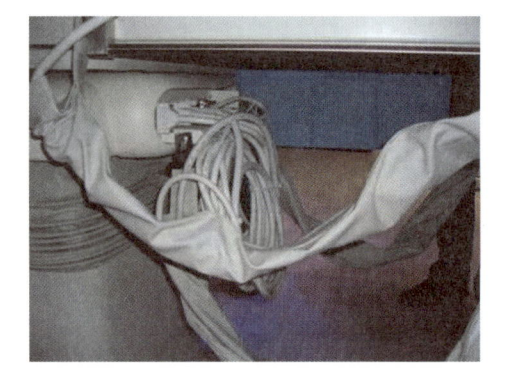

Abbildung 3: Kabel und Anschlüsse werden nicht abgedeckt und können dadurch leicht verschmutzen

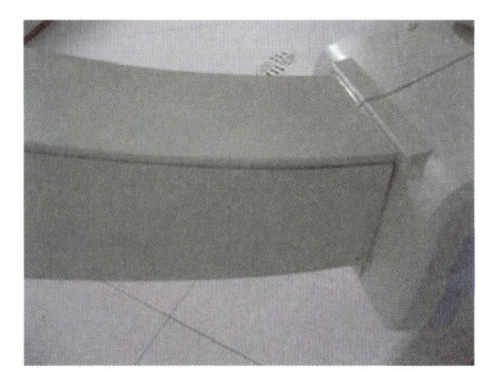

Abbildung 4: Spalte zwischen Chassis führen zu einer schwierigen Reinigung

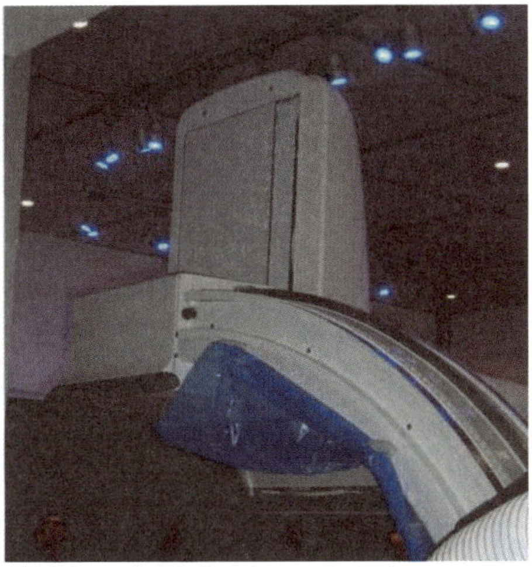

## B Hygiene, IT und Energie

Abbildung. 5: Die Reinigung des Führungssystems des C-Bogens gestaltet sich als schwierig

## Diskussion

Es ist wichtig sich schon in der frühen Entwicklungsphase mit Themen der Patientensicherheit, Arbeitssicherheit/ Arbeitsschutz und technischen Sicherheit auseinanderzusetzen, damit ein aus hygienischer Sicht optimales Design entsteht, welches die Reinigung und Desinfektion adäquat ermöglicht.

Die Aufbereitung ist abhängig vom Infektionsrisiko des Medizinprodukts und setzt sich zusammen aus Reinigung, Desinfektion und ggf. Sterilisation, welche für keimarm und steril zur Anwendung kommende Medizinprodukte umfänglich geregelt ist (z.B. DIN 17644 [4]). Darüber hinaus dient die KRINKO/BfArM-Empfehlung als geeignetes Nachschlagewerk.

Bei der Aufbereitung von nicht steril oder keimarm zur Anwendung kommenden Medizinprodukten hingegen besteht noch Forschungsbedarf, da diese bislang nicht systematisch bzgl. der Risiken und entsprechender Maßnahmen zur Risikominimierung untersucht worden sind. Es ist davon auszugehen, dass ein unmittelbares Infektionsrisiko durch hygienisch inadäquates Design von Medizinprodukten aus-geht. Grund hierfür ist vor allem, dass sie nicht oder nur schwer zu reinigen, desinfizieren oder sterilisieren sind. Eine Kontamination kann so häufig nicht beseitigt werden und kommt als Ursache für Krankenhausinfektionen insbesondere postoperative Wundinfektionen in Frage.

## Literatur

[1] Epidemiologisches Bulletin Nr.36, 13.09.2010

[2] Bundesgesundheitsbl., Gesundheit forsch., Gesundheitsschutz 5, 2001

[3] Sciortino et al., Validation and comparison of three adenosine triphosphate luminometers for monitoring hospital surface sanitization: A Rosetta Stone for adenosine triphosphate testing, American Journal of Infection Control, 40 (2012) e233-9

[4] DIN 17664:2004, Sterilisation von Medizinprodukten

# DEKOM
VISIONS IN MEDICINE

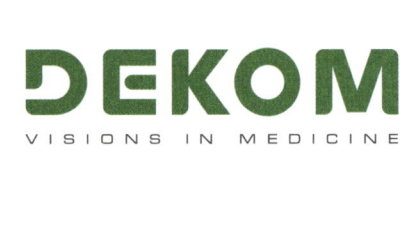

*„Wie können wir Ihnen helfen?"*

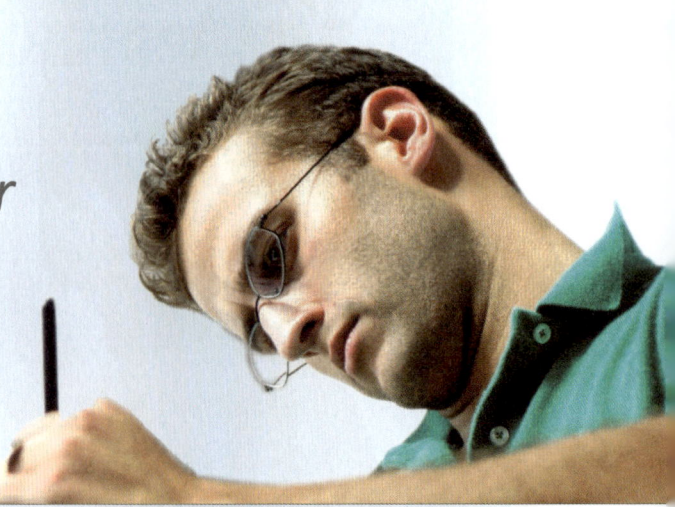

## Videomanagement und Geräteanbindung

- Liveübertragung
- DICOM-Anbindung
- Bilddokumentation
- HL7-Anbindung

Als Hersteller zertifizierter Medizinprodukte ist die DEKOM Engineering der kompetente und innovative Partner an Ihrer Seite. Seit über 30 Jahren entwickelt das Hamburger Unternehmen Lösungen für die klinische Bild- und Datenverarbeitung.

Das Unternehmen folgt strengen Richtlinien in Bezug auf Qualität und Nachbetreuung von Kunden.

**Über 1.000 erfolgreiche Installationen weltweit!**

DEKOM Engineering ist ein zertifizierter Medizingerätehersteller.

www.dekom-medical.de . info@dekom-medical.de

# Leitlinie für die Validierung maschineller Reinigungs- und Desinfektionsprozesse zur Aufbereitung flexibler Endoskope

## Bericht der Leitliniengruppe der DGKH, DGSV, DEGEA, DGVS und AKI auf dem WÜMEK Kongress Würzburg 2015

Thomas Brümmer
Koordinator der Arbeitsgruppe Validierungsleitlinie

Co: Chemische Fabrik Dr. Weigert GmbH & Co. KG, Hamburg

*Schlagwörter* — *Aufbereitung flexibler Endoskope, Leitlinienarbeit, Methodengruppe, Typprüfung, Endoskopfamilien*

Zur Erarbeitung einer Leitlinie für die Validierung maschineller Reinigungs- und Desinfektionsprozesse zur Aufbereitung flexibler Endoskope beim Anwender in Deutschland gemäß EN ISO 15883 Teil 1, 4 und 5 wurde im September 2007 unter der Schirmherrschaft der Deutschen Gesellschaft für Krankenhaushygiene (DGKH) eine Arbeitsgruppe aus Vertreterinnen und Vertretern der DGKH, der Deutschen Gesellschaft für Endoskopie-Assistenzpersonal (DEGEA), der Deutschen Gesellschaft für Verdauungs- und Stoffwechselkrankheiten (DGVS) und des Arbeitskreises für Instrumentenaufbereitung (AKI) gebildet.

Weitere Mitglieder dieser Arbeitsgruppe sind Vertreterinnen und Vertreter der Hersteller von Reinigungs- und Desinfektionsgeräten, flexiblen Endoskopen und Prozesschemikalien.

Grundlegende Dokumente für die Arbeit der Leitliniengruppe sind neben der Norm EN 15883 mit den Teilen 1, 4 und 5 und entsprechende RKI-Empfehlungen die Veröffentlichungen der Europäischen Gesellschaft für Gastrointestinale Endoskopie (ESGE) in Zusammenarbeit mit der Europäischen Gesellschaft für Gastroenterologie- und Endoskopie-Schwestern (ESGENA) zur Prozessvalidierung und Routinetestung von Reinigungs- und Desinfektionsgeräten (RDG-E)[1] sowie zur mikrobiologischen Kontrolle der Endoskope[2]. Im Rahmen der Arbeit an der Erarbeitung der Leitlinie haben sich weitere Fragen ergeben, die zur Bildung von Expertengruppen zur Unterstützung der Leitlinienarbeit geführt haben.

### 1. AG Methodengruppe

Es handelt sich hierbei um eine Arbeitsgruppe, bestehend aus Prüflaboratorien und Prüfinstituten, mit dem Auftrag, eine detaillierte Arbeitsvorschrift für die Durchführung von Standardtests zur Prüfung der Reinigungsleistung und zur Prüfung des Gesamtprozesses zu erarbeiten. Die erarbeiteten Tests werden dann im Rahmen von Ringversuchen in allen Prüflaboratorien qualifiziert. Darüber hinaus sollen Untersuchungen zur Vergleichbarkeit von kommerziellen Tests gegenüber den entwickelten Standardtests durchgeführt werden.

### 2. AG Typprüfung

Es handelt sich um eine Gruppe aus Vertretern der Hersteller von Reinigungs- und Desinfektionsgeräten, flexiblen Endoskopen und Prozesschemikalien. Es sollen gemeinsam die Anforderungen an die Typprüfung definiert werden und Daten identifiziert werden, auf die der Betreiber bei einer Validierung zurückgreifen kann. Basis sind die Anforderungen der DIN EN ISO 15883.

### 3. AG Endoskophersteller

Die Hersteller von flexiblen Endoskopen sowie Vertreter der DEGEA haben den Begriff „Endoskopfamilien" als Basis für die Auswahl von Endoskopen, die im Rahmen der Typprüfung und/oder der Validierung geprüft werden, definiert.

Im Rahmen des Vortrages werden die Ergebnisse und die Leitlinie[3] der Arbeitsgruppe Validierung sowie der unterstützenden Arbeitsgruppen erläutert. Darüber hinaus werden einzelne Prüfungen wie z.B. die Prüfung der Reinigungsleistung und des -Gesamtprozesses im Rahmen der Leistungsqualifikation vorgestellt. Zusätzlich wird erläutert, auf welche Basis sich Richt-, Warn- und Grenzwerte bei der Reinigungsleistung und des Gesamtprozesses beziehen.

**Literatur:**

(1) Beilenhoff U., Neumann C.S., Biering H., Blum R., Schmidt V., Rey J. F., et al. ESGE/ESGNA Guideline for Reprocessing Endoscopes in Washer-Disinfectors According To EN ISO 15883 Parts 1, 4 and 5. Endoscopy 2007; 39:85-94

(2) Beilenhoff U., Neumann C.S., Rey J. F., Biering H., Blum R., Schmidt V., et al. ESGE/ESGNA Guideline for Quality Assurance in Reprocessing: Microbiological Surveillance Testing in Endoscopy. Endoscopy 2007; 39:175-181

(3) Leitlinie zur Validierung maschineller Reinigungs- und Desinfektionsprozesse zur Aufbereitung thermolabiler Endoskope. Zentralsterilisation Suppl. 3/2011

# Keimfreie Oberflächen zur Verhinderung nosokomialer Infektionen

J.P. Guggenbichler[1], C. Bulitta[2]

[1] AmiSTec GmbH und Co. KG, Kössen, Österreich
[2] Ostbayerische Technische Hochschule Amberg-Weiden, Institut für Medizintechnik, Weiden i. d. OPf., Deutschland

*Zusammenfassung*— Der Einsatz von leistungsstarken medikamentenfreien bioziden Werkstoffen und Oberflachen, im Krankenhaus aber auch in stark frequentierten öffentlichen Bereichen, schränkt die Ausbreitung resistenter Mikroorganismen wesentlich ein. Neben Metallionen können Übergangsmetallsäuren, sogenannte Lewissäuren, eingesetzt werden. Sie wirken gegen ein breites Spektrum gram positiver und gram negativer Mikroorganismen, Legionellen, Pilzen und Viren und ihre Wirksamkeit ist unabhängig von der Resistenzsituation gegen Antibiotika und Desinfektionsmittel. Lewissäuren wirken nicht nur rasch Bakterizid sondern führen auch zu einer Hemmung der Besiedelung von Oberflächen, der Proliferation und Biofilmbildung.

*Schlagwörter*— Nosokomiale Infektionen, keimfreie Oberflächen, Lewissäuren als Katalysatoren für die Bildung von Protonen als biozide Substanzen

## Einleitung

Bakterielle und virale Mikroorganismen mit zunehmender Resistenz gegen Antibiotika spielen im Krankenhaus eine besondere Rolle. Untersuchungen der European Society of Clinical Microbiology and Infectious Diseases (ECMID) beschreiben 1.8 Millionen Fälle von nosokomialen Infektionen in Europa pro Jahr mit 180 000 Todesfällen. Es wird davon ausgegangen, dass zur Beseitigung von Folgeschäden, die durch Infektionen hervorgerufen werden, weltweit jährlich zweistellige Milliarden¬beträge erforderlich sind. Kalkulationen lassen Einsparungen im Bereich von 1 Million € pro Jahr und Krankenhaus durch Infektionsprävention erwarten. Ein besonderes Problem besteht darin, dass zahlreiche Oberflächen im Krankenhaus wie Kabel, Dreh- und Druckknöpfe von Beatmungsgeräten und Pumpen, Arbeitsflächen, Krankenhausmöbel etc. massiv bakteriell besiedelt sind. Dies ist vor allem dadurch problematisch, dass sich Mikroorganismen auf Kunststoffen besonders gut vermehren und einen Biofilm bilden. Diese oft multiresistenten Mikroorganismen werden durch die Hände des Pflegepersonals weiterverbreitet und können zu lebensbedrohlichen Infektionen (nosokomiale Infektion) führen. Multiresistente Keime und deren Verbreitung stellen die Wissenschaft vor dem Hintergrund von Globalisierung und Presse vor neue Herausforderungen.

Gezielte, sachkundige Prävention ist ein zwingendes Erfordernis. Unsere Forschungsgruppe hat sich auf die **Entwicklung von bioziden Werkstoffen** für keimfreie Oberflächen konzentriert, die als Kontaktbiozide fungieren. Im Gegensatz zu anderen Lösungsansätzen wird dabei auf Zusätze verzichtet, die als Antibiotika, aktive organische Biozide bzw. als Desinfektionsmittel Verwendung finden, um der Bildung von Resistenzen nicht auch noch durch „keimfreie Oberflächen" Vorschub zu leisten. Die Verfügbarkeit von kostengünstigen Werkstoffen für unterschiedliche Oberflächen mit nachhaltiger, leistungsstarker antimikrobieller Wirksamkeit zur Prävention nosokomialer Infektionen gewinnt aber nicht nur im Krankenhaus eine immer größere Bedeutung. Auch für andere Orte, die von vielen Menschen frequentiert werden bzw. besondere hygienische Anforderungen stellen (z.B. Pflege- und Altenheime, Arzt¬praxen, Kinderkrippen, Kindergärten, Schulen, Bäder, öffentliche Gebäude, öffentliche Verkehrsmittel, Lebensmittel- und Tierzuchtbetriebe) verdient das Thema eine sorgfältige Betrachtung.

## Antimikrobielle Wirksamkeit von Säuren, Wirkprinzip

Zahlreiche Forschungsarbeiten haben sich in der Vergangenheit mit der antimikrobiellen Wirkung von Oberflächen beschäftigt. Die antimikrobielle Wirkung der Metallionen - z.B. Silber aber auch Kupfer - wird darauf zurück-geführt, dass lebenswichtige Funktionen der Mikroorganismen durch die Metallionen gestört werden. Unsere Forschung konzentrierte sich auf die antimikrobielle Wirksamkeit von Übergangsmetallsäuren, die sog. Lewissäuren. Sie wirken als Katalysatoren zur Umwandlung von Wasser ($H_2O$) in $H_3O^+$ das rasch zerfällt. Die an der Grenzfläche freigesetzten Protonen/$H^+$ Ionen blockieren Enzyme in der Zellwand von Mikroorganismen, wodurch die Transportfunktion der blockierten Enzyme gestört wird. Des Weiteren wird davon ausge-gangen, dass Protonen /$H^+$ Ionen die Zellstrukturfestigkeit beeinträchtigen und die Membranstruktur schädigen.

Das Bakterienwachstum ist pH abhängig mit einem pH Optimum von pH + 7.0. Die antimikrobielle Wirksamkeit von Säuren ist seit Jahrtausenden bekannt. Milde Säuren werden zum Stoppen des Gärungsprozesses des Weines (Schwefeln), beim Pökeln, bei der Haltbarmachung von (Essig)Gurken und anderen Lebensmitteln (z.B. durch Milchsäuren beim Sauerteig) eingesetzt.

Allgemein werden Säuren daher zur Hemmung des Wachstums von Bakterien, Schimmelpilzen und Hefen verwendet. Der Begriff des „Säureschutzmantels der Haut" beruht auf dem Zusammenhang zwischen dem sauren pH-Wert einer Hautoberfläche mit einem pH Wert von 5.2 - 5.5 und der bakteriellen Besiedlung der Haut. Die Mukosaimmunität steuert die Besiedelung von Epitheloberflächen durch die Bildung saurer, amphophiler, kationischer Peptide. Zur Prophylaxe rezidivierender Harnwegsinfektionen wird der Harn z.B. durch die Gabe von Aminosäuren angesäuert.

Die Verschiebung des pH Wertes auf 4.0 bis 5.0 stellt eine Entwicklungs- und Wachstumsbarriere für Enterobakterien (E. coli, Salmonellen, Clostridien, Campylobacter, Haemophilus influenzae) und Pseudomonas aeruginosa dar. Diese Wirksamkeit ist von einer bestehenden antimikrobiellen Empfindlichkeit bzw. Resistenzsituation vollkommen unabhängig, da hier andere Wirkmechanismen angesprochen werden. Bei diesen pH Werten an Oberflächen werde auch Viren wie Vogelgrippe, Schweinegrippe, die „normalen" Influenzaviren sowie Hepatitis B Viren und HIV abgetötet.

Im pH Bereich von 4.0 kommt es zur Eradikation von Staphylokokken, Streptokokken, Pneumokokken, Enterokokken aber auch Legionellen. Gleichzeitig verlieren diese Keime Virulenzfaktoren wie Adhärenz, Proliferation und Biofilmbildung. Bei einem pH Wert 3.5 besteht eine Wachstums- und Proliferationshemmung für Pilze (Candida albicans, C. glabrata) sowie Hefen (Aspergillus spp.) Zur Bestätigung bestehen mehrere unabhängige Gutachten von akkreditierten Laboratorien. Die antimikrobielle Wirksamkeit kann auch durch organische Säuren erreicht werden. Nachteile der organischen Säuren sind jedoch die Wasserlöslichkeit und dadurch eine zeitlich erheblich limitierte Wirksamkeit sowie die Hitzeempfindlichkeit, die die Extrusion in Komposite Materialien und damit die antimikrobielle Ausstattung vieler Oberflächen unmöglich macht.

Mikroorganismen bestehen zum größten Teil aus Wasser, etwas Eiweiß (Enzyme) und Elektrolyten. Die Elektrolyt-Zusammensetzung in der Phospholipid-Membran der Mikroorganismen kann aber nicht nur durch Protonen /$H^+$ Ionen oder Sauerstoffradikale (photokatalytische Aktivität von $MoO_3$ und UV-Licht), sondern auch durch die Wechselwirkung mit den paramagnetischen Zentren ($Mo^{5+}$, $W^{5+}$) und galvanischen Strömen im Kristallverbund beeinträchtigt werden. Die unterschiedlichen Mechanismen bzw. deren Kombination führen schließlich zum raschen Zelltod.

Es ist gelungen, durch Einmischung von Übergangsmetallsäuren, den sog. Lewissäuren wie z.B. Molybdän- Trioxyd oder Wolfram-Trioxyd in Komposite Materialien (TPU, PE, PP, Epoxyharze, Methylacrylat, Silikon) die Bildung einer sauren Oberfläche zu erzielen, die eine antimikrobielle Wirksamkeit gegen zahlreiche bakterielle Mikroorganismen aber auch Viren und Pilze unabhängig von deren Resistenzsituation gegen Antibiotika ergibt. Die Wirksamkeit bleibt über Jahre bestehen, die Materialien sind

# B Hygiene, IT und Energie

nicht toxisch (MRC 5 Überleben von 97 %), biokompatibel und überaus kostengünstig. Übergangsmetallsäuren sind hitzestabil bis 450°C und können extrudiert werden. Alternativ können sie auch nachträglich auf nahezu alle Oberflächen aufgebracht werden und bilden je nach eingesetzter Technologie eine klare durchsichtige Oberfläche.

## Mechanismus der antimikrobiell wirkenden Oberflächen

Übergangsmetallsäuren werden in Polymere, Epoxidharze, Silicone, Farben, Lacke oder Emaillien eingebettet. Die Oxonium-Ionen ($H_3O^+$) werden von $MO_2(OH)$ ($M = Mo^{5+}$, $W^{5+}$) aus Wasser entsprechend folgender Reaktion als in situ generierte Biozide gebildet.

$$MO_2(OH) + H_2O \square H_3O^+ + MO_3^-$$

Der Kontakt mit Wasser ist demnach unverzichtbar. Es stellt sich ein Oberflächen-pH-Wert von bis zu 4,5 ein. Er liegt damit zwischen den pH-Werten für z.B. wässrige 0,01 M Essigsäure (3,39) und der menschlichen Haut (5,2). Dies erfordert jedoch eine Benetzbarkeit der Oberfläche bzw. eine mehr oder weniger ausgeprägte Hygroskopie des Polymers, wobei in den meisten Fällen dafür bereits eine Wasseraufnahme von 5 % über die Luftfeuchtigkeit genügt. Dies erfährt durch Zugabe von hygroskopischen Additiven z.B. Glyzerin Stearat noch eine Verbesserung.

Der Mechanismus der sauren Oberflächen bei der Keimabwehr erfolgt nach zwei Strategien:
a) Verminderung der Adhärenz (Zellanhänge wie Fimbrien und Flagellen verklumpen), wodurch die Adhärenz, die Proliferation aber auch die Biofilmbildung verhindert wird.
b) Aktive, rasche Abtötung der Keime, wobei eine Reduktion von 5 log innerhalb von 3 Stunden erreicht wird.

Die grundlegende Annahme zum Wirkmechanismus besteht darin, dass die hydratisierten Oxonium-Ionen $(H_3O^+)(OH_2)_n$ (n=1,3) im Kontakt mit Mikroorganismen zunächst das Hydratwasser abstreifen, schließlich auch das verbleibende Wassermolekül. Die nun nackten Protonen sind in der Lage, die Zellwand von Bakterien in unspezifischer Weise anzugreifen, indem sie deren Proteinhülle sowie die Fimbrien dauerhaft denaturieren. Die Protonen können zusätzlich im Inneren der Zelle die Wirkung essentieller Enzymsysteme blockieren. Der Gesamtvorgang wird Protolyse (Koagulationsnekrose) genannt. Das Oxonium-Ion, $H_3O^+$, wirkt als neuartiges Breitbandbiozid. Durch den unspezifischen Mechanismus ist nicht mit der Erzeugung von Resistenzen zu rechnen. Zytotoxizität konnte ebenfalls nicht festgestellt werden (Prüfberichte des akkreditierten Labors HygCen).

Die antimikrobielle Wirkung von Säuren auf Mikroorganismen beruht auf einer Vielzahl von Einzeleinflüssen durch die H+ Ionen, die man berechtigterweise als neue antimikrobielle Substanz bezeichnen kann:

1. Oxoniumionen zerstören die Zelloberfläche durch Protolyse

    Alle organischen Strukturen, wie z.B. Haut oder Schleimhaut, aber auch Oberflächen von Mikroorganismen, Viren oder Einzellern, sind aus verschiedenen Eiweißen aufgebaut. Beim Kontakt eines Protons mit diesen Eiweißstrukturen kommt es zur Denaturierung der Eiweiße zur sogenannten Koagulationsnekrose, ähnlich wie beim Erhitzen eines Hühnereis. Man bezeichnet diesen Vorgang auch als Protolyse. Hierbei nimmt das Eiweiß als Reaktionspartner das von der Säure abgegebene Proton auf.

2. Blockierung von Enzymsystemen an der Oberfläche von Bakterien und Beeinträchtigung der DNA Synthese und des Proteinstoffwechsels

    In wässrigem Milieu liegen Säuren immer in Form des Oxonium-Ionen ($H_3O^+$-Ion) vor. Die Besonderheit der $H_3O^+$-Ionen liegt darin, dass sie durch die Zellmembran der Mikroorganismen diffundieren können. Im Zellinneren zerfallen diese $H_3O^+$-Ionen in $H_2O$ und das verbleibende Wasserstoffproton ($H^+$-Kation). Durch diese Reaktion werden das sensible pH-Gleichgewicht der Zelle gestört

©2015 Euritim Bildung + Wissen GmbH & Co. KG

# Connex®

## Clinical Surveillance System

# Postoperativ alles im Griff – auch auf Normalstation.

**Zu viele Intensiv-Rückkehrer?** Revolutionär unkompliziertes Vitaldaten-Monitoring – inklusive modifizierbarer Early Warning Scores und respiratorischer Parameter samt Analyse.

Netzwerkfähig für KIS und EPA!

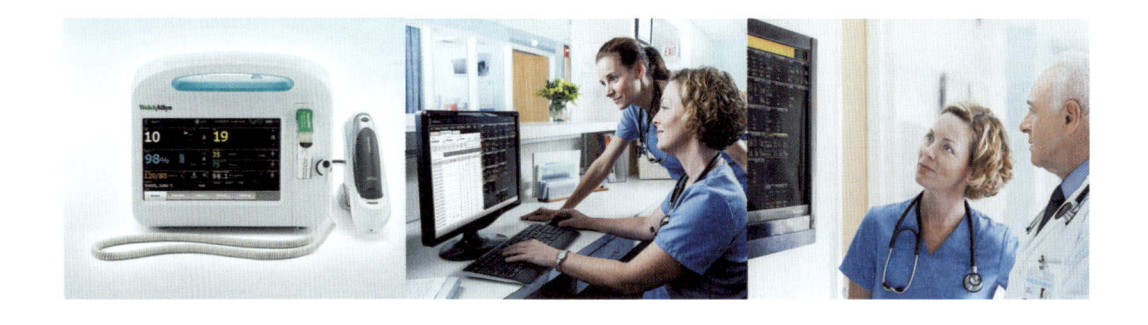

Alle Details: info@welchallyn.com

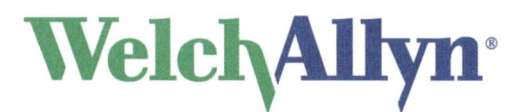

WelchAllyn®

# B Hygiene, IT und Energie

und die Enzym- und Transportsysteme in der Zelle beeinflusst. Ein pH-Wert < pH4 liegt fern des pH-Optimums des Enzyms und dadurch sinkt dessen Aktivität stark ab. Dies führt zu einer Hemmung von Transportmechanismen an der Zellmembran.

3. Neben $H_3O^+$ als antimikrobiell wirksamem Basis-Agens spielen weitere synergistisch wirksame Mechanismen wie die paramagnetischen $Mo^{5+}$-Ionen bzw. $W^{5+}$ eine entscheidende Rolle. Die Ergebnisse der elektroparamagnetischen Resonanz (EPR) - Spektroskopie unterstützen die Annahmen zum Wirkmechanismus. Aus den bei 77 K registrierten Spins per Gramm wurde die molare Konzentration an paramagnetischen $Mo^{5+}$-Ionen berechnet. Gleiche Ergebnisse liegen auch für $W^{5+}$ vor. Die dadurch entstehenden energiereichen Oberflächen sind synergistisch für die rasche Elimination von Mikroorganismen auf der Oberfläche verantwortlich. Der Nachweis eines positives Zeta Potentials ergibt den Hinweis auf die reaktiven Oberflächeneigenschaften.

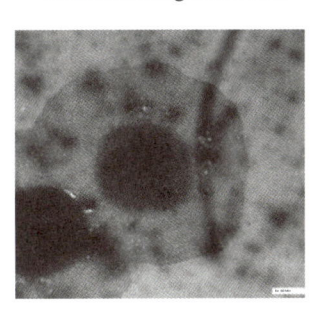

a) Kontrolle: S. aureus 60 Min

b) MoO3: S. aureus 60 Min

Abbildung 1: Elektronenoptische Darstellung von S. aureus:
a) Kontrolle
b) saure Oberfläche (MoO3 5 %)

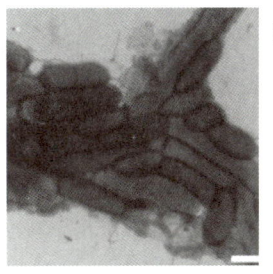

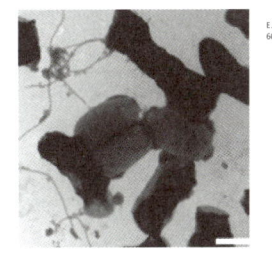

a) E. Coli 60 Min Kontrolle

b) E. Coli : MoO3 60 Min

Abbildung 2: E. coli:
a) Kontrolle 60 Min
b) auf einer sauren Oberfläche (MoO3 5 %)

Das Additiv liegt in ultrafeiner Form, d.h. in Partikelgrößen von 0.75 – 1.2 μm vor. Durch Einbringen der beschriebenen Übergangsmetalloxyde in Kunststoffe kann eine Verminderung der Besiedelung von Oberflächen bis hin zur Keimreduktion pathogener Mikroorganismen von 99.99% innerhalb von < 3 Stunden erreicht werden.

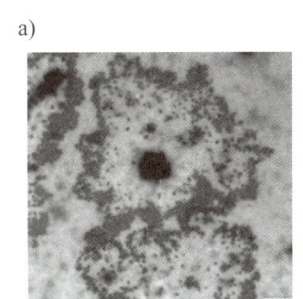

Eine solche Wirkung wurde bisher bei Molybdänoxid, Wolframoxid, Nioboxid, Manganoxid und Siliziumkarbid festgestellt. Auch bei Molybdänkarbid, Molybdännitrid, Molybdänsilizid, Molybdänsulfid, Wolframkarbid, Wolframsilizid und Wolframsulfid wurde eine entsprechende Wirkung beobachtet, wobei die Wirkung bei diesen Werkstoffen der an der Oberfläche ausgeprägten Oxidschicht zugeschrieben wird. Die beste biozide Wirkung weisen nach dem derzeitigen Stand der Forschung jedoch Molybdänoxid und Wolframoxid auf.

Molybdän Trioxyd zeigt eine zwar geringe (0.003 mol/l) aber bestehende Wasserlöslichkeit. Eine Weiterentwicklung, bei der Molybdän Trioxyd in das wasserunlösliche Wolfram Kristallgitter eingebaut wird, führt zu einer Stabilisierung der Wasserlöslichkeit des Molybdäns, wobei Konzentrationen von < 0.005 mg/l (Nachweisgrenze) bei kontinuierlichem Wasserkontakt in 7 Tagen aus einer Oberfläche von 100 cm² nachgewiesen werden. Wolfram Gelboxid (sauerstoffgesättigt) und Wolfram Blauoxid (sauerstoffdefizient) wie auch die oben beschriebenen Mischkristalle sind nicht wasserlöslich und wirken nach den bisher verfügbaren Befunden überwiegend über Elektronenfluss im Kristallgitter an der Oberfläche des Kunststoffes antimikrobiell.

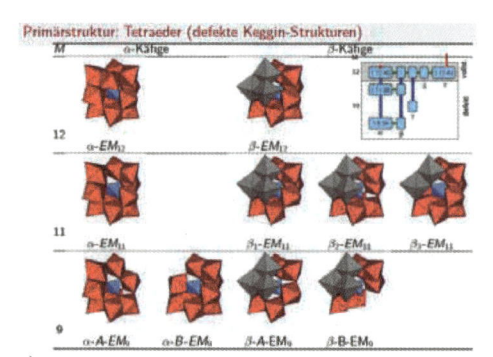

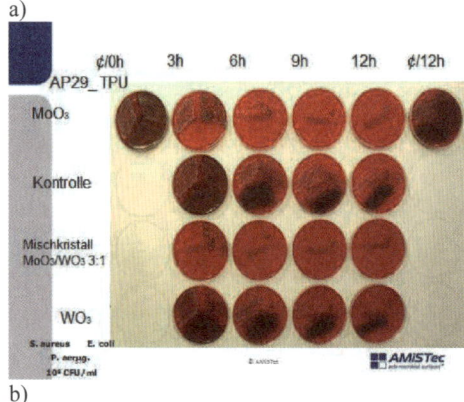

a)

b)

Abbildung:
3a: Mischkristalle Molybdän in einem Wolframkristallgitter

3 b: Untersuchung der antimikrobiellen Wirksamkeit von Polypropylen Oberflächen mit der Auftropfmethode und Keimzahlbestimmung in 3 stündlichen Abständen.

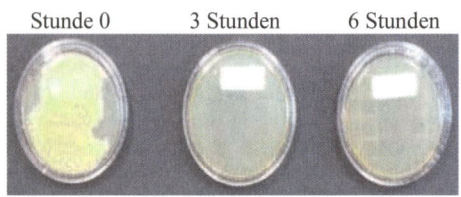

Abbildung: 4 Untersuchung der antimikrobiellen Wirksamkeit einer TPU Oberfläche mit der Abklatschmethode und Keimzahlbestimmung in 3 stündlichen Abständen.

Das Einbringen von gezielten Verunreinigungen in das Wolfram-Kristallgitter, z.B. von Wismut, Vanadium, Kupfer und Silber, wurde ebenfalls untersucht. Es zeigt sich neben einer Steigerung der antimikrobiellen Wirksamkeit auf bakterielle Mikroorganismen eine Erweiterung der Wirksamkeit auf Algen und weitere Viren (z.B. HIV) bei verminderter Wasserlöslichkeit der „Verunreinigungs-Metalle". Technisch sind die Inkorporation der beiden Metalloxyde im Metallgitter und die Herstellung von „Polyoxometallaten" gelöst.

Ein wesentlicher Vorteil der vorgestellten Technologie besteht darin, dass auf Grund des Wirkmechanismus der Übergangsmetallsäuren (in situ generiertes Kontaktbiozid auf der Basis von $H^+$ Protonen) das Material nicht verbraucht wird und somit die keimabtötende Wirkung dauerhaft zur Verfügung steht. Untersuchungen der antimikrobiellen Wirksamkeit nach künstlicher Alterung, kontinuierlicher Elution in Leitungswasser über 24 Monate, Kontakt mit Säuren (pH 3.0) und Laugen (9.5) über 3 Wochen sowie die Behandlung mit Alkohol 90% zeigen keine Veränderung des Materials und der Wirksamkeit. Die Oberflächen sind auch hitzestabil und Dampf sterilisierbar (100 x 121°C).

Ein weiterer Vorteil der Metallsäuretechnologie besteht darin, dass ein sehr breites antimikrobielles Wirkspektrum gegen eine Vielzahl pathogener Mikroorganismen, Bakterien, Pilze und zahlreiche Viren besteht unabhängig von deren bestehender antimikrobieller Empfindlichkeit bzw. Resistenz. Die Technologie auf der Basis von Übergangsmetallsäuren führt zu keiner Resistenzinduktion.

**Anwendungen**

Von besonderem Interesse sind die Ergebnisse bisheriger Untersuchungen. Sie konnten zeigen, dass $MoO_3$ als Additiv in zahlreiche Kunststoffe eingebracht werden kann. Die Anwendung zur antimikrobiellen Ausstattung von Oberflächen mit dieser patentierten Technologie wurde durch Einbringen von $MoO_3$ in Trägermaterialien wie Polyurethan, Silikon, PE, PP, Polyacrylat, Santoprene, Lacke, Melaminharz nachgewiesen (Abbildungen 3, 4).

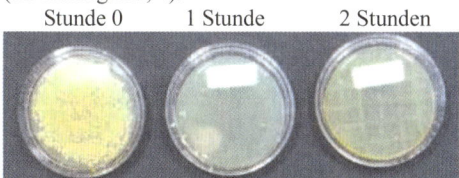

Stunde 0   1 Stunde   2 Stunden

Abbildung 5: Melaminharz mit 2% Zink Molybdat für die Beschichtung von Spanplatten für Krankenhausmöbel S. aureus (MRSA) Untersuchung nach der Abklatschmethode

Die antimikrobielle Wirksamkeit wird als Keimreduktion von 5 log 10 innerhalb von max. 6 Stunden beschrieben. Die antimikobielle Wirksamkeit ist aber vielfach erheblich schneller.

Wie für die meisten Materialien existieren auch für die Abscheidung von $MoO_3$- und $WO_3$-in dünnen Schichten unterschiedliche Verfahren, von denen die wichtigsten die chemische Gasphasenabscheidung (CVD), das Schlickergussverfahren, die Sprühpyrolyse sowie Sol-Gel-Verfahren sind. Eine Möglichkeit der Abscheidung von $MoO_3$-Schichten auf Glassubstraten ist die chemische Gasphasenabscheidung (CVD). Eine häufig angewandte und untersuchte Verfahrensvariante ist die Sol-Gel-Technologie, welche bereits bei Raumtemperatur die Erzeugung von Dünnschichten ermöglicht. Hierbei entstehen zumeist amorphe Strukturen, welche in der Folge durch Wärmebehandlung in die bei der jeweiligen Werkstoffart vorliegende Kristallstruktur überführt werden können.

**Vorteile und Nachteile verschiedener antimikrobieller Additive**

Die von uns seit Jahren propagierte Silbertechnologie weist im Vergleich zur Säuretechnologie eine Reihe von kritischen Nachteilen auf
- Fehlende Nachhaltigkeit der Wirkung. Die Silbertechnologie stützt sich auf die Bereitstellung von freien Silberionen, die aus dem Polymer gelöst werden müssen. Durch die Elution von Silberionen ist die Wirksamkeit zeitlich beschränkt. Je nach Technologie ist die Dauer der Wirksamkeit mit 7 Tagen (Zeolithe) und bis zu 3 Monaten (AgTive) limitiert. Für eine wirksame Silbertechnologie ist eine Einmischung von 10-15 % Silber erforderlich. Diese Mengen sind bei verschiedenen Hartkunststoffen (z.B. Estane) bezüglich Reißfestigkeit und Haltbarkeit bereits problembehaftet.
- Inaktivierung von Silber durch Schwefel in ppb Konzentrationen.

Produkte auf der Basis der Metalloxyde, die sich in einem aufwendigen Materialscreening als am wirksamsten und verträglichsten erwiesen, zeigen im Vergleich zu Silber interessante Vorteile

- Bei der $MoO_3$ Technologie beträgt die bisher nachgewiesene uneingeschränkte Wirksamkeit z.B. in Silikonkathetern und bei PP Proben mit kontinuierlichem Wasserkontakt >> 18 Monate.
- Keine Beeinflussung der Wirksamkeit durch hohe Elektrolytkonzentrationen, Schweiß, Proteine, die bei Silber die Wirksamkeit nahezu völlig aufheben. Keine Korrosion von Metallen.
- Keine Beeinflussung der antimikrobiellen Wirksamkeit bei Anwesenheit von schwefelhaltigen Substraten wobei es im Gegensatz zu Silber zu keiner Inaktivierung der Wirksamkeit kommt.
- Alterungsuntersuchungen von Prototypen in verschiedenen Materialien mit 2, 5 und 10 % $MoO_3$ über 18 Monate zeigen keine Abnahme der antimikrobiellen Wirksamkeit, der Elastizität, Knickstabilität und Zugfestigkeit.
- Die Wirksamkeit ist bereits bei 0.5 % als für viele Anwendungen als ausreichend zu be-

# Die aktuelle Rechtslage
## Das Medizinprodukterecht hat sich geändert

Aktuelle Fassung der Richtlinien, Gesetze und Verordnungen, Begriffe und Schlagwörter – alles zum MPG

Eine umfangreiche Zusammenfassung der Vorschriften mit Stichwortregister, Begriffsdefinitionen und Randregister

**Bestellen Sie jetzt!**

€ 13,50
zzgl. Versandkosten

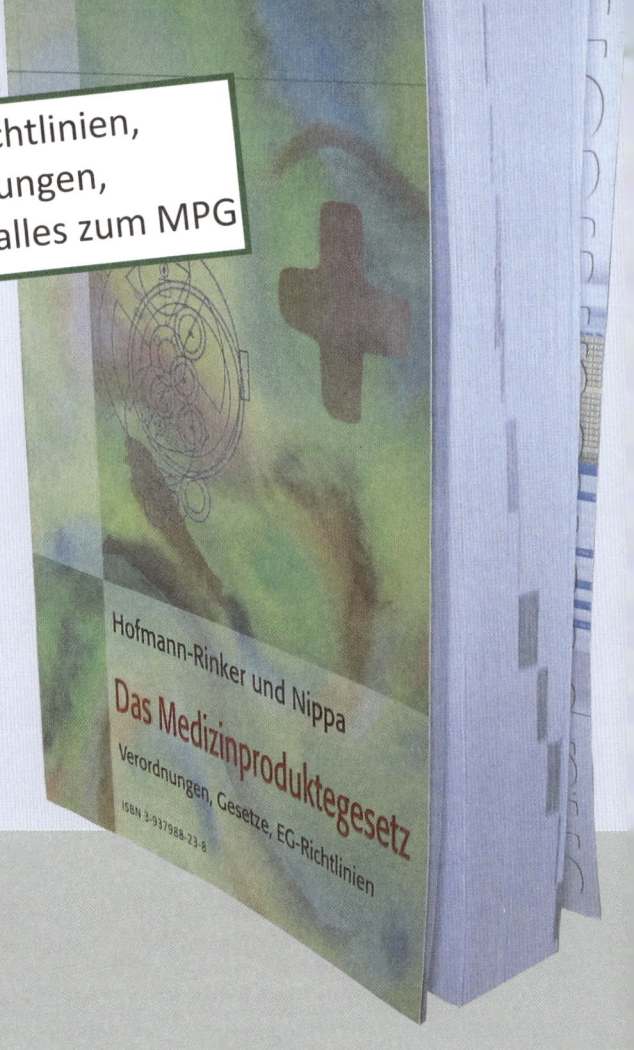

Euritim Verlag
Hofmann-Rinker und Nippa
**Das Medizinproduktegesetz**
Verordnungen, Gesetze, EG-Richtlinien
ISBN 3-937988-23-8
www.euritim.de

## B Hygiene, IT und Energie

trachten. Optimal ist die Wirksamkeit bei 2 % Einmischung des Additivs gegeben. Dadurch kommt es zu keiner Änderung der physikalischen Eigenschaften wie Elastizität, Knickstabilität, Reißfestigkeit und Stabilität.
- Die Technologie zeigt eine günstige Kosten Nutzenrelation. Der Wirkstoff ist dadurch gegenüber der Silbertechnologie um den Faktor 50 günstiger.
- Die Technologie weist keine Zytotoxizität auf. In den klassischen Untersuchungsmethoden sowie beim NBT Test (MTT Test) besteht ein Überleben der MRC 5 Zellen von 97% bzw. 98 %. Untersuchungen der Hautverträglichkeit sowie der Schleimhautverträglichkeit zeigen gute Ergebnisse. Es besteht kein Allergisierungspotential.

Technologien zur antimikrobiellen Ausstattung von Materialien auf der Basis von Kupfer, Zinn, Legierungen mit Silber-Platin und Graphit sind der oben beschriebenen Säuretechnologie ebenfalls deutlich unterlegen. Dies bezieht sich sowohl auf die antimikrobielle Wirksamkeit, die Toxikologe und die Kosten Nutzen Analyse.

**Fazit**

Zusammenfassend kann man festhalten, dass es sich bei dieser Technologie um ein neues, einzigartiges und hocheffizientes antimikrobielles Prinzip zur Herstellung von keimfreien Oberflächen handelt, das bei Mikroorganismen zu keiner Resistenzentwicklung führt. Die Wirksamkeit gegen ein breites Spektrum bakterieller Mikroorganismen, Viren und Pilzen ist nachgewiesen.

## *Weitere Veranstaltungen in 2015*

| | |
|---|---|
| **18. Juni**<br>**Hamburg** | *Medizintechnik und IT im Krankenhaus*<br>IT-Sicherheit, Anforderungen an Software, Fernwartung<br>Symposium Medizintechnik |
| **8. Sept.**<br>**Essen** | *Gebäudetechnik sicher betreiben*<br>Technische Infrastruktur, Hygiene und Infektionsprävention<br>Symposium Krankenhaustechnik |
| **1. Okt.**<br>**Leipzig** | *MPBetreibV 2014, DIN EN 80001-1*<br>*Mess- und Prüfmittel*<br>Symposium Medizintechnik |
| **25. Nov.**<br>**Teneriffa** | *Schneller Ziele erreichen und zufriedenere Kunden bekommen*<br>Management Seminar - Vertrieb |

Euritim Bildung + Wissen GmbH & Co. KG
Ernst-Leitz-Straße 32, 35578 Wetzlar, Tel.: 06441-44785-0
kongress@euritim.de

Alle Details: www.euritim.de

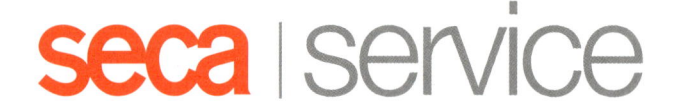

# seca | service
## Deutschlands bester Kundenservice.

„... genial einfach!"
(KVD-Vorstandsvorsitzender Ramón Somoza)

„Das läuft wie von selbst!"
(Wilfried Schröter, Leiter Medizintechnik Allgemeines Krankenhaus Celle, Vorstandsmitglied des Fachverband Biomedizinische Technik e.V.)

Eichen, Reparieren und Kalibrieren Ihrer medizinischen Waagen in bekannter seca Qualität.

- Mindestens 15 % Kostenersparnis im Vergleich zu Ihren bisherigen Instandhaltungskosten – dank der seca Eichgarantie.
- Bereits ab 29,00 € pro Waage für alle Hersteller!
- Sparen Sie wertvolle Zeit und bares Geld.

Rufen Sie uns an und erhalten Sie ein unverbindliches, maßgeschneidertes Angebot!

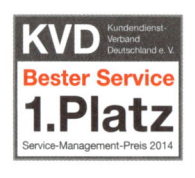

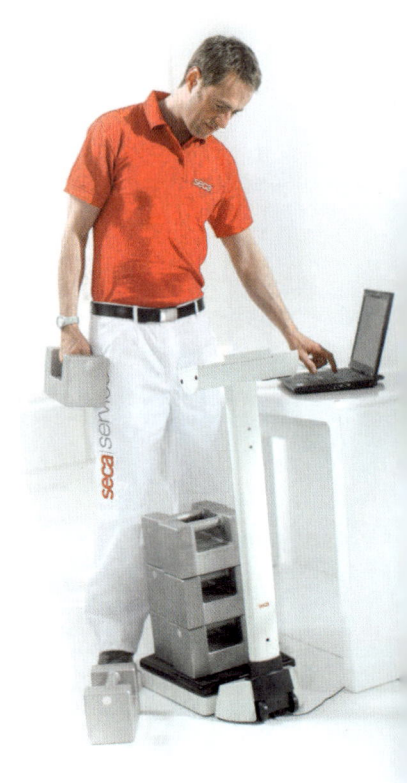

**KVD** Kundendienst-Verband Deutschland e.V.
**Bester Service**
**1. Platz**
Service-Management-Preis 2014

Kostenfreie Beratung:
**0800 20 00 00 5**
oder service@**seca**.com

www.**seca**service.com

# B Hygiene, IT und Energie

## DIN 1946-4 – Quo vadis? Raumlufttechnik im OP

Ralph Langholz  Dipl.-Ing.(FH) Dipl.-Wirt.-Ing.(FH)

MANN+HUMMEL Vokes Air GmbH & Co. OHG Reinraumtechnik, Maintal, Deutschland

### Zusammenfassung

*DIN 1946-4:2008-12 „Raumlufttechnische Anlagen in Gebäuden und Räumen des Gesundheitswesens" Gültig mit der Veröffentlichung des Weißdrucks seit Dezember 2008 und nicht unumstritten, steht eine Überarbeitung und Anpassung an neue technische Entwicklungen bzw. aktuelle Erkenntnisse aus Forschung & Praxis an. Denn wie heißt es bezüglich der DIN-Normen: „anerkannte Regeln der Technik" – also up to date und auf neuestem Stand als Basisforderung.*

***Schlagwörter*** *— DIN 1946-4:2008, TAV-Systeme, TMS-turbulente Mischströmung, RKI (Robert-Koch-Institut), KRINKO (Kommission für Krankenhaushygiene und Infektionsprävention), IfSG Infektionsschutzgesetz*

### Einleitung – Was ist eine DIN-Norm?

Dazu heißt es in den Grundstatuten des DIN-Instituts, Berlin:

4 Allgemeine Grundsätze [1]

„Durch die Normung wird eine planmäßige, durch die interessierten Kreise gemeinschaftlich durchgeführte Vereinheitlichung von materiellen und immateriellen Gegenständen zum Nutzen der Allgemeinheit erreicht."

„Sie fördert die Rationalisierung und Qualitätssicherung in Wirtschaft, Technik, Wissenschaft und Verwaltung. Sie dient der Sicherheit von Menschen und Sachen sowie der Qualitätsverbesserung in allen Lebensbereichen."

Und im weiteren:

8 Anwenden von Normen [1]

8.1 „Die Normen des Deutschen Normenwerkes stehen jedem zur Anwendung frei. Sie sollen sich als „anerkannte Regeln der Technik" etablieren."

„Die Normen bilden einen Maßstab für einwandfreies technisches Verhalten; dieser Maßstab ist auch im Rahmen der Rechtsordnung von Bedeutung"

„Eine Anwendungspflicht kann sich aufgrund von Rechts- und Verwaltungsvorschriften sowie aufgrund von Verträgen oder sonstigen Rechtsgründen ergeben."

Dies kann z.B. durch die „VOB Verdingungsordnung für Bauleistungen" und andere Normen und Gesetze erfolgen.

### DIN 1946-4:2008 Historie

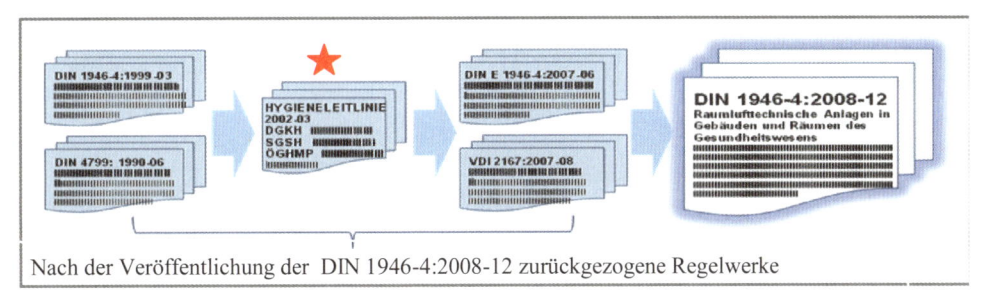

Nach der Veröffentlichung der DIN 1946-4:2008-12 zurückgezogene Regelwerke

**DGKH** Deutsche Gesellschaft für Krankenhaushygiene
**SGSH** Schweizerische Gesellschaft für Spitalhygiene
**ÖGHMP** Österreichische Gesellschaft für Hygiene, Mikrobiologie und Präventionsmedizin

Nach der Veröffentlichung der Neufassung der DIN 1946-4 wurden 2008 nachfolgende, bis dato gültige Regelwerke, zurückgezogen:

▶ DIN 1946-4:1999-03 – vorhergehende und bis dato gültige Fassung
▶ DIN 4799:1990-06 - Raumlufttechnik; Luftführungssysteme für Operationsräume; Prüfung
▶ DIN E 1946-4:2007-06 – neuer Entwurf der DIN 1946-4; als Gelbdruck veröffentlicht
▶ VDI 2167:2007-08 – Anpassung der schweizerischen SWKI 99-3 an deutsche Anforderungen durch den VDI als Richtlinie

Aus einem Dickicht mit 3parallel gültigen Regelwerken zum Thema Lüftung in Krankenhäusern/ OP-Sälen wurde eine kompakte DIN-Norm.

**DIN-Gremium – wer arbeitet im Normenausschuss mit?**

Im genauen handelt es sich um den

*NA 041-02-53 AA Arbeitsausschuss Sonderräume (SpA CEN/TC 156/WG 18)*

als Unterausschuss des

*NA 041 DIN Normenausschuss Heiz- und Raumlufttechnik (NHRS).*

am DIN Deutsches Institut für Normung e.V., Berlin.
Der Arbeitsausschuss zur DIN 1946-4 hat nachfolgende Zusammensetzung (zum 31.12.2014):

Derzeit: 24 Mitglieder
Davon: 4 Anwender (Prüfinstitute/ TGA-Fachplaner
3 öffentliche Hand (Landesämter/ Regierungsdirektion)
14 Wirtschaftsvertreter
davon: 6 Hersteller Lüftungsanlagen/ -komponenten
4 Anlagenbaufirmen
2 TGA-Fachplaner
2 FKT-Vertreter/ Krankenhaustechnik
3 Wissensch. & Forsch./ VDI

Mitglieder des Arbeitsausschuss werden auf Vorschlag und Mehrheitsbeschluss des Ausschuss benannt. Die Anzahl der Mitglieder ist auf 24 begrenzt.

**Grundsätzliches und Einflussgrößen**

Technische Regelwerke wie z.B. VDI-Richtlinien, DIN-Normen sind keine Gesetze, jedoch rechtlich relevant und sind Mindestanforderungen als anerkannte Regeln der Technik.

Technische Regelwerke wie z.B. VDI-Richtlinien, DIN-Normen sind keine Gesetze, jedoch rechtlich relevant und sind Mindestanforderungen welche den aktuellen Stand der Technik als anerkannte Regeln darstellen.
Desweiteren greifen, wie bei allen technischen Produkten, -lösungen und –Installationen europäische und nationale Gesetze.

Im besonderen z.Bsp. für den OP-Bereich steht die DIN 1946-4 nicht als „Leuchtturm" alleine in der Brandung, sondern in Wechselwirkung und –beziehung mit diversen Gesetzen, Verordungen und Normen wie dem „Gesetz zur Verhütung und Bekämpfung von Infektionskrankheiten beim Menschen (**Infektionsschutzgesetz - IfSG**) in der Fassung von 2013 oder Veröffentlichungen der Kommission für Krankenhaushygiene und Infektionsprävention (**KRINKO**) am **RKI** (Robert-Koch-Institut). Oder auch ArbStättV „**Arbeitsstättenverordnung**" vom 12. August 2004 (BGBl. I S. 2179), zuletzt durch Artikel 4 der Verordnung vom 19. Juli 2010 (BGBl. I S. 960) geändert

Desweiteren greifen hier nachfolgend ein:
**DIN EN 12464-1:2011-08** „Licht und Beleuchtung - Beleuchtung von Arbeitsstätten - Teil 1: Arbeitsstätten in Innenräumen; Deutsche Fassung"; Sicherung der für den OP-Arbeitsbereich

# B Hygiene, IT und Energie

(OP-Tisch/ Sterilfeld) geforderten Beleuchtungsstärken mit bis zu 2.000 lux.
**DIN EN 13779:2007** „Lüftung von Nichtwohngebäuden – Allgemeine Grundlagen und Anforderungen für Lüftungs- und Klimaanlagen und Raumkühlsysteme"
**DIN EN 1822-1:2011** „Schwebstofffilter (EPA, HEPA und ULPA)"
**DIN EN ISO 14644** „Reinräume und zugehörige Reinraumbereiche"
**VDI 6022-2014** „Raumlufttechnik, Raumluftqualität. Hygieneanforderungen an RLT-Anlagen und Geräte"

Insbesondere die DIN EN ISO 14644 „Reinräume und zugehörige Reinraumbereiche" mit ihren diversen Teilen gilt als maßgebend für die Planung und Ausführung von Reinräumen und kann durch die DIN 1946-4 nicht unberücksichtigt bleiben.

Die dort wie auch in den adäquat beschriebenen Reinraumklassen gem. EG-GMP Leitfaden, Annex 1 finden in der OP-Lüftung Anwendung:

## „In dubio pro aegrolus" – Im Zweifelsfall für den Kranken

Bei allen normativen, technischen und monetären Disputen wie auch Meinungsverschiedenheiten sollte eines nicht aus dem Blickfeld verloren gehen: der Kranke, der Patient, dessen Genesung und Wohlergehen alle Maßnahmen letztendlich dienen. Und selbstverständlich auch und im besonderen dem Schutz der Mitarbeiter im Gesundheitswesen vor Ansteckung mit gefährlichen Keimen aller Art oder der gesundheitlichen Schädigung durch Dämpfe und Gase aus Behandlungen & Eingriffen.

Dazu heißt es auch im IfSG § 23 Abs.3 (Positive Vermutungsregel):

„Die Einhaltung des Standes der medizinischen Wissenschaft ... Wird vermutet, wenn jeweils die veröffentlichten Empfehlungen der KRINKO und der ART beim RKI beachtet worden sind." [6]

| ISO-Klassifizierungszahl (N) | Reinraumklassen nach ISO 14644-1 Partikel je m³; | | | | | | Klassifizierung der Reinheitsklasse gem. EG-GMP-Leitfaden, Annex 1 | Schutzgrad nach DIN 1946-4:2008-12 |
|---|---|---|---|---|---|---|---|---|
| | 0,1 µm | 0,2 µm | 0,3 µm | 0,5 µm | 1,0 µm | 5,0 µm | Betriebszustand* | SG$_x$ |
| ISO-Klasse 1 | 10 | 2 | | | | | | |
| ISO-Klasse 2 | 100 | 24 | 10 | 4 | | | | |
| ISO-Klasse 3 | 1.000 | 237 | 102 | 35 | 8 | | | |
| ISO-Klasse 4 | 10.000 | 2.370 | 1.020 | 352 | 83 | | | |
| ISO-Klasse 5 | 100.000 | 23.700 | 10.200 | 3.520 | 832 | 29 | A | 4 |
| ISO-Klasse 6 | 1.000.000 | 237.000 | 102.000 | 35.200 | 8.320 | 293 | | 3 |
| ISO-Klasse 7 | | | | 352.000 | 83.200 | 2.930 | B | 2 |
| ISO-Klasse 8 | | | | 3.520.000 | 832.000 | 29.300 | C | 1 |
| ISO-Klasse 9 | | | | 35.200.000 | 8.320.000 | 293.000 | D | |

**Die Klassifizierung der Reinraumklasse erfolgt demnach nach dem Reinheitsgrad der Luft.**

Definiert werden diese Reinheitsklassen gemäß EG-GMP-Leidfaden Annex 1 in Reinraumklasse B, C, D und A.
Wobei die Klasse A die höchste / reinste Stufe aufweist und die Reinraumklasse D die größte maximal zulässige Partikelkonzentration erlaubt.
Bis zur Klasse A dürfen keine Reinheitsklassen übersprungen werden. Es muss von Klasse D die Klasse C und B "durchlaufen" werden um die

* es wird zwischen Messungen im **Ruhezustand** und Messungen im **Betriebszustand** unterschieden. Relevant für eine Klassifizierung ist letztendlich das Ergebnis der Messungen im Betriebszustand einer Produktionsanlage.
Hierbei werden die max. erlaubte Zahl an Partikeln je m³ Raumvolumen um eine $1^{10}$ höher angesetzt.

Gemäß DIN EN ISO 14644-1 werden Reinräume basierend auf nicht zu überschreitenden Grenzwerten in Reinraumklassen eingeteilt.
Nach dieser Norm werden die Reinräume in die Klassen 1 bis 9 eingeteilt.
die Reinraumklasse 1 gilt hierbei wieder als die reinste, die Klasse 9 hat die höchste max. erlaubte Partikelkonzentration.

Ausgehend von einem Operationsraum der Reinraumklasse Ia nach DIN 1946-4:2008, abgenommen nach Anhang C „Schutzgradmessung", entspricht dieser bei einer erreichten Schutzwirkung 4,0 der ISO-Klasse 5 bzw. GMP-Klasse A (gemessen „in operation").

Bezüglich der Raumklassenfestlegung für die Operationsräume gibt es auch aus juristischer Sicht eine sogenannte „Vermutungsregel":
„Leiter medizinischer Einrichtungen (können sich) bei Beachtung der Empfehlungen (der KRINKO) nicht darauf verlassen, den Stand der

(…) Wissenschaft einzuhalten und sich nicht haftbar zu machen.
Vielmehr obliegt es ihnen zu prüfen, ob die Empfehlungen der Kommission aktualisiert und evidenzbasiert sind." [5]

Im Zuge juristischer Dispute wurde auch, im Rahmen eines Urteils durch das Verwaltungsgericht München, Beschluss vom 03.03.2012 (Az. M 18 S 11.5405) nachfolgend ausgeführt:
„Hierbei ist auch zu berücksichtigen, dass (…) die Empfehlungen des RKI keine verbindliche Festlegung des Standes der medizinischen Wissenschaft darstellen. (…) Der Gesetzgeber (…) wollte ihnen dabei (…) nicht eine Bedeutung dahingehend zumessen, dass sie den Stand der medizinischen Wissenschaft gleichsam zementieren. Deshalb hat er (…) nur eine positive Vermutungsregel aufgestellt, die (…) widerlegbar ist und die (…) nicht ausschließt, dass der Stand der medizinischen Wissenschaft auch bei Nichteinhalten der Anforderungen der Empfehlungen eingehalten wird."

Daraus kann schlussfolgert werden, wie groß zum einen die Verantwortung für die Mitglieder eines Normenausschuss ist, hier unter Beachtung aller Anforderungen technischer, hygienischer, aber auch rechtsstaatlicher Aspekte, eine anerkannte, anwendbare, praxisorientierte und dem aktuellen technischen Stand entsprechende Norm zu erarbeiten.
Desweiteren aber ebenso für die Anwender selbst wie TGA-Fachplaner, Krankenhaustechniker, Hygieniker und Projektleiter, daraus ableitend die richtigen Entscheidungen zu treffen.

Es verwundert deshalb nicht, dass im Zuge einer Aktualisierung einer DIN-Norm wie der DIN 1946-4, mit vielen kontroversen Diskussionen, erheblichem Zeitaufwand für mehrere Zusammenkünfte teils über 2 Tage, im Jahr für alle Mitglieder, nicht Monate sondern Jahre ins Land gehen, bis eine homogene und von allen tragbare Lösung gefunden und als Gelbdruck (Vorentwurf) zur Veröffentlichung kommt.

**Was ändert sich nicht?**

„Diese Norm gilt für den Betrieb der RLT-Anlagen nur dann, wenn sie nach dieser Norm geplant, gebaut und abgenommen wurden." [2]

Die Beruhigungspille für alle derzeit laufenden Projekte wird auch in der Neufassung Bestand haben. D.h. laufende Projekte müssen nicht komplett planerisch überarbeitet werden, sondern können, wenn nach der derzeit noch gültigen DIN 1946-4:2008-12 geplant wurde, auch so ausgeführt werden.

*5    Raumklassen und raumlufttechnische Anforderungen*[2]

Es wird auch in Zukunft 3 Raumklassen per Definition geben. Inwieweit sich hier die Begrifflichkeiten wie auch die technische Bezugsbasis ändern, ist in der Diskussion.

*6    Raumlufttechnische Komponenten*[2]

Hier erfolgt eine grundsätzliche Überarbeitung im Sinne einer praxisorientierten Vereinfachung der Anforderungen. Neue technische Entwicklungen finden Eingang in die Ausführungen.

*7    Anlagenqualifizierung und Abnahmeprüfung*[2]
*7.2    Anlagenqualifizierung*[2]

Hier erfolgt eine Anpassung an Forderungen der VDI 6022-2014.

*7.3    Technische Abnahmeprüfung*

In der entscheidenden Tabelle 2 gibt es keine marginalen Änderungen. In Tabelle 3 „Mindestumfang der hygienischen Abnahmeprüfung" gibt es weitergehende Änderungen welche nachfolgend erwähnt werden.

*8    Periodische Prüfung*

In diesem Teil der DIN 1946-4, gibt es, auch in Bezug auf die Tabelle 3 im Abschnitt 7.3 - angepasste Überarbeitungen. Bekannte und bewährte Prüfregularien wie das Mikrobiologische Monitoring sowie die Prüfung der Luftströmungsrichtungen sollen derzeit Bestand haben.

# B Hygiene, IT und Energie

## Was ändert sich?

### 7.3 Technische Abnahmeprüfung

Hier wird es, zum derzeitigen Diskussionsstand, die meisten Veränderungen geben. Insbesondere in der Tabelle 3 „Mindestumfang der hygienischen Abnahmeprüfung" sollen diese erfolgen.

Die gemäß Tabelle 3 und Anhang B (normativ) beschriebene „Visuelle Vorprüfung" [2] soll eine Veränderung erfahren im Sinne einer Erweiterung und Dokumentationsdetaillierung.

Aktuell heißt es noch: „Ziel der visuellen Vorprüfung ist eine qualitative Prüfung des Abströmverhaltens im Bereich TAV-Auslass, Leuchtendurchführung, OP-Leuchte und Satellit sowie der Abschirmung des Schutzbereiches mit Hilfe von Aerosolgeneratoren zur kontinuierlichen Herstellung von Aerosolen, welche Bild- bzw. Video dokumentierbar sind." [2]

Statt der bisher einsetzbaren, 2 differenten Abnahmeverfahren, ist in der Diskussion die Neufassung auf nur noch ein Verfahren zu fokussieren. D.h. die Verfahren, wie sie bekannt sind:

„Turbulenzgradmessung"[2] nach Anhang D (normativ) zur „...Überprüfung der Schutzwirkung des TAV-Auslasses durch turbulenzarme Luftströmung im Schutzbereich mit Hilfe einer Rastermessung."[2]

Markierung des Schutzbereichs     Eckpunkte TAV-Auslass

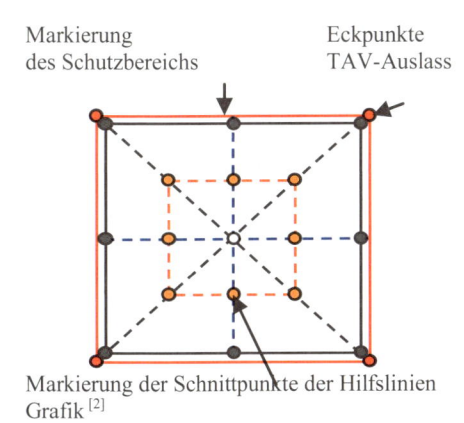

Markierung der Schnittpunkte der Hilfslinien
Grafik [2]

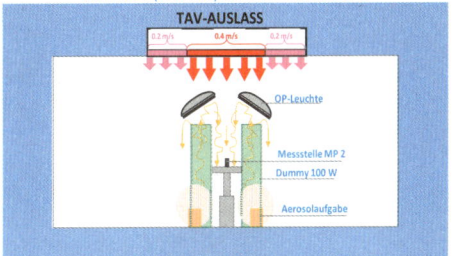

Desweiteren gemäß Anhang C (normativ) die sog. „Schutzgradmessung" [2] „Ziel der Schutzgradmessung ist die quantitative Bewertung der Schutzwirkung vor Lasteintrag von außen und innen in den Schutzbereich unter Berücksichtigung von Strömungsstörbkörpern und Kühllasten im Schutzbereich." [2]

Aus beiden Verfahren wird es eine homogene, praxisorientierte und an, bereits in der Reinraumtechnik (DIN EN ISO 14644) bzw. z. B. der ÖNORM bewährten, Abnahme- und Messverfahren orientierte neue Lösung geben.

Für Operationsräume der bisherigen Raumklasse I b wird diskutiert, die Anforderungen aufgrund negativer praktischer Tendenzen (Planung mit extrem geringen Luftwechselraten und Volumenströmen/ ungünstige Abströmungsverhältnisse) und Erfahrungen, zu erhöhen und z.B. die Erholzeit (Recoverytest) zu verkürzen.

## Literatur

[1] DIN 820-1:2014-6 Normungsarbeit – Teil1: Grundsätze
[2] DIN 1946-4:2008-12 Raumlufttechnik – Teil 4: Raumlufttechnische Anlagen in Gebäuden und Räumen des Gesundheitswesens, Dezember 2008
[3] DIN EN ISO 14644 „Reinräume und zugehörige Reinraumbereiche"
[4] VDI 6022-2014 „Raumlufttechnik, Raumluftqualität. Hygieneanforderungen an RLT-Anlagen und Geräte"
[5] NJW Neue Juristische Wochenzeitschrift 47/ 2011;
[6] IfSG Infektionsschutzgesetz (2011) Verwaltungsgericht München, Beschluss vom 03.03.2012 (Az. M 18 S 11.5405)

# MAQUET
## GETINGE GROUP

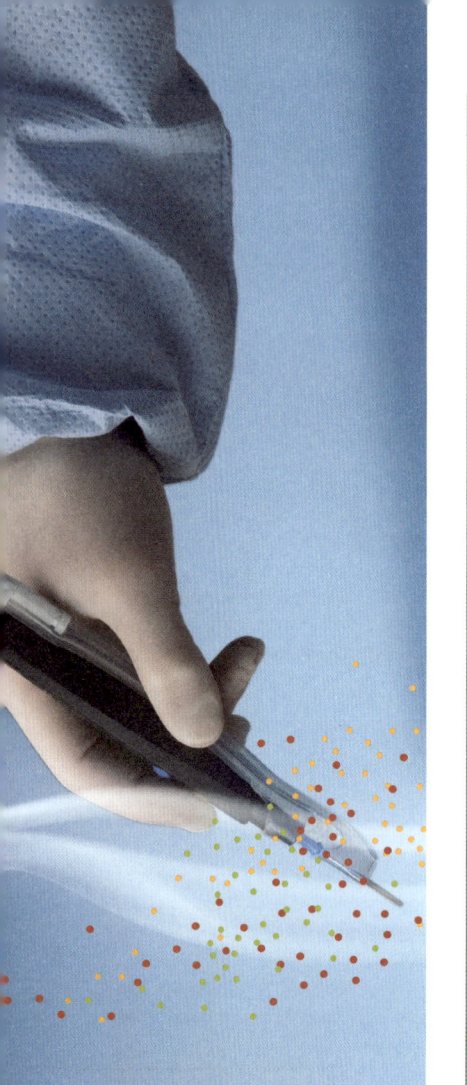

## FUMOVAC 900 schützt zuverlässig vor chirurgischen Rauchgasen

Die innovative Rauchgasabsaugung FUMOVAC 900 erfüllt alle Anforderungen der TRGS 525-09/2014 für den Einsatz moderner Ultraschall-, HF-, RF- und Laserchirurgie im OP. Die kompakte State-of-the-Art-Lösung überzeugt durch:

- hohe Leistungskapazität von bis zu 900 l/min im Turbobetrieb
- interaktives LCD-Display
- vierstufigen Hochleistungsfilter mit drei Eingängen
- umfassendes Zubehörprogramm

Maquet | The Gold Standard

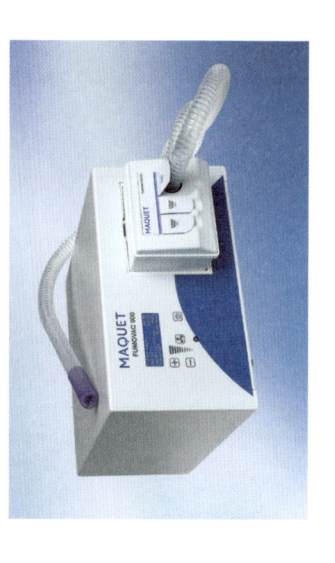

**Mit FUMOVAC 900 gehen Krankenhäuser auf Nummer sicher!**

Maquet 2015. ® MAQUET Eingetragenes Warenzeichen der MAQUET GmbH
Copyright by MAQUET, Rastatt 02/15 · Technische und konstruktive Änderungen vorbehalten.

MAQUET GmbH · Business Unit MEDAP · Kehler Straße 31 · 76437 Rastatt, Germany

www.maquet.de

# B Hygiene, IT und Energie

## Planung von OP-Lüftungsanlagen unter wirtschaftlichen Gesichtspunkten

A. Janz

DJM Planung GmbH, Hamburg, Deutschland

*Zusammenfassung*— *Krankenhäuser müssen sich in Zukunft ganzheitlich neu aufstellen, um den zunehmenden Herausforderungen (Finanzlage, Wettbewerbsdruck, veränderte Ansprüche der Patienten, Fortschritt in der Medizintechnik) gewachsen zu sein und um weiterhin eine optimale Gesundheitsversorgung gewährleisten zu können. Unter diesem Gesichtspunkt versteht die DJM Planung GmbH ihre planerische Aufgabe darin, als Teampartner für und mit dem Bauherrn bedarfsgerechte Modelle der OP-Lüftungssysteme unter wirtschaftlichen Gesichtspunkten zu planen.*

*Schlagwörter*— *Raumlufttechnik, Bauplanung OP, Umluftmodul, Energieeinsparung*

Grundlage stellen die damit einhergehenden Empfehlungen der Regelwerke der Technik dar.

In den nachfolgenden Ausführungen wird zur Entscheidungsfindung nur auf die Grundlagenermittlung und Vorplanung eingegangen.

Die Analyse der vom Bauherrn durchzuführenden Operationen in Zusammenarbeit mit dem Architekten, der Hygiene und der damit verbundenen Einteilung in die dafür bestimmten Operationssäle und OP-Lüftungssysteme stellt in der Planung die Herausforderung an Lösungen mit optimaler Ausstattung, Funktion, angemessenen Herstellkosten und niedrigen Betriebskosten dar.

## Grundlagenermittlung

Die Planung von OP-Lüftungssystemen unter wirtschaftlichen Gesichtspunkten beginnt unabhängig der Klassifizierung, hier 1a oder 1b, grundsätzlich mit der „Grundlagenermittlung".

Zunächst wird dem TGA-Planer ein „Architektengrundriss" zur Verfügung gestellt. Als weiteres ist der „OP-Katalog" dem TGA-Planer zu übergeben. Der „OP-Katalog" wird von dem „ärztlichen Direktor des jeweiligen Krankenhauses" erstellt und entsprechend unterschrieben. Aus diesem Musterkatalog geht hervor, welche Operationen in dem Krankenhaus und welche Operationen in den neu zu schaffenden Operationssälen durchgeführt werden sollen.

Dieser OP-Katalog wird mit der Unterlage „Einteilung nach Art der Operationen" verglichen. In der Regel wird dieses in der Zusammenarbeit mit der Hygienefachplanung gemeinsam durchgeführt. Im Vergleich beider Unterlagen kommt man sehr schnell auf die entsprechende Raumklasse, die gewählt werden muss.

Zu den Grundlagen sind weiterhin hinzuzählen die „Forderungen und Empfehlungen der Hygiene". In dieser Unterlage werden in der Regel Informationen aufgeführt über Größe des OP-Raumes, der Mindestgröße des TAV-Feldes, der Mindestgröße des Differenzialflurbereiches, Zuluftgeschwindigkeiten, Anordnung der Abluft, Umluft, Überströmung, Luftleitschürzen, ect, etc. Ferner stellen die entsprechenden Normen eine weitere Grundlage zur Planung dar. In diesem Fall die „DIN 1946 Teil 4", sowie die „Hygienerichtlinien".

Aus der Grundlagenermittlung würde in dem vorliegenden Fall hervorgehen, dass ein OP Klasse 1a geplant werden soll.

## Vorplanung OP-Lüftungssystem für OP 1a

Im Rahmen der weiteren Planung, an dieser Stelle die Vorplanung, erfolgt nach der Festlegung welcher OP geplant werden soll, die Festlegung des TAV-Deckenauslasssystems, die Ermittlung der Heiz- und Kühllasten; der Luftvolumenströme, Darstellung des Raumluftzustandes und die Aufstellung von Konzeptvarianten.

Nachfolgend wurden vier Varianten einer Betrachtung unterzogen. Die vier Varianten haben sich wie folgt unterschieden, und zwar:

- Variante 1.1: Außenluftgerät – Luftvolumenstrom 1.200 m³/h; Mischluftmodul mit einem Umluftanteil von 8.322 m³/h; Lufteinblasvolumenstrom 9.522 m³/h; Einblastemperatur 19,5°C

- Variante 1.2: Außenluftgerät – Luftvolumenstrom 2.400 m³/h; Luftmodul mit einem Umluftanteil von 7.122 m³/h; Lufteinblasvolumenstrom 9.522 m³/h; Einblastemperatur 19,5°C

- Variante 1.3: Außenluftgerät – Luftvolumenstrom 1.200 m³/h; Kompakt-TAV-Feld mit seitlich angeordneten Umluftmodulen inkl. Umluftkühler (trockener Betrieb); Lufteinblasvolumenstrom 9.522 m³/h; Einblastemperatur 19,5°C

- Variante 1.4: Außenluftgerät – Luftvolumenstrom 2.400 m³/h; Kompakt-TAV-Feld mit seitlich angeordneten Umluftmodulen, jedoch ohne Umluftkühler (trockener Betrieb); Lufteinblasvolumenstrom 9.522 m³/h; Einblastemperatur 19,5°C

Im Vergleich stellt man fest, dass die Herstellkosten von der Leistung des Außenluftgerätes und dem technischen Installationsaufwand den man betreiben muss, um den Luftvolumenstrom von der Lüftungszentrale in den OP zu fördern, abhängig sind. Hier zeichnen sich die Kompaktluftdecken aus, die die Umluftmodule inkl. der Lüftkühler (oder auch nicht) bereits in der Konstruktion endständig im OP beherbergen. Hier stellt man fest, dass sich die Herstellkosten deutlich reduzieren. Auch im Bereich der Betriebskosten heben sich die Anlagen besonders ab, die einen hohen Außenluftvolumenstrom, der thermisch aufbereitet werden muss, beinhalten. Auch hier stellen die Kompaktluftdecken, die den Umluftanteil direkt im OP umwälzen, sich hinsichtlich der Betriebskosten entsprechend günstig dar. Ferner wirken sich die niedrigen Druckverluste von ca. 55 Pa der Kompaktluftdecken energetisch positiv aus.

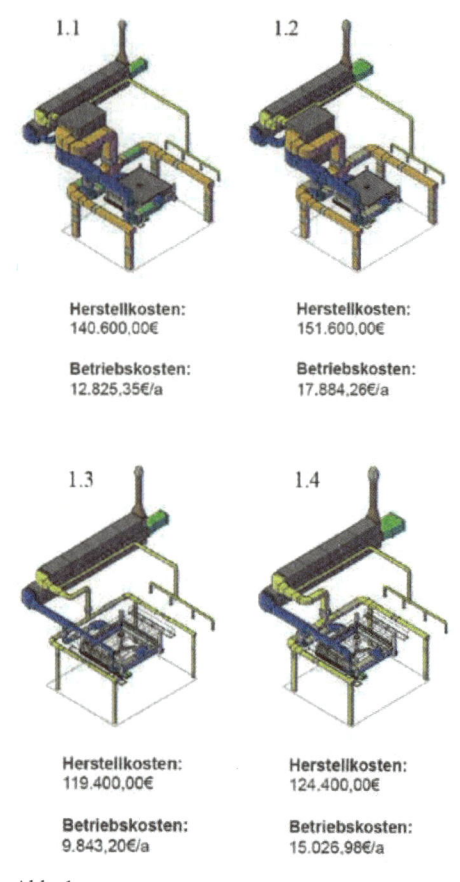

**1.1**
Herstellkosten: 140.600,00€
Betriebskosten: 12.825,35€/a

**1.2**
Herstellkosten: 151.600,00€
Betriebskosten: 17.884,26€/a

**1.3**
Herstellkosten: 119.400,00€
Betriebskosten: 9.843,20€/a

**1.4**
Herstellkosten: 124.400,00€
Betriebskosten: 15.026,98€/a

Abb. 1: Zusammenstellung der Varianten 1.1 bis 1.4.

Im Vergleich der Varianten 1.1 bis 1.4 stellt sich die Variante 1.3 als sowohl von den Herstellkosten als auch von den Betriebskosten als günstige Variante heraus. Hierzu ist jedoch eine wesentliche Anmerkung zu machen:

Im Falle des permanenten dauerhaften Betriebes mit kurzen Rüstzeiten stellt sich die Variante auf Grund der geringen Außenluftmenge als problematisch dar. Die Darstellung von Betriebsszenarien im HX-Diagramm haben gezeigt, dass mit dieser Anlage bereits nach vier Stunden der Behaglichkeitsbereich deutlich verlassen wird. An dieser Stelle wäre der Variante 1.4 mit einer erhöhten Aufbereitung der Außenluft dem Vorzug zu geben. Für den normalen Operationsbetrieb stellt jedoch die Variante 1.3 sich als sehr interessant dar.

Im Hinblick auf die „anderen Ortes" geführte Diskussion über Lüftungsanlagen für OP's nach 1a oder 1b wurden für die nachfolgende Betrachtung die gleichen Grundlagen für die Anlagen nach 1b wie für 1a zu Grunde gelegt, um auf diesem Wege einen Vergleich ableiten zu können.

**Vorplanung OP-Lüftungssystem für OP 1b**

Für die Betrachtung von Lüftungsanlagen in Operationssälen der Klasse 1 b ist die gleiche Verfahrensweise hinsichtlich der Planung anzusetzen wie bei der zuvor genannten OP-Klasse 1a.

Auch hier werden auch wieder mehrere Varianten miteinander verglichen, und zwar:

- Variante 2.1: Außenluftgerät – Luftvolumenstrom 1.200 m³/h; Einblastemperatur 19,5°C

- Variante 2.2: Außenluftgerät – Luftvolumenstrom 2.400 m³/h; Einblastemperatur 19,5°C

- Variante 2.3: Außenluftgerät – Luftvolumenstrom 1.200 m³/h; Mischluftmodul mit einem Umluftanteil von 1.200 m³/h; Lufteinblasvolumenstrom 2.400 m³/h; Einblastemperatur 19,5°C

- Variante 2.4: Außenluftgerät – Luftvolumenstrom 1.200 m³/h; kleiner für den turbulenten Betrieb ausgelegtes Deckenfeld mit einer Größe von 2,40 x 2,40 m mit integriertem Umluftventilator und – kühler (trockener Betrieb); Umluftvolumenstrom 1.200 m²/h; Einblastemperatur 19,5°C

Im Vergleich der Varianten zueinander fällt die Anlage Variante 2.1 auf. Die Anlage besticht zwar durch ihre niedrigen Herstell- und Betriebskosten, jedoch ist darauf hinzuweisen, dass lediglich ein Außenluftvolumenstrom von 1.200 m³/h zur Deckung aller Wärmelasten bei weitem nicht ausreichen wird. Hier wird man sehr schnell an die Grenzen des Systems stoßen und Raumlufttemperaturen von weit aus über < 26°C zu betrachten haben.

Verbleiben somit nur die Varianten 2.2 bis 2.4 in der engeren Auswahl. Die Variante 2.2 mit ihrem Außenluftanteil von 2.400 m³/h stellt die günstigste Variante hinsichtlich der Herstellkosten dar. Hin-sichtlich der Betriebskosten stellt sich jedoch die Variante 2.4 mit 8.569,07 €/a' in den Vordergrund. Vergleicht man nunmehr die Varianten 2.2 und 2.4 wird man im Rahmen einer Wirtschaftlichkeitsbetrachtung entsprechend feststellen, das sich die Variante 2.4 gegenüber der Variante 2.2 innerhalb von 3 Jahren amortisieren wird.

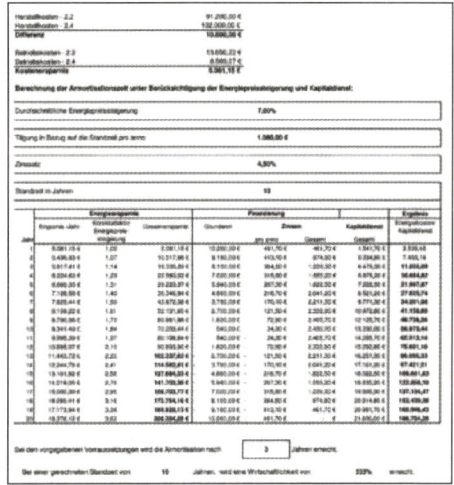

Abb. 2: Überschlägige Wirtschaftlichkeitsbetrachtung

Die Betrachtungen im Bereich des 1b-OP's innerhalb der Varianten 2.2 und 2.4 (Abbildung 3) ruft unweigerlich noch mal ein Rückgriff in die Betrachtung der OP's 1a nach sich. Es macht Sinn, an dieser Stelle noch einmal die gewählte Variante 1.3 (Abbildung 4) hinsichtlich der Herstell- und Betriebskosten zu betrachten.

**2.1**

Herstellkosten:
77.200,00€

Betriebskosten:
7.883,46€/a

Technisch nicht funktionsfähig und hygienisch bedenklich

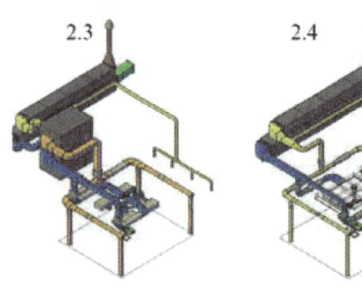

**2.2**

Herstellkosten:
91.200,00€

Betriebskosten:
13.650,22€/a

**2.3**

Herstellkosten:
110.200,00€

Betriebskosten:
10.154,46€/a

**2.4**

Herstellkosten:
102.000,00€

Betriebskosten:
8.569,07€/a

Abb. 3:
Zusammenstellung der Varianten 2.1 bis 2.4

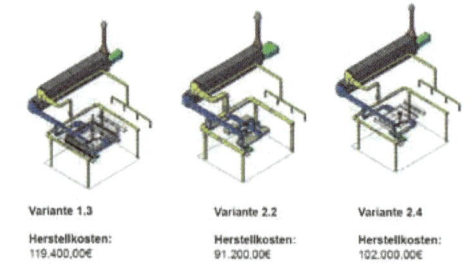

**Variante 1.3**

Herstellkosten:
119.400,00€

Betriebskosten:
9.843,20€/a

**Variante 2.2**

Herstellkosten:
91.200,00€

Betriebskosten:
13.650,22€/a

**Variante 2.4**

Herstellkosten:
102.000,00€

Betriebskosten:
8.569,07€/a

Abb. 4:
Gegenüberstellung der Varianten 1.3, 2.2 und 2.4

Auch die Variante 1.3 stellt sich gegenüber der Variante 2.2. hinsichtlich der Betriebskosten als günstigere Variante dar. Da die Variante 2.4 hinsichtlich des turbulenten Deckenfeldes schon den Weg aufzeigt in Richtung Felddecke zu wählen, stellt sich die Frage, ob der Betreiber nicht dahingehend besser beraten sei, ein Mehrinvest im Bereich der Herstellkosten auf sich zu nehmen und auch für den OP 1b auf Grund der auf der Hand liegenden Vorteile aus technischer Sicht ebenfalls die Technik eines 1a OP's zu installieren. Bessere Auslastungsmöglichkeiten der OP's eine verbesserte Unabhängigkeit bei möglichen Havarien einzelner Anlagen würden sich hier bei der OP-Abteilung eindeutig als Vorteil darstellen.

**Abschließend noch ein Hinweis zur Abschaltung von OP's bei Nichtnutzung.**

Aus dem Bereich der Hygiene werden die Hinweise immer deutlicher, dass ein OP-Lüftungssystem nicht unbedingt bei 50 % im Falle der Nichtnutzung gefahren werden muss.

Messungen haben ergeben, dass eine starke Verkeimung bei Nichtnutzung in der Form nicht nachweisbar ist. Eine Abschaltung von OP-Lüftungssystemen wird somit möglich.

Die Anlagen müssen vor OP-Betrieb den OP in einem Zeitfenster von mindestens 25 Minuten freispülen.

Auch bei dieser Betrachtung zeichnen sich die Kompaktluftdecken als energiesparend und effizient aus.

Auf Grund der großen Luftmenge die im Anfahrbetrieb ausschließlich durch Umluft möglich ist, wird innerhalb weniger Minuten der OP ohne großen Energieaufwand freigespült.

Eine Energieeinsparung von weiteren ca. 25 % ist möglich.

Es muss im Vorwege die betreffende OP-Abteilung, die Bereitschaft und die zur Verfügung stehenden Anlagen im Kontext geprüft werden.

Die Nachrüstung von luftseitigen Absperrklappen wären ggf. erforderlich, um die Strömungs- und Druckverhältnisse der Anlagen und Örtlichkeiten nicht umzukehren.

# B Hygiene, IT und Energie

**Abschließend noch ein Hinweis:**
Ca. 70 % der Operationen, die in der Unterlage „Einteilung nach Art der Operationen" aufgeführt sind, können in OP's Klasse 1b durchgeführt werden.
Unter diesem Gesichtspunkt sollte man die v. g. Betrachtungen nochmals wirken lassen.

**Quellennachweis:**

Auszug aus: Anhang zur Anlage zu Ziffern 5.1 und 4.3.3
Anforderungen der Hygiene beim ambulanten Operieren in Krankenhaus und Praxis
Bundesgesundheitsblatt 40 [1997] 361-365

Hybeta GmbH, Hygiene, Beratung, Technische Analysen

DIN 1946-4:2008
Raumlufttechnik - Teil 4: Raumlufttechnische Anlagen in Gebäuden und Räumen des Gesundheitswesen

DIN EN 12831:2003
Heizungsanlagen in Gebäuden, Verfahren zur Berechnung der Norm-Heizlast; Deutsche Fassung EN 12831:2003

VDI 2078 Blatt 1:2003
Berechnung der Kühllast klimatisierter Gebäude bei Raumkühlung über gekühlte Raumumschließungsflächen

VDI 2067 Blatt 1:2012
Wirtschaftlichkeit gebäudetechnischer Anlagen - Grundlagen und Kostenberechnung

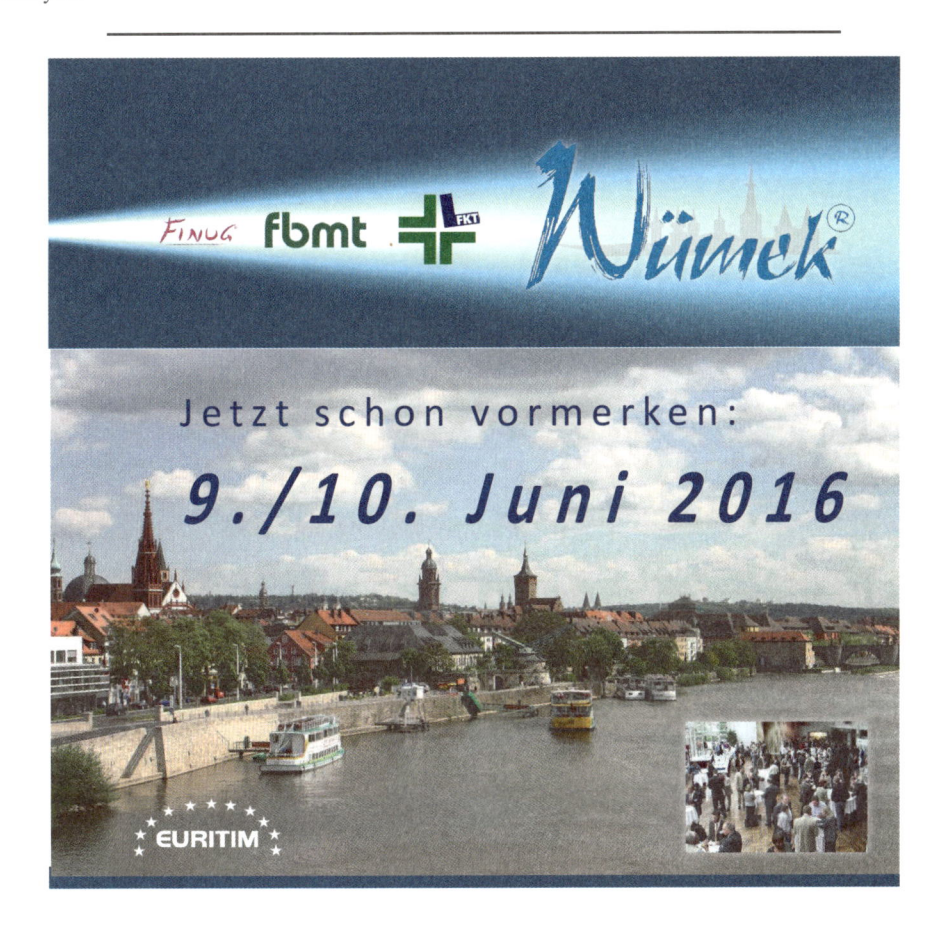

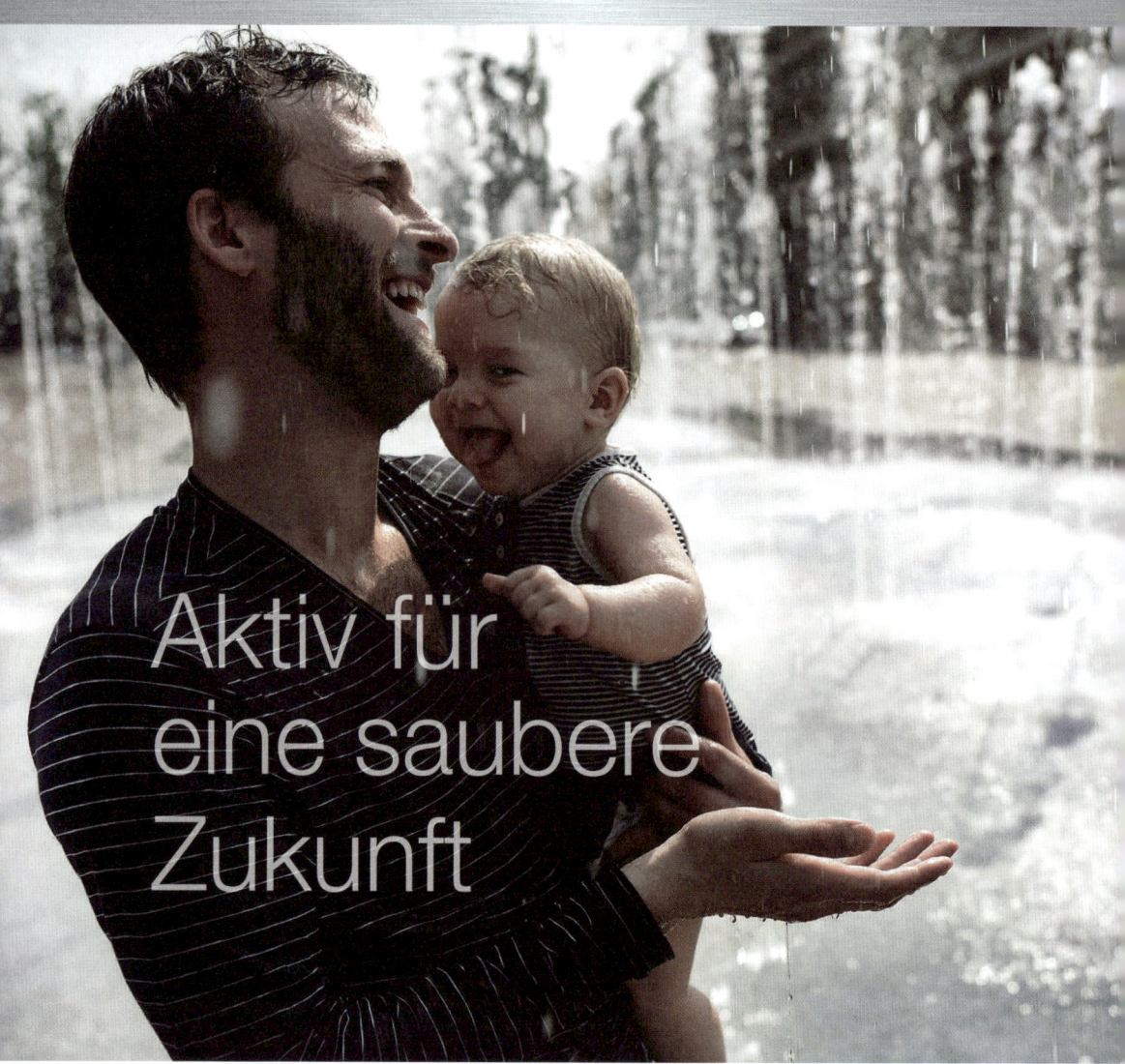

Professionelle Reinigungs- und Desinfektionstechnologie

**MEIKO**
Die saubere Lösung

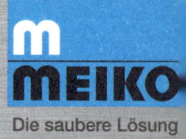

# Aktiv für eine saubere Zukunft

Ideen sprudeln, Grenzen fließen, Menschen unterschiedlicher Kulturen kommen zusammen und arbeiten gemeinsam an einer Vision: die Welt sauberer und hygienischer zu machen. Das ist MEIKO. Für Kunden weltweit entwickelt und fertigt MEIKO saubere Lösungen zum professionellen Reinigen und Desinfizieren. Vom Steckbecken über Urinflasche bis hin zur Atemschutzmaske: Unsere Reinigungs- und Desinfektionsgeräte und unser umfassender Service schaffen höchste Hygienesicherheit in Krankenhäusern, Pflegeeinrichtungen und Katastrophenschutz. Willkommen am MEIKO Brunnen – unser Markenzeichen für Hygiene und nachhaltigen Erfolg: www.meiko.de

**MEIKO** auf der
**WÜMEK 2015,**
Frankoniasaal,
**Stand-Nr. 59**

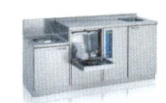

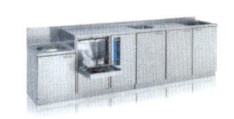

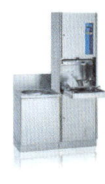

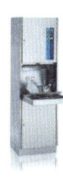

# Um die Ecke denken: Eine neue OP-Lüftung aus Schweden - Opragon

P. Schönauer [1], C. Bulitta[2], P. Ekolind [1],

[1]Avidicare AB, Schweden
[2]Ostbayerische Technische Hochschule Amberg-Weiden, Institut für Medizintechnik, Weiden i.d. OPf., Deutschland

***Zusammenfassung*** *Aufgrund der immer größer werdenden Probleme der Multiresistenz von Bakterien gegen Antibiotika sollte der Fokus mehr als je zuvor auf das Verhindern von Kontaminierungen unter anderem innerhalb des Operationssaals sein. In dieser Präsentation erfahren Sie mehr über die verschiedene Ansätze zwischen der deutschen DIN 1946-4 Standard und der schwedischen (SIS TS29: 2012). In Schweden hat die Firma Avidicare AB ein innovatives OP Lüftungssystem, vor allem für Operationen mit besonders hohem Infektionsrisiko, entwickelt. Das System basiert auf einem temperaturkontrollierten Luftstrom (TAF Technologie; Temperature controlled Air Flow) womit ultrasaubere Luft im gesamten Operationssaal erreicht werden kann.*

***Schlagwörter****: TAF Technologie; Temperature controlled Air Flow, Hybrid-OP, ultrasaubere Luft, KBE*

## Hintergrund

Bakterien können aus der Luft im Operationssaal in die Wunde oder auf Instrumente sedimentieren. Die Luftkeimzahl wird durch Freisetzung von anwesendem Personal oder durch Zufuhr aus benachbarten Räumen bestimmt. Der Patient und das Wundgebiet müssen vor diesen luftgetragenen, bakterienbelasteten Partikeln geschützt werden.

## Schwedischer Standard

Es gibt verschiedene Niveaus der zulässigen Menge KBE (Koloniebildende Einheit) in der Luft im Operationssaal während des Operationsbetriebs, je nach dem vorzunehmenden Eingriff. Gemessen wird $\leq 50$ cm von der Wunde und dem Instrumentiertisch[3]. Bei Eingriffen ohne Infektionsrisiko liegt die Grenze in Schweden bei $\leq 100$ KBE/m3, mit besonderer Schutzkleidung bei $\leq 50$KBE/m3. Um der Grenzwert $\leq 100$ KBE/m3 zu erreichen, verwendet man üblicherweise die so genannte turbulente Mischlüftung mit etwa 16-20 Luftwechsel pro Stunde. Dies ermöglicht die Anwesenheit von 8–10 Personen in konventioneller OP-Bekleidung während der Operation.

Infektionsgefährdete chirurgische Eingriffe stellen erheblich höhere Anforderungen an die Reinheit der Luft, so genannte besonders hochreine Luft. Bei der Durchführung solche Eingriffe (z. B. orthopädische Prothesenchirurgie, offene Thoraxchirurgie, Implantationen usw.) liegt die Grenze heute nach schwedischen Standard $\leq 10$KBE/m3, mit besonderer Schutzkleidung bei$\leq 5$KBE/m3. Es gibt außerdem eine n neuer Richtwert <5 KBE/m3, die immer häufiger verwendet wird.

Angesichts der rasch zunehmenden Antibiotikaresistenz kann die Möglichkeit nicht ausgeschlossen werden, dass die Grenze <1 KBE/m3 sprich Null-Vision bereits im kommenden Jahrzehnt gefordert wird.

Um KBE-Werte von unter 10 KBE/m3 zu erreichen, werden höhere Anforderungen an die Lüftung von Operationssälen gestellt.

## Opragon

Die Funktionsweise dieses Lüftungssystems lässt sich wie folgt beschreiben. Opragon versorgt den Schutzbereich mit leicht abgekühlter, HEPA-gefilterter Luft (Klasse H14) von einer externen Luftaufbereitungseinheit, die mit einem Heiz und Kühlregister ausgestattet ist. Die Zuluft wird über halbkugelförmige Luftduschauslässe (Luftmenge pro Auslass ca. 350 m3/h)-abgegeben und fällt auf den Boden, wo sie seitlich in den Raumecken abgesaugt wird. Entscheidend ist, dass die Temperatur der Zuluft über dem Schutzbereich kühler ist als die der äußeren Raumluft in dem Operationssaal. Die kalte Luft sinkt aufgrund ihrer höheren Dichte mit einer Geschwindigkeit, abhängig von diesem Temperaturunterschied. Durch die Installation von externen temperierbaren Luftduschauslässe außerhalb des Schutzbereichs entsteht eine separate stabile Temperaturzone. Hiermit kann ultrareine Luft <5KBE im gesamten Operationssaal erzielt werden, vorausgesetzt dass die übliche Hygiene eingehalten wird. Die Raumtemperatur wird durch zwei Temperatursensoren an den Wänden bestimmt, welche sich auf Höhe des OP-Tisches befinden. Der Durchschnitt der beiden Sensoren wird berechnet und spiegelt die Raumtemperatur wieder. Über die externen Luftduschauslässe wird die Raumtemperatur reguliert was auch den Einbau von extra Heizsystemen überflüssig macht. Die niedrigere Temperatur unter dem Opragon wird automatisch um den eingestellten Temperaturunterschied konstant gehalten. Um eine Fall-Geschwindigkeit der Zuluft von rund 0,25 m/s auf Höhe des Operationstischs zu gewährleisten sollte Erfahrungsgemäß der Temperaturunterschied um -1,5 bis maximal -2 °C liegen.

Die Anzahl Luftduschauslässe des Opragons sind von Produktsystem, Anwendungsgebiet und Größe des gewünschten Schutzbereichs abhängig. (Abb. 1-3)

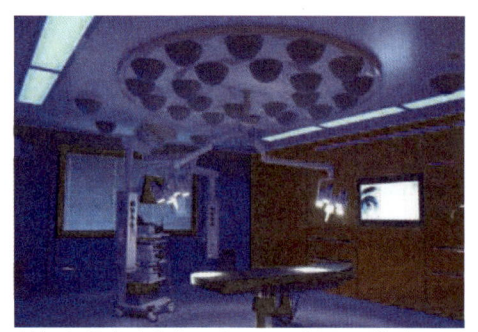

Abb. 1: Beispiel einer Opragon-22 Installation laut DIN 1946-4, 1a in einem OP in der OTH Amberg-Weiden.

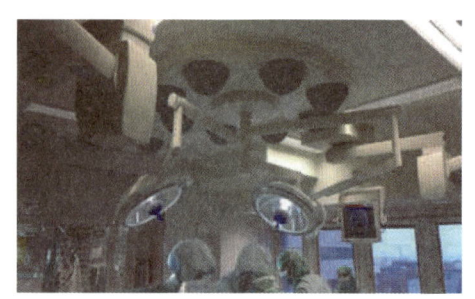

Abb. 2: Opragon-8 Installation in OP nach Schwedischen Standard, Universitätskrankenhaus Lund (SE)

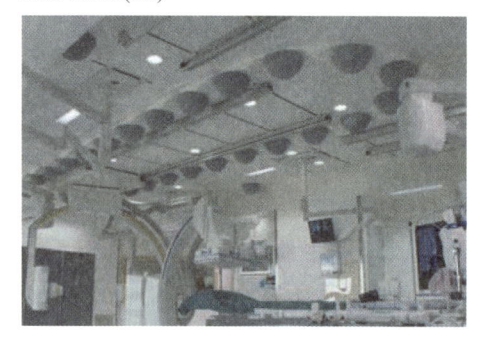

Abb. 3: Opragon Installation in einem Hybrid Operationssaal – Universitätskrankenhaus Lund

Bei Installationen von Opragon werden in der Regel alle Filterkomponenten so angebracht, dass sie von außerhalb des Operationssaals zugänglich sind. Dies bedeutet, dass erforderliche Wartung, z. B. der Austausch von Filtern, außerhalb des Operationssaals durchgeführt werden kann. Im Gegensatz zu Filtern die direkt an der Decke montiert sind, wird auf diese Weise das Risiko beseitigt, das im HEPA-Filter gesammelte Bakterien, Sporen, Schimmelpilze etc. während der Wartung im Operationssaal vorhandene Ausrüstung kontaminieren.

## Quellen

[1] Avidicare AB, www.avidicare.se
[2] Innovatives Lüftungskonzept für den OP Hochschule Amberg-Weiden B. Rußwurm, F. Magerl, S. Buhl, C. Bulitta
[3] SIS-TS 39: 2012

# C Krankenhaustechnik

## Krankenhaustechnik

- Sicherheit, Umwelt- und Management
- Facilitymanagement
- Krankenhausbau
- Energie

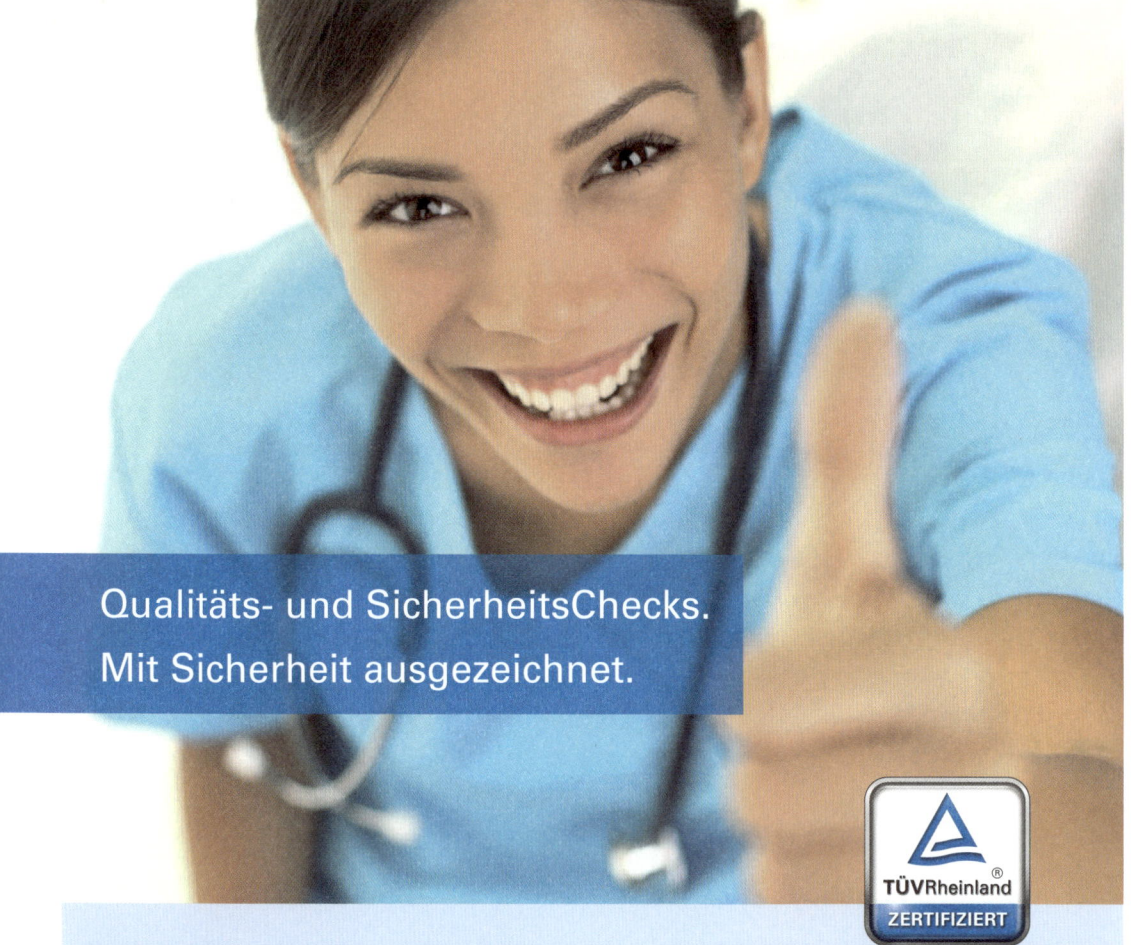

## Qualitäts- und SicherheitsChecks.
## Mit Sicherheit ausgezeichnet.

**Wirtschaftlich Risiken minimieren!**

Mit Dienstleistungen von TÜV Rheinland. Für das einwandfreie Funktionieren und den sicheren Einsatz Ihrer Medizintechnik.
- SystemChecks für „Eigenhersteller" von Medizinprodukten
- Messtechnische Kontrollen (MTK)
- Sicherheitstechnische Kontrollen (STK)
- Sicherheitstechnische Prüfungen nach DGUV Vorschrift 3.

TÜV Rheinland Industrie Service GmbH
Alboinstraße 56 · 12103 Berlin · Tel. 0800 844255-0 · mcs@de.tuv.com

www.tuv.com

**TÜVRheinland®**
Genau. Richtig.

# C Krankenhaustechnik

## Gefährliche Alleinarbeitsplätze: Personen-Notsignalanlagen schaffen Sicherheit

W. Pude

Berufsgenossenschaft für Gesundheitsdienst und Wohlfahrtspflege

*Zusammenfassung—Übergriffe auf Beschäftigte können eine hohe Gefährdung darstellen. Arbeitet der Beschäftigte allein, liegt ein gefährlicher Alleinarbeitsplatz vor, der gemäß Unfallverhütungsvorschrift 1 überwacht werden muss, wenn die Sicherheit nicht anders gewährleistet werden kann.*

*Eine Möglichkeit der Absicherung wären Personen-Notsignalanlagen.*

*Schlagwörter—* Personen-Notsignalanlagen, DGUV 1, BGR 139

### Einleitung / Rechtsgrundlagen

Übergriffe auf Beschäftigte sind Arbeitsunfälle, um die sich die Berufsgenossenschaften kümmern müssen. Diese Unfälle sind also auch durch die Unternehmen zu melden, wenn sie zu mehr als drei Tagen Arbeitsunfähigkeit führen. Das gilt nicht nur für körperliche, sondern auch für erlittene seelische Schäden.

Der Unternehmer hat diese Risiken in der im §5 ArbSchG und in der DGUV 1 geforderten Gefährdungsbeurteilung zu erfassen, anderenfalls könnten die Staatsanwaltschaften Klage wegen Unterlassung erheben, wie sich in der Vergangenheit schon gezeigt hat. Grundlage dieser Gefährdungsbeurteilung sollte die sogenannte „Rettungskette" sein, ein in der Rechtsprechung seit langem bewährter Grundsatz der aussagt, dass jedem Beschäftigten nach einem vorhersehbaren Arbeitsunfall, bei dem der Verunfallte sich möglicherweise nicht mehr selber melden kann, binnen 15 Minuten wirksame Erste Hilfe zuteilwerden muss.

Dazu muss dieser Vorfall aber erst einmal bemerkt werden.

Bei der Einschätzung der Risikohöhe kann man sich an der noch zu beschreibenden BGR 139 orientieren.

### Überwachungsmöglichkeiten

Allgemein werden Unfälle in den Betrieben des Gesundheitswesens rechtzeitig bemerkt. Es gibt aber auch Arbeitsplätze, in denen das möglicherweise nicht der Fall ist. Beispielsweise in der Pflege im Patientenbad: da kann eine Versorgung schon einmal 20 Minuten dauern, d.h. keine Kollegin, kein Kollege würde rechtzeitig von einem Übergriff Kenntnis erhalten. Ähnlich sieht es möglicherweise abends in der Röntgenabteilung aus und in vielen Bereichen der Nachtwache.

Zur Einhaltung der genannten Rettungskette gibt es nun organisatorische und technische Möglichkeiten. Die organisatorischen Lösungen, wie vereinbarte Rückrufe oder Doppelbesetzung bei kritischen Patienten haben den Nachteil, dass sie nicht zuverlässig eingehalten werden.

Eine Kameraüberwachung scheitert in der Pflege gewöhnlich am Datenschutz. Die BGR 139 beschreibt die Einsatzmöglichkeiten der Personen-Signalanlagen. Diese am Körper zu tragenden Geräte haben wahlweise Sensoren, die Bewegungslosigkeit, Stürze oder Fluch melden. Wichtig ist auch zu untersuchen, wo der Alarm aufläuft und wann welche Hilfe kommt.

©2015 Euritim Bildung + Wissen GmbH & Co. KG

All dies kann mit einer Berechnungsformel aus der BGR 139 beurteilt werden.

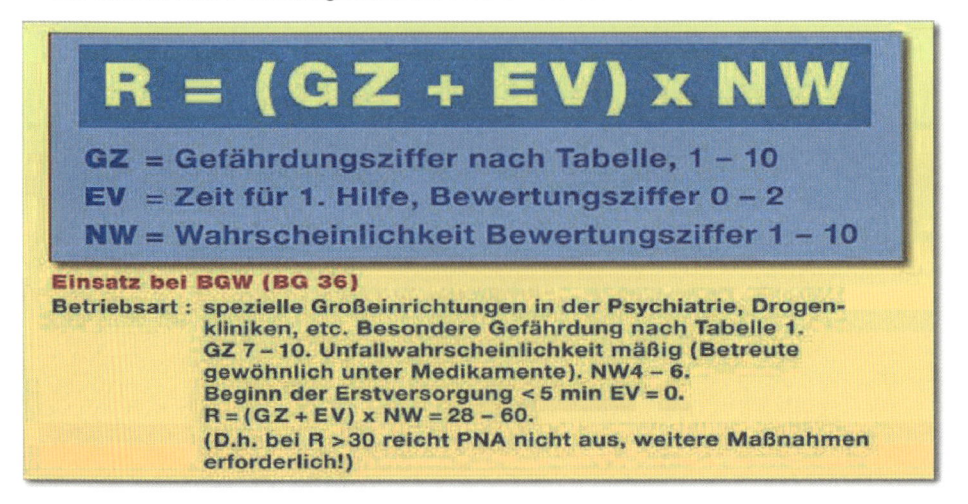

$$R = (GZ + EV) \times NW$$

GZ = Gefährdungsziffer nach Tabelle, 1 – 10
EV = Zeit für 1. Hilfe, Bewertungsziffer 0 – 2
NW = Wahrscheinlichkeit Bewertungsziffer 1 – 10

**Einsatz bei BGW (BG 36)**
Betriebsart : spezielle Großeinrichtungen in der Psychiatrie, Drogenkliniken, etc. Besondere Gefährdung nach Tabelle 1. GZ 7 – 10. Unfallwahrscheinlichkeit mäßig (Betreute gewöhnlich unter Medikamente). NW4 – 6. Beginn der Erstversorgung < 5 min EV = 0.
R = (GZ + EV) x NW = 28 – 60.
(D.h. bei R > 30 reicht PNA nicht aus, weitere Maßnahmen erforderlich!)

Abb. 1: Risikobeurteilung – Arbeitsplatzbeurteilung nach 3.2.2.BGR 139

Zugegeben, diese Systeme sind teuer. Aber eine Lösung muss der Unternehmer finden, wenn er im Schadenfall keine Anklage wg. Unterlassung riskieren möchte.

## Chlorfrei kühlen: welche Kältemittel sind noch erlaubt, wohin geht der Trend?!

Dr. J. O. Blachutzik

TEGA - Technische Gase und Gasetechnik GmbH,
Würzburg

*Zusammenfassung* - *In den kommenden Jahren wird neben dem bereits geltenden Verbot für chlorhaltige Kältemittel ebenfalls ein stufenweiser Ausstieg aus hoch klimaschädlichen fluorierten Treibhausgasen (F-Gasen) erfolgen. Geregelt wird dieser Ausstieg durch die EU-Verordnung Nr. 517/ 2014. So werden ab dem Jahr 2020 einige weitverbreitete Kältemittel wie beispielsweise R404A gänzlich vom Markt verschwinden. Der Vortrag wird wichtige Auswirkungen der EU-Verordnung auf die Kälte- und Klimabranche zum Thema haben als auch die Frage behandeln, wohin der Trend bei den sog. „Kältemitteln der neuen Generation" bereits geht und zukünftig führen könnte.*

*Schlagwörter* – *EU-Verordnung Nr. 517/2014, F-Gase, Kältemittel der neuen Generation.*

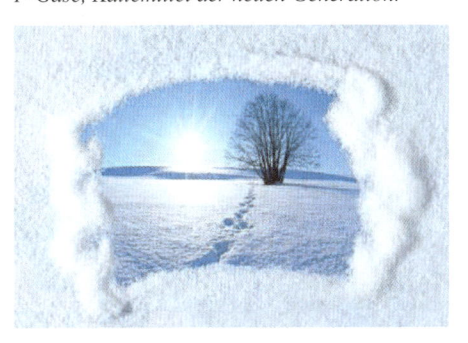

### Verbot chlorhaltiger Kältemittel

Die meisten der europaweit eingesetzten chlorhaltigen Kältemittel (H-FCKW´s) wurden in den vergangenen Jahren aufgrund der ozonschädigenden Wirkung nach und nach aus dem Verkehr gezogen. Doch damit nicht genug - so forciert der Gesetzgeber ebenfalls die stufenweise Reduktion von hoch treibhauswirksamen, fluorierten Gasen - die sogenannten F-Gase (H-FKW´s). Unter die F-Gase fallen viele der gängigen Kältemittel, wie beispielsweise R134a, R404A, R407C, R407F, R410A, R422A, R422D, R438A oder auch R507. Sowohl chlor- als auch fluorhaltige Kältemittel tragen nach wissenschaftlich weitestgehend akzeptierten Modellen zur Erderwärmung bei. Diese Verbindungen besitzen zum Teil sehr hohe Treibhauspotentiale, auch weil sie für Jahre stabil in der Erdatmosphäre verbleiben. Die Einstufung der Kältemittel hinsichtlich Ihrer Klimaschädlichkeit erfolgt anhand ihrer GWP (engl.: "global warming potential"; dt: Treibhauspotential)-Werte. Das GWP-Potenzial eines Kältemittels wird dabei stets in Bezug auf ein Kilogramm Kohlenstoffdioxid ($CO_2$) ermittelt, welches per Definition den GWP-Wert von 1 besitzt.

### Die Verordnung (EU) Nr. 517/ 2014

In diesem Zusammenhang trat nun am 01. Januar diesen Jahres die vielbeachtete und bereits im Vorfeld gefürchtete Verordnung (EU) Nr. 517/ 2014 in Kraft - die sogenannte F-Gase Verordnung. Diese Verordnung wurde mit dem Ziel erlassen, die Emission fluorierter Treibhausgase in den kommenden fünfzehn Jahren drastisch zu verringern. Und die Verordnung verfehlt ihre Wirkung nicht - schon im ersten Stadium der sich über die kommenden Jahre hinziehenden stufenweisen Emissionsreduktion führt deren Einführung zu weitreichenden Veränderungen in der Kältemittel- und Klimabranche - und zwingt einen ganzen Wirtschaftszweig nun dazu, ernsthaft über Alternativen nachzudenken - und zu handeln.

Die in der Verordnung forcierte, stufenweise Reduktion der F-Gase in der EU ab 01.01.2015:

| Jahr | Reduktion |
|---|---|
| 2015 | 100 % |
| 2016 – 2017 | 93 % |
| 2018 – 2020 | 63 % |
| 2021 – 2023 | 45 % |
| 2024 – 2026 | 31 % |
| 2027 – 2029 | 24 % |
| 2030 | 21 % |

Quelle: Bundesministerium für Umwelt, Naturschutz, Bau und Reaktorsicherheit

Da der Umstieg auf weniger klimaschädliche Kältemittel zumeist mit höheren Beschaffungskosten einher geht, die Unternehmen im Sinne der Wettbewerbsfähigkeit jedoch dazu angehalten sind Kosten zu verringern, wird zumeist das große Gesamtziel aus den Augen verloren, welches bereits in den Achtziger und Neunziger Jahren im Montreal-, bzw. im Kyoto-Protokoll Einzug erhielt - nämlich die Begrenzung des weltweiten Temperaturanstieges erdnaher Luftschichten und der Meere auf maximal 2°C bis zum Jahr 2050. Die F-Gase-Verordnung ist der europäische Beitrag hierzu und soll Anreize zur Emissionsreduktion schaffen, indem man Alternativen anstelle hoch treibhauswirksamer F-Gase verwendet.

## Umgang mit hoch treibhauswirksamen F-Gasen

Bei der Planung und Auslegung neuer Anlagen ist die Wahl eines geeigneten klimafreundlichen Kältemittels kein Problem. Doch was ist mit älteren Anlagen, die einwandfrei funktionieren und beispielsweise noch mit dem nun gänzlich verbotenen R22 befüllt sind? Auch im Falle von Anlagen, die mit R404A als Kältemittel betrieben werden, ist gemäß F-Gase Verordnung ein Verkaufs- sowie Nachfüllverbot ab dem Jahr 2020 vorgesehen - denn ab dann greift eine weitere Reduktionsstufe: ein Verbot für Kältemittel mit einem GWP größer 2500.

## Wohin geht der Trend

Die großen Kältemittelhersteller reagierten im Vorfeld auf die Verordnung und brachten bereits eine ganze Armada neuer Kältemittel auf den Markt, mit vielsagenden Markennamen wie Chemours® Opteon™ XP oder auch Honeywell Solstice® - und die Tendenz an neuen Kältemitteln ist ganz klar: steigend. Auch in diesem Jahr werden gänzlich neue Kältemittelsorten auf dem Markt erscheinen. Aber was muss man bei der Umrüstung von Anlagen beachten? Welche Voraussetzungen muss ein „Kältemittel der nächsten Generation" mitbringen um sich im Markt zu behaupten? Welche Kältemittel werden sich künftig durchsetzen? Kurz: wohin geht der Trend?

## Katastrophenschutz – Stromlos weiterfunktionieren

M. Thalmayr

kma medien in Georg Thieme Verlag GmbH, Berlin

**Thomas Flügel, Charité Universitätsmedizin Berlin, befasst sich in seinem Wümek-Vortrag „Blackout – Bereiten Sie sich auf einen längeren Stromausfall vor!" mit der hier erläuterten Fragestellung.**

Nach einer Studie des Allianz Zentrums für Technik (AZT) werden Stromausfälle häufiger, länger und regional ausgedehnter. Krankenhäuser und Kommunen sollten darauf vorbereitet sein, auch mehrere Tage ohne Stromversorgung aus dem öffentlichen Netz über die Runden zu kommen. Dazu brauchen sie vor allem eins: Diesel.

In den Krankenhäusern werde zu wenig darüber nachgedacht, dass sie im Fall eines Katastrophenereignisses unter Umständen nicht nur medizinisch sondern auch versorgungstechnisch gefordert seien, warnt Thomas Flügel, Technischer Leiter an der Berliner Charité. Ein Massenanfall an Verletzten unterschiedlichster Schweregrade – alles kein Problem und bestens organisiert. Doch wie sieht es aus, wenn das Krankenhaus selbst mit betroffen ist?

„Man stelle sich nur vor", spinnt Flügel den Faden weiter, „dass zu einem größeren Ereignis, das den vollen Einsatz des Krankenhauses fordert, auch noch ein technisches Problem kommt. Der Strom fällt aus, die Telefone und Computer streiken, es fließt kein Wasser mehr. Jetzt braucht der Krankenhausdirektor jede Hand. Wohl dem, der noch eigenes mit den örtlichen Gegebenheiten und den technischen Anlagen vertrautes Personal hat und nicht nur Serviceverträge hoch halten und mit juristischen Konsequenzen drohen kann. Wenn´s dumm läuft, sind die wenigen Techniker der vertraglich gebundenen Servicefirma aber längst in einer anderen Liegenschaft eingebunden. Weil sie sich zufällig gerade dort aufhalten, weil deren Betreiber die besseren Verträge hat oder schlicht besser zahlt. Die Wasserwerke haben ihre Tankwagen in die Wohngebiete geschickt, aus denen gemeldet wurde, dass sich Bevölkerungsteile bereits zusammenrotten, um in den nächsten Supermärkten die Mineralwasservorräte zu plündern. Diesel für die Notstromaggregate steht nicht zur Verfügung. Es wird für die Polizeieinsätze und Feuerwehrwagen benötigt, die wegen der vielen Brände – aufgrund des Stromausfalls kommen vermehrt Kerzen zum Einsatz – im Dauereinsatz sind."

> **Stromtourismus**
>
> „Wenn Krankenhäuser bei einem länger anhaltenden Stromausfall zu den wenigen Gebäuden gehören, in denen noch das Licht brennt, in denen es warm und noch einigermaßen behaglich ist, dann werden die Menschen zu tausenden mit Fernsehern und Radios, Wasserkochern und Flaschenwärmern für ihre Babys, mit Auflagegeräten für ihre Handys, Rasierapparaten, … die Krankenhausflure stürmen und bevölkern", prophezeit Flügel. Wem dieses Szenario nur ein müdes Lächeln entlockt, der sei auf die letzte erst einige Jahre zurückliegende Flutkatastrophe am Mississippi verwiesen, wo die Krankenhäuser mit eben diesem Problem zu kämpfen hatten, und wo die Stromnetze der Krankenhäuser dadurch gnadenlos überlastet waren und schließlich zusammenbrachen. Auch wie sie mit diesem Problem umgehen möchten, sollten sich die Krankenhäuser daher im Vorfeld überlegen. Solange man es noch in Ruhe tun kann. Im Notfall muss man die Häuser wohl für den Publikumsverkehr schließen."

Was auf den ersten Blick wie die Blüten einer zu lebhaften Fantasie oder einer von diesen reißerischen Katastrophenfilmen klingt, ist ein durchaus reales Szenario. Flügel ist kein apokalyptischer Schwarzseher. Er bereitet sich und sein Krankenhaus lediglich auf die mögliche Verkettung mehrerer unglücklicher Umstände vor, wie sie nicht zuletzt auch Sachversicherer für immer wahrscheinlicher halten. Denn:

## Unsichere Stromnetze

Die Stromnetze in Deutschland entwickeln sich mehr und mehr zur Achillesferse. Die großen Stromkonzerne kommen mit dem erforderlichen Ausbau nicht mehr nach. So hat sich die Anzahl kritischer Situationen im Stromnetz nach einem Bericht der Vattenfall Europe Transmission deutlich erhöht: Von 80 Tagen im Jahr 2006 auf 155 Tage im Jahr 2007. Auch die RWE Transportnetz Strom GmbH räumt ein, dass die Belastungsgrenze immer häufiger erreicht werde. Das Allianz Zentrum für Technik (AZT) warnt deshalb vor einer weltweit wachsenden Gefahr durch Stromausfälle. Die Ursachen dafür liegen nach Einschätzung des Versicherers im steigenden Strombedarf, oft überalterten Kraftwerken und Netzen, der Komplexität der Netze sowie zunehmenden Wetterextremen. Die Ausfälle werden häufiger, länger und regional ausgedehnter.

Die Auswirkungen der atomaren Katastrophe in Fukushima sind in diese Prognosen noch gar nicht eingeflossen. Man müsse aber weder Hellseher noch Mathematiker sein, um abzusehen, dass der schnelle Ausstieg aus der Atomenergie zusätzliche Risiken für die Zuverlässigkeit der Stromversorgung in unserem Land aufwerfe, meint Flügel. Darüber hinaus auch fossile Brennstoffe wie Stein-, Braunkohle oder Gas zu verteufeln und sich in eine Abhängigkeit von Wind und Sonne zu begeben, hält er für eine „Grüne Utopie".

## Kraftstoffversorgung sicherstellen

Fast alle Infrastrukturen hängen heute von einer zuverlässigen Energie- und Stromversorgung ab. Kommt es zu einem Stromausfall, erhält im Krankenhaus zunächst natürlich eine Notstromversorgung den Betrieb aufrecht. Bei länger anhaltenden Pannen werden aber auch hier Probleme entstehen. In der Regel reichen die Batteriekapazitäten oder Tankreserven nämlich nur für einen Betrieb zwischen drei Stunden, zum Beispiel bei Basisstationen von Mobilnetzen, bis maximal 24 Stunden in Krankenhäusern. Nur wenige Rechenzentren verfügen über Reserven für 72 Stunden im Notstrombetrieb.

Zur Aufrechterhaltung der Notstromversorgung bei länger anhaltenden Stromausfällen muss also für Treibstoffnachschub gesorgt sein. Zusammen mit Vertretern aus Politik, Behörden, Feuerwehr, THW, Sicherheitsindustrie und Energieversorgern tüftelt Flügel derzeit an einem Konzept für eine im Notfall funktionierende Versorgung mit Kraftstoff als wichtigem und grundlegendem Bestandteil „seines" Katastrophenmanagements an der Berliner Charité.

### Krisenhandbuch Stromausfall

Um die Herausforderungen eines großflächigen, lang anhaltenden Stromausfalls in Baden-Württemberg in der Realität erfolgreich meistern zu können, wurden im Rahmen eines Projektes das Krisenmanagement von Stromausfällen detailliert untersucht und Handlungsempfehlungen zur Vorbereitung auf und die Bewältigung von Stromausfällen erarbeitet. Aufgrund der Zusammensetzung des Projektkonsortiums war es möglich, sowohl behördlichen und privatwirtschaftlichen als auch wissenschaftlichen Sachverstand in das Projekt einzubringen und zentrale Aspekte der Zusammenarbeit mit Betreibern kritischer Infrastrukturen im Krisenmanagement besonders zu berücksichtigen.

Als handfestes für jeden zugängliches Ergebnis dieses Projektes hat das Bundesamt für Bevölkerungsschutz und Katastrophenhilfe gemeinsam mit dem Land Baden-Württemberg, der ENBW AG und dem Karlsruher Institut für Technologie das „Krisenhandbuch Stromausfall" herausgegeben. Dieser praxisorientierte Leitfaden hilft bei der Vorbereitung auf Stromausfälle ebenso wie beim Krisenmanagement und der Nachbereitung dieser immer wahrscheinlicher werdenden Szenarien. Es ist für Krisenmanager in Behörden, Energieversorgungsunternehmen und anderen Unternehmen aus dem Bereich kritische Infrastrukturen entwickelt worden.

Zunächst musste er feststellen: Die wenigsten Organisationen verfügen heute über eine eigene krisensichere Kraftstoffversorgung. Selbst die Polizei, das THW, das in großer Zahl mobile Notstromaggregate (die aber nur dann funktionieren, wenn sie mit Diesel betankt werden) zur

# C Krankenhaustechnik

Verfügung stellen kann, und die Feuerwehr sind auf die Kraftstoffversorgung durch öffentliche Tankstellen angewiesen. Diese stehen im Fall eines flächendeckenden Stromausfalls für die Versorgung mit Kraftstoffen aber nicht mehr zur Verfügung. Die Zeiten, in denen ein Ventil aufgedreht wurde und Diesel in einen Kanister tröpfelte, sind längst vorbei. Ohne Strom gibt es kein Diesel. Ohne Strom gibt es keine Abrechnung für die Mineralölsteuer, keinen Diebstahlschutz, keinen Lieferschein und keine Rechnung.

Da Tankstellen keinerlei Notstromversorgung haben, bleibt der Kraftstoff bei Stromausfall in den Tanks. Es besteht derzeit auch keine Möglichkeit Notstromaggregate an die Tankstellen anzuschließen und sie damit zu betreiben. Die Tankstellen sind technisch nicht darauf vorbereitet. Für die Belieferung von Notstromaggregaten im Fall eines länger dauernden Stromausfalls muss der nötige Kraftstoff daher in Tanklagern vorrätig sein und auch ausgeliefert werden können. Dazu müssen die Speditionen über die Bedarfe informiert und der Einsatz ihrer Tankfahrzeuge koordiniert werden können. Zusätzlich verschärft sich die Situation noch dadurch, dass natürlich alle Notstromaggregate zur selben Zeit anspringen und dann auch zu selben Zeit wieder betankt werden müssen. Das stellt hohe Anforderungen an das zu entwickelnde Logistik- und Kommunikationskonzept.

Das Gesamtziel des Vorhabens in Berlin besteht nun darin, ein System zu realisieren, das bei Stromausfall in der Lage ist, die Kraftstoffversorgung sowohl für die betriebenen Notstromaggregate als auch für die Fahrzeuge der Einsatz- und Rettungskräfte so lange wie erforderlich sicherzustellen und damit den Totalausfall dieser Systeme zu verhindern.

## Mangelndes Problembewusstsein

„Es gibt inzwischen verschiedene Lösungsansätze, mit denen Abhilfe geschaffen werden kann und die es erlauben könnten, die beteiligten Akteure in einem Notfall so zu vernetzen – der Aufbau eines unabhängigen Funknetzes, das auch bei Stromausfall weiterfunktioniert ist hier zentrales Thema –, dass eine Kommunikation möglich ist", berichtet Flügel. Spruchreif sei das Ganze im Augenblick aber noch nicht.

Denn: Gemeinsam mit Feuerwehr und Katastrophenschutzbehörden hat der ambitionierte Technische Leiter momentan viel mehr damit zu kämpfen, dass niemand solche Katastrophenszenarien in Deutschland überhaupt für möglich hält und immer wieder unterstellt wird, dass solche Notfälle nur im Interesse von großen Energiekonzernen thematisiert werden.

Inzwischen sind deshalb auch Wissenschaftler verschiedener Hochschulen beteiligt, um einen möglichst neutralen Ansatz für die Betrachtung der ebenso komplexen wie brisanten Thematik zu finden. Der Kreis derjenigen, die sich damit beschäftigen, werde zum Glück größer, so Flügel. Wenn dann auch noch die Hürde übersprungen werden kann, solche Katastrophenhilfe auch dort zu organisieren, wo sie dann einmal gebraucht werden könnte, dann wäre es nahezu perfekt. Derzeit wird Katastrophenhilfe in jedem Bundesland extra geplant. Ob die Katastrophe dann auch weiß, dass sie sich auf ein Bundesland beschränken soll?

## Quelle:

Mit freundlicher Genehmigung übernommen aus kma krankenhaustechnik vom Juli 2011

# sn@p•consult in•
Systemnahe Anwendungsprogrammierung und Beratung Gn

## Wir schließen die Lücke!  Wümek Stand Nr. 33

Unsere Lösungen orientieren sich an den Dokumentationserfordernissen sicherheitsrelevanter Technik und erfüllen die operativen Anforderungen des Anlagen-, Gebäude- und Gerätemanagements.

Mit Hilfe unserer Lösungen lassen sich die Geschäftsvorfälle einer störungsbedingten und vorbeugenden Instandhaltung über eine Oberfläche zentral bearbeiten. Hierfür stellen wir **TFM** bereit.

Informationen zur Geräteausstattung, Einweisungstand, Bedienungsanleitungen u.v.m. kann der Mitarbeiter jederzeit über das webbasierte Portal **STC** einsehen.

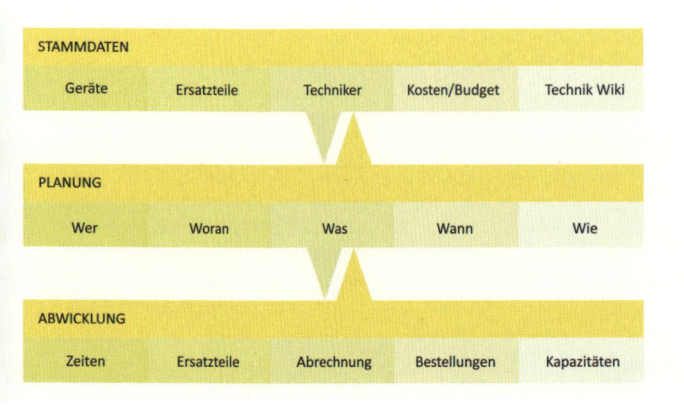

| STAMMDATEN | | | | |
|---|---|---|---|---|
| Geräte | Ersatzteile | Techniker | Kosten/Budget | Technik Wiki |

| PLANUNG | | | | |
|---|---|---|---|---|
| Wer | Woran | Was | Wann | Wie |

| ABWICKLUNG | | | | |
|---|---|---|---|---|
| Zeiten | Ersatzteile | Abrechnung | Bestellungen | Kapazitäten |

## TFM – das Technikercockpit

- Gerätebuch nach MPG, MPBetreibV, MPBetreibV (Ö), MepV, HMG
- Anlagen und Raumbuch (Technik und Gebäudemanagement)
- Auswertungen nach technischen und wirtschaftlichen Kennzahlen

## STC – Stationscockpit für Mitarbeiter

- Melden von Störungen
- Einsehen der aktuell offenen Tätigkeiten
- Übersicht der Einweisungen und Möglichkeit der Erfassung
- Zugriff auf Dokumente, Bilder und Formulare

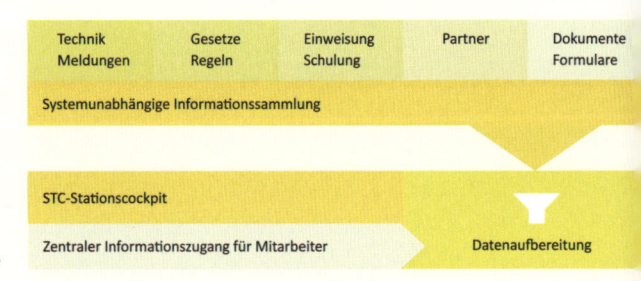

| Technik Meldungen | Gesetze Regeln | Einweisung Schulung | Partner | Dokumente Formulare |
|---|---|---|---|---|
| Systemunabhängige Informationssammlung | | | | |

| STC-Stationscockpit | |
|---|---|
| Zentraler Informationszugang für Mitarbeiter | Datenaufbereitung |

SNAP Consulting Systemnahe Anwendungsprogrammierung und Beratung GmbH
Postanschrift: Lilienthalstraße 17 D-85399 Hallbergmoos
T. +49 811 124400-0  F. +49 811 124400-11  e-mail: office@snapconsult.de

# C Krankenhaustechnik

## Gebäudeinstandhaltung: Weil der erste Eindruck zählt

DI Martin Krammer, MSc

SANTESIS, Wien, Österreich

*Zusammenfassung*—Einrichtungen des Gesundheitswesens sind Gebäude die einen klaren Verwendungszweck gewidmet sind. Bei immer intensiverer Nutzung durch Optimierung der medizinischen Prozesse, Reduzierungen von Verweildauern und damit Erhöhung der Frequenzen wird die Gebäudeinfrastruktur stark beansprucht
Doch für den ersten Eindruck gibt es keine zweite Chance. Ob ein Ambiente beruhigend, professionell und vertrauenserweckend wirkt, hängt von vielen Aspekten ab.
Durch ein strukturiertes Vorgehensmodell, klare Verantwortungen und Einbindung der Gebäudenutzer, soll die Alterung des Gebäudes bei optimalen Ressourceneinsatz „aufgehalten" werden.

*Schlagwörter*— *Gebäudekosmetik, strukturiertes Vorgehensmodell, klare Verantwortung durch virtuelles Serviceteam, Nutzerbeteiligung*

## Einleitung

**Zuständigkeiten festlegen**
Angestoßen wurde das Projekt durch den Wunsch der Geschäftsleitung des Krankenhauses, einen Hausmeister einzustellen. Der sollte dafür sorgen, dass in den Gebäuden keine Zigarettenkippen, Verpackung und sonstige Abfälle mehr herumliegen und dass alles schön und gepflegt aussieht. Um ein klareres Bild zu erhalten, wurden die Zuständigkeiten für die Gebäudeinstandhaltung analysiert und festgestellt: Der Bereich Baumanagement war in die Thematik vor allem involviert, wenn es um (größere) Sanierungsmaßnahmen ging. Der Servicebereich Hausdienste war zuständig für Reinigung und allerlei andere Services, aber eben auch nur einen kleinen Teil der „Kosmetik". Die Abteilung Technische Infrastruktur kümmerte sich ihrerseits um technische Maßnahmen wie den Austausch von Leuchtmitteln und andere nicht funktionierende technische Komponenten. Der Fokus lag dabei auf dem Funktionieren des Gebäudes und seiner Einrichtungen. Die Leiter der medizinischen Bereiche und Stationen verfügen zwar über eigene Budgets. Die werden aber in erster Linie für die Verbesserung der Patientenbetreuung genutzt und kaum in kosmetische Maßnahmen gesteckt. Damit waren an der Optik des Krankenhauses sehr viel Menschen beteiligt, und doch fühlte sich niemand ganz konkret dafür verantwortlich.
Einschließlich sämtlicher Nebengebäude gilt es ca. 100.000 Quadratmeter Nettogeschoßfläche instandzuhalten. Ein Hausmeister allein hätte es unmöglich geschafft, sämtliche Räumlichkeiten auch nur einmal in der Woche zu begehen.
Es wurde deshalb an einer anderen Lösung gearbeitet.
Man schuf eine neue virtuelle Abteilung Objektservice. Die drei Abteilungen Hausdienste, Technische Infrastruktur und Baumanagement kümmern sich künftig mit klar verteilten Zuständigkeiten und gemeinsamen Werkzeugen um das äußere Erscheinungsbild der Klinik.
Damit war aber erst ein Teil des Problems gelöst. Der neue Objektservice brauchte nicht nur einen klaren Auftrag, sondern auch ein Budget, um ihn ausführen zu können.
Hier wurden Gebäudeinstandhaltungsquoten aus der Literatur ins Spiel gebracht, um dem Eigentümer ein klareres Bild der Größenordnungen vermitteln zu können.

**Budgetrichtgrößen**
Konservativ wurde der Wert der zu erhaltenden Immobilien mit 500 Millionen Euro angesetzt. Für die reine Bausubstanz wurde ein Ansatz von 125 Million Euro (1/4 der „theoretischen" Errichtungskosten) gewählt. Um die Bausubstanz eines Gebäudes langfristig zu halten, sollte man mindestens 1,2 Prozent dieses Gebäudewertes für die Instandhaltung aufwenden was bei diesen Zahlengerüst einen Gegenwert von 1,5 Millionen

Euro pro Jahr entspricht. Die tatsächlich bis zu diesem Zeitpunkt zur Verfügung stehenden Budgets lagen darunter.

Ein kleines Beispiel sollte dieses Zahlengerüst noch verdeutlichen: alleine um die Wände (ca. 300.000 m²) nur alle zehn Jahre frisch zu malen, müssten jedes Jahr 150.000 Euro aufgewendet werden.

Den Krankenhausmanagern konnte durch diese und ähnliche Rechenansätze verdeutlicht werden, „dass Gebäude und ihre Ausstattung an die Wand gefahren werden", wenn nicht laufend in ihren Erhalt investiert wird.

**Qualitätsklassen schaffen**
Um die knappen Mittel möglichst wirksam einzusetzen, wurde das Krankenhaus in verschiedene zu errichtende und betreuende Qualitätsklassen eingeteilt.

Bereiche, in denen ein optimales Erscheinungsbild eine große Rolle spielt und solche, in denen die Optik nicht ganz so wichtig ist. Der Eingangsbereich, weitere öffentliche Bereiche des Leitsystems und Wartezonen genießen als AAA-Bereiche nun eine ganz besondere Aufmerksamkeit. Sie werden besonders oft kontrolliert und bei Bedarf „aufgehübscht". Darüber hinaus wurden für die unterschiedlichen Bereiche auch unterschiedliche Ausstattungsstandards definiert. In den Triple-A-Zonen werden künftig höherwertige Materialien eingesetzt, schönere Böden verlegt, akustisch wirksamere Decken angebracht, abwaschbare Farben benutzt,....AA+ und AA-Bereiche sind Patientenzimmer und Ambulanzräume. In A-Gebäudeteilen halten sich in der Regel nur Mitarbeiter auf. Keller, Lager- und Technikräume sind B-Zonen. Kontrollmaßnahmen und Ausstattungsstandards sind entsprechend abgestuft.

**Nutzer sensibilisieren**
AAA-Bereiche werden täglich bei der Reinigung kontrolliert, die Dokumentation erfolgt wöchentlich. AA+-Zonen werden mit einem festen Begehungsplan alle zwei Wochen begangen und ihr Zustand erfasst. Durch das Erarbeiten von Checklisten wird ein gleichbleibendes Qualitätsniveau gesichert. Auf ihren Wegen durch das Krankenhaus arbeiten die Mitarbeiter die Checklisten mithilfe ihrer Notebooks ab und generieren, wenn notwendig, sofort Arbeitsaufträge. Patientenzimmer, Ambulanzräume und andere Räumlichkeiten der medizinischen Funktionsbereiche und Stationen werden nicht vom Objektservice begangen. Hier wurde die Zuständigkeit für die Optik ganz bewusst in die Verantwortung der Abteilungs- und Bereichsleiter und deren Mitarbeiter gelegt. Dies soll gewährleisten, dass sie mit offenen Augen durch ihre Räume gehen und sich für die Wohlfühlatmosphäre in ihrem Arbeitsumfeld verantwortlich fühlen. Einmal im Jahr findet eine gemeinsame Begehung dieser Räume mit dem Objektservice und den Bereichsverantwortlichen statt, um die Sensibilität aller Mitarbeiter für das Erscheinungsbild ihrer Abteilungen immer wieder auf´s Neue zu schärfen und eine Basis für die Budgetierung zu schaffen. Slogans und Aufforderung an sämtliche Krankenhausmitarbeiter wie „Gehen sie nicht zum x-ten Mal an einer kaputten Neonröhre vorbei, ohne es zu melden. Heben Sie den Müll im Aufzug auf oder melden Sie diese und andere Schönheitsfehler wie zum Beispiel auch den hässlichen Kaffeefleck an der Wand an den Objektservice." wurden in einer Kampagne an die Mitarbeiter der medizinischen Abteilungen weitergegeben. Durch ein professionelles Auftragswesen ist gewährleistet, dass keine Meldungen verloren gehen. Außerdem erhalten wir dadurch auch statistische Auswertungen um Abarbeitungsstaus, Kosteneinsatz etc. regelmäßig zu monitieren.

**Schilder**
Als weitere wichtige Maßnahme wurden auch neue Gestaltungsregeln geschaffen. Eine davon betrifft beispielsweise das Thema Aushänge. Die bedürfen nun einer Genehmigung, die per Stempel signalisiert wird, und dürfen nur noch an dafür vorgesehenen Plätzen angebracht werden. Was keinen Stempel hat und an der verkehrten Stelle hängt, wird von der Reinigung täglich entfernt.

**Alle Räume nutzen**
Bei der Objektbegehung unter Schönheitsgesichtspunkten wurde außerdem deutlich, dass in den letzten Jahren bei Umbaumaßnahmen Nischen, kleine Innenhöfe und Terrassen entstanden waren, die keinem bestimmten Zweck dienten. Diese Nischen erhalten nun alle ein Nutzungs-

## C  Krankenhaustechnik

konzept. Bepflanzt und anderweitig attraktiviert sollen sie Patienten, Besuchern und Mitarbeitern als zusätzliche Erholungsräume zur Verfügung stehen.

**Refresh**
Nach Genehmigung des Konzeptes wurde ein Teilprojekt Refresh gestartet. Dessen Ziel war es den Status Quo zu erheben. In einer Gap Analyse wurde danach der Finanzbedarf für die Herstellung des gemeinsam mit der Krankenhausleitung definierten Qualitätsstandards erhoben. Dabei wurde selbstverständlich der Baumasterplan in die Überlegungen miteinbezogen. Aufgrund des erarbeiteten Budgetbedarfs wird die Herstellung des gewünschten Sollzustandes noch einige Jahre in Anspruch nehmen.

**Ergebnis**
Schon wenige Wochen nach Start der Umsetzung der Projektergebnisse im Oktober 2014, kamen die ersten positiven Feedbacks von den Gebäudenutzern.
Um die 300 kleinere Maßnahmen konnten bereits 2014 umgesetzt werden. Das Erscheinungsbild hat sich bereits spürbar gebessert und die Sensibilität für das Thema ist deutlich gesteigert. Erkenntnisse aus der Praxis wurden in das Konzept eingearbeitet und erste Anpassungen erfolgten.
Durch Engagement, Beteiligung der fast 2000 Gebäudenutzer, Sensibilisierung des Betreibers und einer strukturierten Vorgehensweise wurde und wird das Erscheinungsbild der Gesundheitsimmobilie nachhaltig verbessert.

---

www.euritim.de/bredeney

### Programm
*Bredeney*

**Treffen, Montag, 7.9. 2015, 19:00 Uhr**
Zum sich Kennenlernen treffen sich die Referenten und Teilnehmer im Restaurant des Hotels.

**Symposium, Dienstag, 8.9.2015**
Anmeldung        9:00 - 9:45 Uhr
Fachprogramm   9:45 - 16:30 Uhr

**Gebäudetechnik sicher betreiben**

✓ Technische Infrastruktur
  Fördertechnik, Klima/Lüftung, Notstrom

✓ Hygiene und Infektionsprävention
  ZSVA, Aufbereitung, Hausinstallation

**Zielgruppe**
Facility Manager, Technische Leiter, Gebäudeverantwortliche, Risikomanager, betriebliche Beauftragte, Gebäudemanager, Gebäudebetreiber, Hygienefachkräfte, Architekten.

**Tagungsstätte**
Hotel Bredeney, Essen-Bredeney

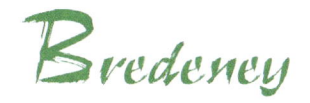

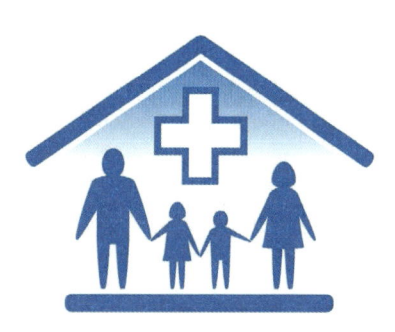

## Bredeney

## Gebäudetechnik sicher betreiben

Symposium Krankenhaustechnik
8. September 2015, Essen-Bredeney

©2015 Euritim Bildung + Wissen GmbH & Co. KG

# pit - Kliniken

Haus- und Betriebstechnik
Medizingeräte - Verwaltung
Instandhaltungsmanagement

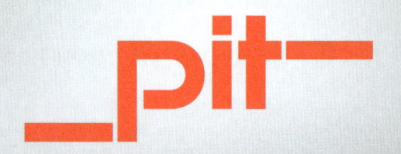

## Unsere Facility Management Software
**pit - Kliniken** unterstützt Sie bei:

- ✓ der kostenbewussten Bewirtschaftung
- ✓ der Wartung und Instandhaltung
- ✓ der rechtssicheren Verwaltung der Medizin- und Betriebstechnik durch die Einbindung vielfältigster Kataloge wie z.B. Prüfvorschriften oder den IMT - Katalog (emtec e.V.)
- ✓ der Aufdeckung von Einsparpotentialen
- ✓ unternehmerischen Entscheidungen

**pit - cup** bietet **innovative Softwarelösungen** von der Planung über das Bauen bis hin zum Betrieb von Kliniken.

**pit - cup GmbH** | Softwarelösungen für Facility Management und CAD - Gebäudetechnik
STADTTOR Speyerer Straße 14 | 69115 Heidelberg | Tel. 06221 53930 | info@pit.de

www.pit.de

# C Krankenhaustechnik

## Betreiberpflichten an Aufzugsanlagen

Dipl.-Ing. Manfred Kock

INGENIEURBÜRO KOCK
21509 Glinde
Deutschland

*Die Verantwortung von Betreibern prüfpflichtiger Anlagen - wie Aufzugsanlagen - ist in den letzten Jahren durch das Inkrafttreten verschiedenster Vorschriften (u.a.BetrSichV, TRBS 3121) sehr viel größer geworden.*

*Im nachfolgenden Textbeitrag werden die Verpflichtungen aufgeführt und im weiteren darauf eingegangen. Die primären Betrachtungen gelten der Aufrechterhaltung von Betriebs- und Verkehrssicherheiten an Aufzugsanlagen sowie die Sicherstellung des Arbeitsmittels „Aufzug" für Beschäftigte und Dritte.*

*Eine besondere Beachtung ist zu richten auf:*

- *Wartungs- und Instandhaltungsarbeiten*
- *wiederkehrende ZÜS-Prüfungen mit Prüfzyklen*
- *Gefährdungsbeurteilung und Umsetzungen*
- *Notbefreiung und Notruforganisation*
- *Anlagendokumentation mit Prüfberichten*

Beim Betrieb von Aufzugsanlagen gibt es eine Reihe von Aufgabenstellungen, die für den sicheren Betrieb der Anlage notwendigerweise zu leisten sind.

Da diese Obliegenheiten zu einem erheblichen Teil fachspezifisch sind, sollte sich der verantwortliche Betreiber kompetente Partner zur Ausführung und rechtlichen Absicherung suchen.

Doch welche Pflichten hat der Betreiber im Detail, welche kann er durch die Vergabe von Aufträgen delegieren und welches juristische Restrisiko verbleibt bei ihm?

Auf diese Fragen soll nachfolgend näher eingegangen werden.

Vorab möchten wir noch definieren werden, wer sich angesprochen fühlen sollte:

„Betreiber ist, wer die tatsächliche oder rechtliche Möglichkeit hat, die notwendigen Entscheidungen im Hinblick auf die Sicherheit der Anlage zu treffen (vgl. VGH Bad. Württ. DVBl. 1988, 542; VG Gießen BVwZ 1991, 914). Auf die Eigentumsverhältnisse kommt es nicht an. So kann auch ein Pächter oder Mieter Betreiber sein. Maßgeblich hierbei ist die privatrechtliche Ausgestaltung des Verhältnisses zwischen dem Eigentümer der Betriebsanlagen und dem Nutzer. Ein Verpächter bleibt Betreiber, wenn er allein über die sicherheitstechnischen Vorkehrungen entscheidet."

In die Grundbetrachtungen ist einzubeziehen, ob es sich bei dem Aufzug um ein Arbeitsmittel, eine überwachungsbedürftige Aufzugsanlage oder eine Maschine zum Heben von Personen über drei Metern Hubhöhe handelt.

Die Differenzierung hat Einfluss auf die Prüfpflichten des Betreibers. Während andere Arbeitsmittel ( nicht Aufzugsanlagen !! ) durch eine beauftragte Person wiederkehrend geprüft werden, müssen überwachungsbedürftige Aufzugsanlagen jährlich und die angesprochenen Maschinen alle zwei Jahre durch die ZÜS - Zugelassene Überwachungsstelle (u.a. DEKRA / GTÜ / TÜV) geprüft werden.

Die Hauptprüfung einer ZÜS erfolgt für überwachungsbedürftige Aufzüge alle zwei Jahre, bei Maschinen ab dem 01.06.2015 auf Basis der neuen BetrSichV dann neu auch alle zwei Jahre !

Eine besondere Stellung nimmt die beauftragte Person - vormals der Aufzugswärter - auch aus Sicht des Betreibers ein.

Sie muss mindestens 18 Jahre alt sein und in ihre Aufgaben durch den Montagebetrieb, den Instandhalter oder die ZÜS eingewiesen worden sein. Die Unterweisung ist zu dokumentieren. Zu den Aufgaben gehören die Beaufsichtigung und regelmäßige Kontrolle des Aufzugs sowie die optionale Befreiung von eingeschlossenen Personen. Die Anforderungen an beauftragte Personen ergeben sich aus den Technischen Regeln für Betriebssicherheit - TRBS 1203.

Folgende Betreiberpflichten sind zusammenfassend aufzuführen:

- Sicherstellung der eigenständigen Zugänglichkeit zur Aufzugsanlage ( Schlüssel ? )
- Durchführung von fachgerechten Wartungs- und Instandhaltungsarbeiten
- Anmeldung bzw. Beauftragung der wiederkehrenden Prüfungen durch eine ZÜS
- Erstellung einer Gefährdungsbeurteilung und deren sinnhafte Ergebnisumsetzung
- Benennung und Beauftragung der beauftragten Person ( vormals Aufzugswärter )
- Gewährleistung der Notbefreiung bei Einschluss von Personen
- Aufschaltung der Aufzugsanlage auf eine wirksame Zwei-Wege-Notrufeinrichtung
- Erarbeitung und Aushang eines Alarm- / Befreiungs- und Notfallplanes
- Unfall- und Schadensanzeige gegenüber den tangierten Aufsichtsbehörden
- Betrieb des Aufzugs nach dem jeweils aktuellen Stand der Technik
- Umsetzung der Anforderungen aus der Betriebsanleitung
- Aufbewahrung und Aktualisierung der Anlagendokumentation mit Prüfberichten

Bei der letzten Aufgabe gibt es ein paar Punkte zu beachten. Aus Gesichtspunkten der Betriebssicherheit werden alle erstellten Prüfberichte direkt an der Aufzugsanlage oder zumindest am Betriebsort der Aufzugsanlage benötigt……. - bei triebwerksraumlosen Aufzugsanlagen ist der Aufbewahrungsort nicht weiter definiert.

Dieses wird auch bei den wiederkehrenden Prüfungen durch die ZÜS kontrolliert und beim Fehlen als Mangel bewertet - eine direkte Erstellung eines Originalprüfungsdokumentes vor Ort im Rahmen der Prüfung in Papierform ist hier mehr als empfehlenswert !!

Bei einem Betreiberwechsel trägt der bisherige Betreiber die Verantwortung für die Übergabe der vollständigen Unterlagen. Dieser Sachverhalt ist in der TRBS 3121 geregelt.

Bei Betrachtung der o. a. Verpflichtungen bietet sich zur rechtlichen Absicherung der Abschluss eines Wartungs- oder Instandhaltungsvertrag an.

Die kleinen aber feinen Unterschiede dieser Vertragstypen ergeben sich aus der DIN 31051.

Als Indiz für einen fach- und sachkundigen Instandhalter gilt eine Zertifizierung nach DIN EN 13015. Der Vertrag entlastet definitiv, entlässt jedoch nicht vollumfänglich aus der Verantwortung. Vielmehr muss die ordnungsgemäße und fristgerechte Erfüllung der delegierten Aufgaben kontrolliert werden.

Zusammenfassend lässt sich sagen, dass der Betreiber einen erheblichen Teil seiner umfangreichen Pflichten – die auch im Detail in der TRBS 3121 ausgeführt sind – delegieren kann, z. B. mit einem Wartungs- oder Instandhaltungsvertrag.

Allerdings verbleibt immer ein Restrisiko der Haftung bei ihm. So wird der Betreiber auch in die Haftung genommen, wenn es zu Unfällen aufgrund von Mängeln am Aufzug kommt, trotzdem er die Berichte des Instandhalters vorliegen hat.

Die Kontrolle der ordnungsgemäßen und fristgerechten Erfüllung verbleibt bei ihm. Daher bekommt die Auswahl der Dienstleister eine besondere Bedeutung.

Hier ist nicht ausschließlich auf die Kosten zu achten, sondern die Qualifizierung und damit auch die Qualität des Dienstleister zu berücksichtigen.

# C Krankenhaustechnik

## Blutproben-Express – Prozessoptimierung durch innovatives Transportsystem

Dipl.-Ing. Dorte Lindum Agerbaek

Timedico A/S, Ottobrunn b. München, Deutschland

*Zusammenfassung*— *Oft vergeht sehr viel Zeit zwischen Blutentnahme und Ergebnis. Nicht nur beim Transport zu Fuß, sondern auch bei dem Rohrpostversand sind die Gesamtprozesszeiten erheblich und Probleme mit verschwundenen bzw. fehlgelieferten Blutproben kommen vor. Mit einem Punkt-zu-Punkt-25mm Pneumatic Tube System / Blutprobentransportsystem (PtP25 PTS) wird ein schneller, zuverlässiger und sicherer Blutprobentransport gewährleistet. Das System wird in einer Sternform, von ausgewählten kritischen Stationen bis zum Labor (Punkt-zu-Punkt-Ausführung), installiert. Der Rohrdurchmesser ist 25mm und die Transportgeschwindigkeit beträgt 10 m/s. Studien und Testberichte zeigen eine sehr hohe Blutwertqualität (keine Hämolyse) bei Blutproben, die durch ein PtP25 PTS verschickt wurden.*

*Schlagwörter*— *Prozessoptimierung, optimale Sicherheit, schnelle Blutprobenergebnisse*

## Einleitung

Die Blutprobenergebnisse sind in 80% aller Fälle entscheidend für die endgültige Diagnose. Die schnellere Bereitstellung der Blutprobenergebnissen führt zu schnellerer Behandlung sowie kürzerem Patientenaufenthalt im Krankenhaus.

Eine Punkt-zu-Punkt-Verbindung mit genau angepasster Terminalausrüstung ermöglicht den sofortigen Versand aller Blutproben, die in Durchschnittsfällen (600 m Strecke) innerhalb einer Minute ab Versand im Labor eintreffen. Dort landen die Blutproben entweder in einem Empfangskörbchen und können sofort vom Personal weitergeleitet und analysiert werden, oder sie landen direkt auf der Transportstraße und werden automatisch in die Analyseausrüstung weitergeleitet.

## Schnelle Blutprobenergebnisse

Durch schnelle Blutprobenergebnisse wird wertvolle Behandlungszeit gewonnen. Der schnelle Blutprobentransport zum Labor spart unzählige kritische Minuten. Kombiniert mit moderner Analyseausrüstung sind die Ergebnisse innerhalb kürzester Zeit verfügbar und das Personal muss sich nicht mit dem Blutprobentransport beschäftigen, sondern hat mehr Zeit für Analyse und Bewertung bzw. Patientenpflege. Die Patienten können schnelle Antworten bekommen - hinsichtlich ihres Gesundheitszustandes, eines notwendigen Krankenhausaufenthaltes oder ob sie nach Hause entlassen werden können.

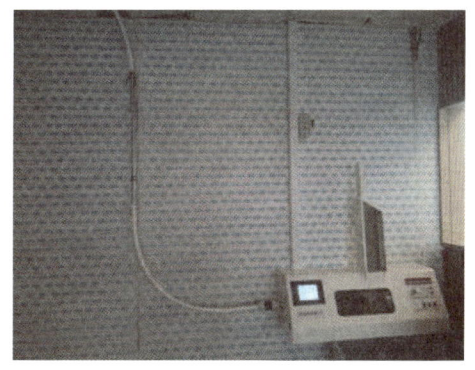

Abb. 1. Installationsbeispiel aus Hjørring, Dänemark. Absenderstation mit 25mm Rohr.

## Installation

Die typische Installation ist ein Mehrverbindungssystem in Sternform. Zentrum des Sterns ist das Labor. Davon strahlen Verbindungen zu ausgewählten Stationen aus. Diese ausgewählten Stationen sind üblicherweise die Notaufnahme, eine oder mehrere Intensivstationen, die Blutentnahme oder andere Stationen, die entweder einen

©2015 Euritim Bildung + Wissen GmbH & Co. KG

# Tempus600®

## Der schnellste Blutprobentransport

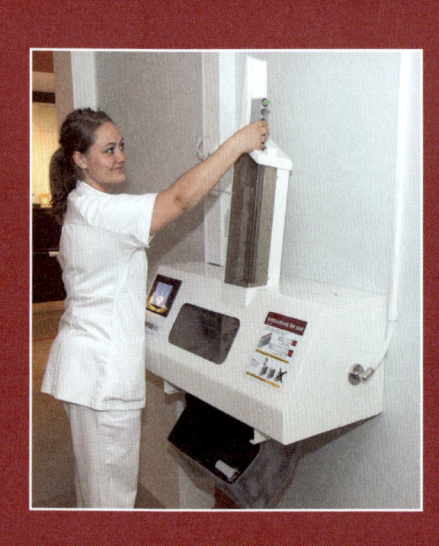

- **Punkt-zu-Punkt Ausführung**
  Direktversand ohne Querverbindungen
- **Vollautomatisierung möglich**
  Mit Verbindung zur Blutprobentransportstraße und Analyseausrüstung im Labor
- **Schnelle Blutprobenergebnisse**
  Direkteinführung ins System und eine Versandgeschwindigkeit von 10 m/s
- **Sanfter Transport**
  Gesicherte Einführungseinheit und genau angepasste Rohrleitung
- **Durchmesser 25 mm**
  In jedem Krankenhaus leicht zu installieren
- **Ausgezeichnete Vergleichstestergebnisse**
  Stabilste Blutprobenwerte

Weitere Informationen und Beratung unter
Tel. **089-2093 8290** und **info@tempus600.com**

www.tempus600.com

**TEMPUS600®**
*The fastest pipe for clinical samples*

# C Krankenhaustechnik

kritischen Charakter aufweisen oder einen hohen Blutprobendurchlauf haben.

Ein PtP25 PTS, s. Abb.1, lässt sich durch den kleinen Durchmesser relativ einfach überall installieren und die Blutproben gehen nie in einem weit verzweigten Rohrpostsystem verloren. Die Versandsicherheit ist sehr hoch. Oft wird ein PtP25 PTS als Zusatz zu einem traditionellen PTS installiert, aus Kostengründen (Prozessoptimierung) sowohl als auch aus Sicherheitsgründen (keine verlorene Proben und keine Hämolyse).

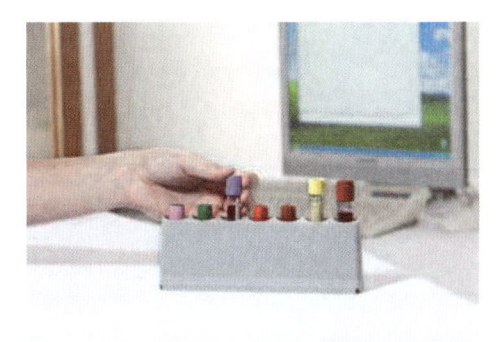

Abb. 2: Absendergestell

## Prozessoptimierung

Die Gesamtprozesszeit – bei der Fa. Timedico als ToTAT (Total Turnaround time) genannt - wird mit einem PtP25 PTS erheblich reduziert, s. Abb. 4. Nicht ausschließlich durch die Punkt-zu-Punkt-Ausführung und die Transportgeschwindigkeit, sondern auch durch die Ausführung der Absenderstation sowie die Möglichkeit einer echten Vollautomatisierung beim Empfang im Labor.

Die Absenderstation ist so konzipiert, dass Blutproben statt eingepackt werden zu müssen direkt in ein gesichertes Gestell eingeführt und verschickt werden können, s. Abb. 2 und Abb. 3. Das Gestell kann mit einer oder mehrere Blutproben in die Absenderstation gehen, d.h. die Blutproben können stets direkt nach der Entnahme verschickt werden.

Das Personal braucht keine Zeit für Einpackung und Sicherung der Blutproben verwenden, da diese Aufgaben in der Ausführung des PtP25 PTS eingebaut sind.

Bei einer Direktverbindung zu einem Blutprobenverteiler im Labor erreicht man eine echte Vollautomatisierung. Das Personal braucht keine Zeit für Auspackung und Weiterleitung verwenden und auch die TAT (Turnaround Time im Labor) wird somit wesentlich reduziert.

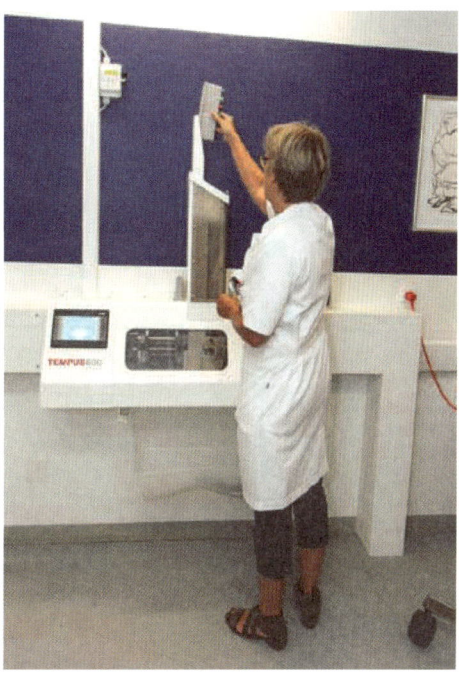

Abb. 3: Einführung in Absenderstation

## One-Finger-Touch

Die Blutproben werden nur einmal – bei der Blutentnahme – hantiert. Zwischen Blutentnahme und Ergebnis werden die Blutproben von keiner Menschenhand berührt. Das PtP25 PTS gibt die Blutproben direkt in den Blutprobenverteiler ab. Die Blutproben werden auf dem Beförderungsband automatisch weiter ins Labor geleitet, wo die Analyse-Ausrüstung automatisch für Zentrifugierung und Analyse sorgt. Der Zeitgewinn kann für andere Zwecke im Krankenhaus verwendet werden. Das Personal im Labor hat mehr Zeit für Analyse und Bewertung. Das Personal in den Stationen hat mehr Zeit für die Patientenbehandlung.

©2015 Euritim Bildung + Wissen GmbH & Co. KG

# C Krankenhaustechnik

## PtP25 BLUTPROBENTRANSPORT und ToTAL Prozessoptimierung- Beispiel

**Klinische Abteilung**

- Eingabe der Blutprobe-bestellung
- Planung Prioritäten-setzung
- Blutentnahme
- Transport an Labor

**Blutproben direkt in PtP25 eingeführt**
Keine Einpackung, kein Personalaufwand = Warte- und Ergebniszeit absolut minimiert

Ergebnisse In Akten verfügbar

**Klinische-BiochemischeAbteilung Labor**

Tempus600 -PTP25

Automatisches Transportband

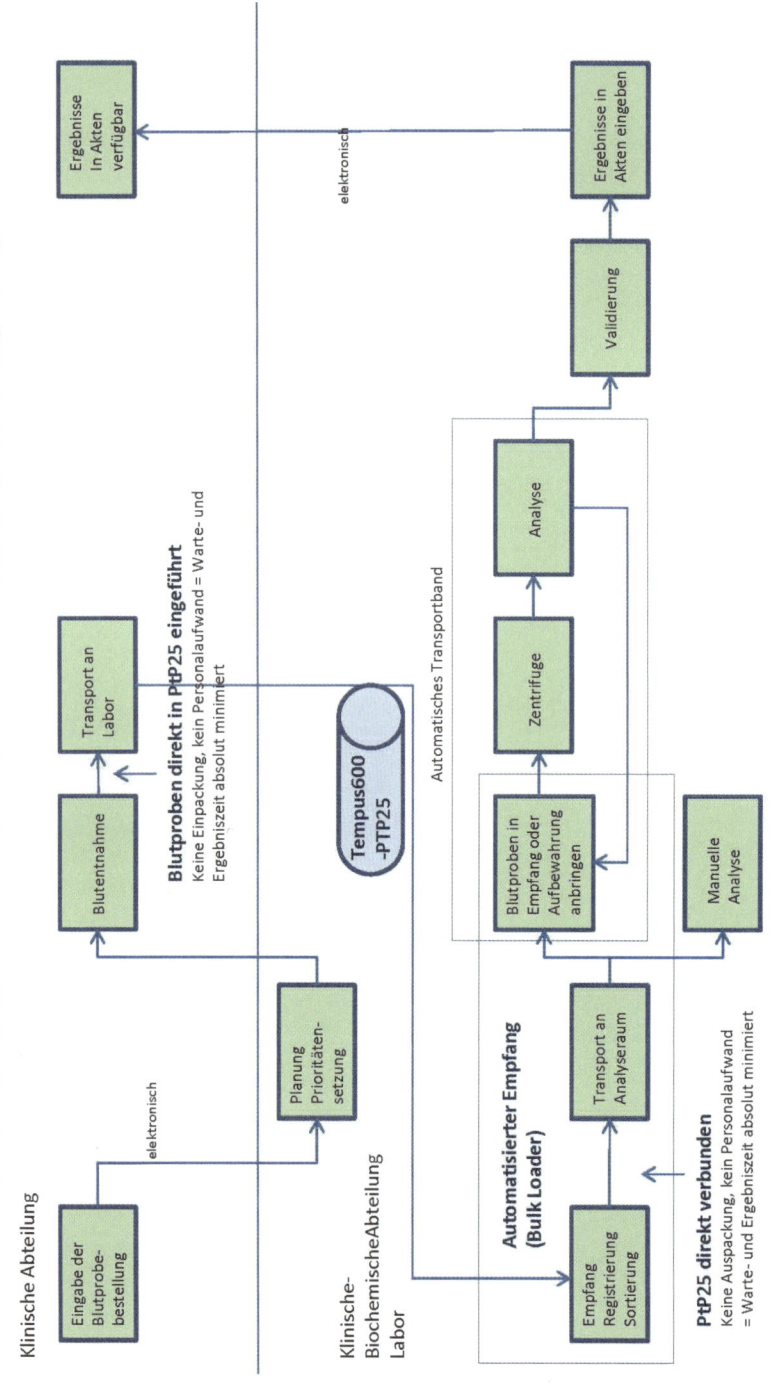

**Automatisierter Empfang (Bulk Loader)**
- Empfang Registrierung Sortierung
- Transport an Analyseraum
- Blutproben in Empfang oder Aufbewahrung anbringen
- Zentrifuge
- Analyse
- Manuelle Analyse
- Validierung
- Ergebnisse in Akten eingeben

**PtP25 direkt verbunden**
Keine Auspackung, kein Personalaufwand = Warte- und Ergebniszeit absolut minimiert

Abb. 4: Gesamtprozessoptimierung - ToTAT

## C Krankenhaustechnik

### First in-First out

Die Ausführung des PtP25 PTS ermöglicht eine flexible Behandlung und Bewertung der individuellen Blutproben. Die Blutproben werden einzeln, nicht gebündelt, und nach dem First in – First out Prinzip versendet. Dadurch können kritische Blutproben sofort geschickt, identifiziert und analysiert werden. Das Personal muss nicht einzelne kritische Blutproben aus einer größeren Menge aussuchen, sondern diese extra wichtige Blutproben werden unmittelbar nach der Entnahme versendet und die Blutproben im Gestell werden der Reihe nach versendet, d.h. die wichtigsten Blutproben können auf den ersten Plätzen eingeführt werden und kommen dann auch als erste Proben im Labor an.

### Keine Hämolyse

Durch den Versand mittels PtP25 PTS entsteht einen weiterer Vorteil: die Blutprobenwerte bleiben stabil und unverändert
2011 wurde in der Klinikum Eppendorf im Hamburg eine Vergleichsstudie durchgeführt. Von 30 Probanden wurden doppelte Blutproben entnommen und durch bzw. PTS (Pneumatic Tube System) und zu Fuß ins Labor geschickt. Während des Transportes wurde mit einem Mini-Daten-Logger fortlaufend Temperatur, Feuchtigkeit, Druck und Geschwindigkeit gemessen und bei der Ankunft im Labor wurden die Blutproben gleichzeitig analysiert. In der Analyse wurden mögliche Zusammenhänge zwischen den gemessenen Werten und verschiedenen Hämolyseparametern sowie auch standard klinisch-chemische Analyse, Blutkoagulation und Blutgasanalyse, geprüft. Die Ergebnisse waren, dass nur im Bereich 3-Axis Geschwindigkeit Unterschiede zu erkennen waren.
Im Universitätsklinikum Greifswald wurde 2014 eine ähnliche Studie mit einer anderen PTS (PtP25 PTS namens Tempus600) durchgeführt. Hier wurden keine kritischen Grenzwerte erreicht und in diesem Fall also auch keine bedeutende Hämolyse registriert.

Die Zusammenfassung zeigt, dass die Sicherheit eines PTS sehr abhängig von der Ausführung ist. Eine Punkt-zu-Punkt-25mmRöhren-Ausführung ergibt allerdings einen schnelleren und sicheren Blutprobentransport als alle anderen bisher bekannten Blutprobentransportmethoden.

### Literatur

[1] T. Streichert, Benjamin Otto, Claudia Schnabel, Gerhard Nordholdt, Munif Haddad, Mario Maric, Astrid Petersmann, Roman Jung and Christoph Wagner: Determination of Hemolysis Thresholds by the use of Data Loggers, Automation and Analytical Techniques, Clinical Chemistry 57:10 1390-1297 (2011).
[2] Juliane Suchsland, Anne Greiser, Thomas Streichert, Stefan Bollmann, Benjamin Otto, Matthias Nauck and Astrid Petersman: Evaluation of a fast single sample pneumatic tube system, Studie Ernst-Moritz-Arndt- Universität Greifswald, Institut für Klinische Chemie und Laboratoriumsmedizin, 2014

record | your global partner for entrance solutio

# Unsere Jüngste will Sie kennenlernen!
automatische Türsysteme für den Healthcare Bereich – neu von record

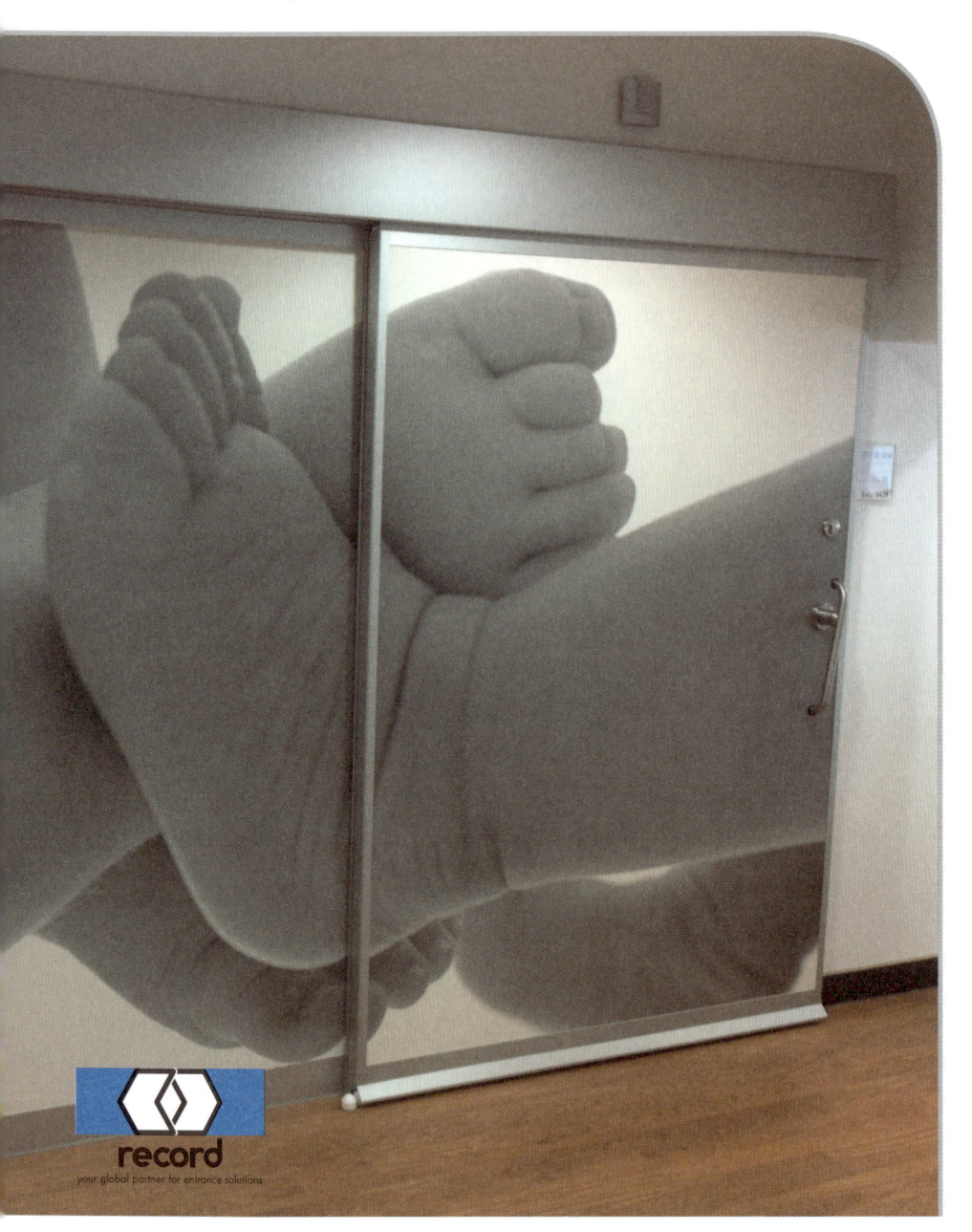

record CLEAN

➔ Vertrieb

record Türautomation GmbH – Otto-Wels-Str. 9 – D-42111 Wuppertal
Tel.: +49 (0) 202 60 90 10 – Email: info@record.de – Web: www.record.de

# Sicherheitsstromversorgung und Notstromversorgung in Krankenanstalten im Wartungs- und Instandhaltungsbetrieb

Herbert Lichtenschopf

Landesklinikum Amstetten, Österreich

***Zusammenfassung*** — *Für den Netz- und Notstrombetrieb stehen präzise technische Vorgaben und Richtwerte zur Verfügung. Für die im laufenden Betrieb notwendigen und auftretenden Betriebszustände bei Wartungs- und Instandhaltungsarbeiten und die dadurch bedingten Beeinträchtigungen und Unterbrechungen der Sicherheitsstromversorgungsanlagen sind keine gesetzlichen Regelungen vorhanden oder Vorgaben und Richtwerte in den anzuwendenden Normen ausgeführt. Die Auseinandersetzung mit der aufgezeigten Problemstellung liefert eine Darstellung einiger möglicher organisatorischer und/oder technischer Maßnahmen zur Gewährleistung eines gesetzlich gesicherten und den technischen Richtlinien entsprechenden Betriebes der Sicherheitsstromversorgungsanlagen und Sicherheitsstromquellen bei Wartungs- und Instandhaltungsarbeiten.*

***Schlagwörter*** — *Gesundheitswesen, Sicherheitsstromversorgung, Notstrom, Instandhaltung, Wartung*

## Einleitung

Analyse der Maßnahmen zur Einhaltung der gesetzlichen Verpflichtungen im Betrieb der Sicherheitsstromversorgungen in Krankenanstalten und Gesundheitseinrichtungen in den Betriebszuständen Netz-, Sicherheitsstromquellen-, Wartungs- und Instandhaltungsbetrieb

Die Sicherstellung der elektrischen Energieversorgung hat in Krankenanstalten und Gesundheitseinrichtungen einen hohen Stellenwert und wird über mehrere getrennte Versorgungsebenen realisiert. Die Errichtung, die Prüfung und der Betrieb von Starkstromanlagen in Krankenanstalten, Gesundheitseinrichtungen und medizinisch genutzten Räumen außerhalb von Krankenhäusern sind durch Gesetze, Normen und technische Regelwerke sehr detailliert geregelt. Die Bereiche der Sicherheitsstromversorgungsanlagen und Sicherheitsstromquellen, welche bei Ausfall der allgemeinen Stromversorgung den Weiterbetrieb aller Einrichtungen mit elektrischer Energie gewährleisten, unterliegen ausführlichen technischen Vorgaben und Spezifikationen.

Für die Betriebsabläufe Netzbetrieb und Notstrombetrieb stehen präzise technische Vorgaben und Richtwerte, für die jeweils zulässigen Umschaltzeiten, die zu versorgenden Verbraucher und Anlagen und für den Notstromfall genau definierte Mindestversorgungszeiten, zur Verfügung. Für die im laufenden Betrieb notwendigen und auftretenden Betriebszustände bei Wartungs- und Instandhaltungsarbeiten und die dadurch bedingten Beeinträchtigungen und Unterbrechungen der Sicherheitsstromversorgungsanlagen sind keine gesetzlichen Regelungen vorhanden oder Vorgaben und Richtwerte in den anzuwendenden Normen ausgeführt.

## Herausforderung

Abgeleitet aus dieser Situation stellt sich die Frage: „Welche Maßnahmen organisatorischer und/oder technischer Art sind notwendig, damit die gesetzlichen Verpflichtungen und Vorgaben im Betrieb der Sicherheitsstromversorgungsanlagen im besonderen in den Betriebszuständen bei Wartungs- und Instandhaltungsarbeiten erfüllt werden?"

Die Auswirkungen und Beachtung der gesetzlichen Vorgaben bei den unterschiedlich anfallenden Betriebszuständen stellen für die Betreiber von Krankenanstalten und im speziellen für die technischen Betriebsführungen eine hohe Herausforderung dar.

©2015 Euritim Bildung + Wissen GmbH & Co. KG

Die Auseinandersetzung mit der aufgezeigten Problemstellung liefert eine Darstellung einiger möglicher organisatorischer und/oder technischer Maßnahmen zur Gewährleistung eines gesetzlich gesicherten und den technischen Richtlinien entsprechenden Betriebes der Sicherheitsstromversorgungsanlagen und Sicherheitsstromquellen bei Wartungs- und Instandhaltungsarbeiten. Unterschiedliche Ausführungsvarianten der Sicherheitsstromversorgungsanlagen mit deren Vor- und Nachteilen bei den angeführten Betriebsarten und eine wirtschaftliche Betrachtung werden dargestellt.

Die Aufarbeitung erfolgt durch eine gezielte Erarbeitung und Analyse der für die Fragestellung relevanten gesetzlichen Grundlagen, der technisch anzuwendenden Normen, der Informationen von Anlagenherstellern und der Vorgaben in den Wartungsanleitungen der Sicherheitsstromquellen. Die spezifisch zu verwendenden und allgemein gültigen technischen Normen werden in Hinblick auf Vorschreibungen zur Anwendung von organisatorischen und/oder technischen Ersatzmaßnahmen bei Wartungs- und Instandhaltungsarbeiten durchgearbeitet und dargestellt. Die bei Sicherheitsstromversorgungsanlagen und Sicherheitsstromquellen auftretenden Betriebsabläufe wie Netz-, Sicherheitsstromquellenbetrieb, Wartung und Instandhaltung der Sicherheitsstromquelle und ein möglicher Notbetrieb werden betrachtet. Abzuleitende Vorkehrungen und Ersatzmaßnahmen organisatorischer und/oder technischer Art und deren wirtschaftliche Bedeutung zur Sicherstellung eines geordneten Betriebes bei Wartungs- und Instandhaltungsarbeiten werden erläutert. Einige mögliche Ausführungsvarianten der Sicherheitsstromversorgung bei zentraler oder dezentraler Anordnung der Aggregate, die dabei anfallenden Investitionskosten bei der Errichtung von Neuanlagen und die Sicherstellung der Versorgung mit einem oder mit mehreren Aggregaten und deren Bedeutung für die unterschiedlich auftretenden Betriebsarten werden vorgestellt.

**Fazit**

In den gesetzlichen Regelungen und Normen sind keine dezidierten Vorgaben für die angeführten Betriebszustände festgeschrieben. Nach der Durcharbeitung und der Bewertung der Vorgaben und Richtwerte für die Errichtung und Prüfung der Sicherheitsstromversorgungsanlagen ist davon auszugehen, dass diese Anforderungen in Bezug auf die zulässigen Umschaltzeiten, die zu versorgenden Anlagen und Verbraucher und die vorgegebenen Versorgungszeiten auch bei Wartungs- und Instandhaltungsarbeiten einzuhalten sind. Ersatzmaßnahmen organisatorischer und/oder technischer Art sind daher umzusetzen und anzuwenden.

## Luftrettungsdienst – Sichere Hubschrauberlandeplätze

M. Thalmayr[1], J. Beelitz[2]

[1]kma medien in Georg Thieme Verlag GmbH, Berlin
[2]ADAC Luftrettung gGmbH, Cottbus

Von vielen Betroffenen weitgehend unbeachtet trat am 29. Oktober 2014 die EU-Verordnung 965/2012 in Kraft. Diese regelt den gewerblichen Luftverkehrsbetrieb mit Hubschraubern. Dass sie vorerst dennoch weiterhin legal angeflogen werden können, verdanken unzählige Krankenhausbetreiber der Initiative führender Luftretter. Damit das so bleibt, werden sie aber auch selbst aktiv werden müssen.

Wesentliche Neuerungen brachte die neue EU-Verordnung, deren Einhaltung in der Verantwortung der Luftfahrtunternehmer liegen wird, nämlich unter anderem für die so genannten Örtlichkeiten im öffentlichen Interesse (Public Interest Sites, kurz PIS). Das sind Hubschrauberlandestellen, die über keine offizielle Genehmigung nach Paragraf 6 des Luftverkehrsgesetzes (LuftVG) verfügen, die aber durch die Ausnahmeregelung des Paragrafen 25 Absatz 2 LuftVG für Landungen und Wiederstart zur Hilfeleistung bei einer Gefahr für Leib und Leben einer Person rechtlich abgedeckt sind und so von den Luftrettern legal angeflogen werden dürfen beziehungsweise durften.

Bisher hatten die Luftretter nur für die offiziell genehmigten Landeplätze Manuals mit wichtigen Angaben, was sie dort erwartet und wie sie anzufliegen sind. Rund 400 deutsche Krankenhäuser betreiben solche nach den Vorgaben des Paragrafen 6 LuftVG optimal ausgestatteten Heliports, schätzt Jochen Beelitz, Flugbetriebsleiter Ost bei der ADAC Luftrettung. Die Mehrzahl der Kliniken, geschätzte 1200, behelfe sich hierzulande aber unter Berufung auf den Ausnahmeparagrafen 25 immer noch mit oft nur notdürftig ausgestatteten Teer- oder Betonflächen. Was hier Sache ist, sehen die Piloten – ähnlich wie bei einer Landung direkt am Unfallort – erst wenn sie dort ankommen.

> „Nicht alle unsere Flüge können mit dem Ausnahmeparagrafen 25/2 abgesegnet werden. Regelmäßig angeflogene Landestellen benötigen daher künftig eine Genehmigung nach Paragraf 6 LuftVG oder die anfliegenden Hubschrauberunternehmen eine flugbetriebliche Genehmigung, diese Landestellen als PIS nach der EU-VO 965/2012 anzufliegen."
>
> **Jochen Beelitz**

### Für ein Mindestmaß an Sicherheit

Die EU-Verordnung 965/2012 tritt an, das zu ändern. Sie fordert, dass die Luftrettungsunternehmen nun „für jede regelmäßig genutzte Landestelle detaillierte flugbetriebliche Verfahren festlegen, um das Gefährdungspotenzial zu minimieren, und die betrieblichen Verfahren mittels Schaubildern, Diagrammen und anderen geeigneten Hilfsmitteln genau beschreiben." Mit anderen Worten: „PIS dürfen nur noch angeflogen werden, wenn sie zuvor von den Luftrettern erfasst, die Situation vor Ort bewertet, gegebenenfalls korrigiert und dann dokumentiert wurde."

Bereits Mitte letzten Jahres traten die Luftretter deshalb mit einem Rundschreiben an die Krankenhäuser heran und baten die Betreiber um wichtige Angaben zu ihren Landeplätzen. Nur ungefähr die Hälfte der Adressaten habe auf das Anschreiben reagiert, berichtet Beelitz. Um das immer bedeutender werdende Luftrettungssystem in Deutschland dennoch aufrecht erhalten zu können, haben die Luftretter nun vorerst pauschal für alle PIS eine vorläufige Ausnahmegenehmigungen beantragt. Nach einer Überprüfung der jeweiligen Situation vor Ort behalten sie sich aber vor, diese Genehmigung mit Auflagen zu verknüpfen. Um ein Mindestmaß an Sicherheit für den Flugbetrieb zu gewährleisten, werden viele Krankenhäuser Löschmittel, neue Windsäcke und Befeuerungsanlagen beschaffen und andere Umgebungsbedingungen ihrer PIS optimieren müssen. „Die erforderlichen Investitionen bewegen sich zwischen wenigen hundert bis zu hohen fünfstelligen Beträgen", steht im Entwurf eines Gesetzes zur Anpassung des Luftverkehrsrechts an die Verordnung (EU) Nr. 965/2012 der Kommission vom 5. Oktober 2012 zu lesen.

---

**Die Flugretter arbeiten zusammen**

Bei der Erfassung der für die Flugrettung künftig erforderlichen Informationen über die Public Interest Sites werden die Flugretter zusammenarbeiten. Ansprechpartner der Krankenhäuser sind:

**Hamburg**
Dietmar Naumann,
Bundespolizei-Fliegerstaffel Fuhlendorf,
Stützpunkt Gifhorn
Mail: bpolfls.nord.gifhorn@polizei.bund.de,
Telefon: 05371 982-699

**Nordrhein-Westfalen**
Torsten Pfeil,
Bundespolizei-Fliegergruppe Luftfahrtbetrieb
Mail: bpolflg.post.flugeinsatz@polizei.bund.de
Telefon: 02241 238-3121

**Hessen**
Hans Bäuml,
Bundespolizei-Fliegerstaffel Fuldatal
Mail: bpolfls.mitte@polizei.bund.de,
Telefon: 0561 9367-4033

**Bayern, Sachsen, Berlin, Brandenburg, Rheinland-Pfalz, Bremen, Saarland und Mecklenburg Vorpommern**
Peter Bothor sowie Herr Jacob Wild,
ADAC Luftrettung gGmbH - Flugbetrieb
Mail: flugbetrieb@zentrale.adac.de,
Telefon: 089 7676-4606 (bzw. -3404)

**Baden-Württemberg, Niedersachsen, Schleswig-Holstein, Thüringen und Sachsen-Anhalt**
Aurélie Langer,
DRF Stiftung Luftrettung gemeinnützige AG - Operation Center
Mail: flugbetrieb@drf-luftrettung.de,
Telefon: 0711 7007-2606

---

### Genehmigungsfähige Landeplätze

Als PIS genehmigungsfähig seien – so der neue Gesetzesentwurf – nur Landestellen auf dem Boden. Dachlandeplätze müssen über eine Genehmigung nach Paragraf 6 LuftVG verfügen. Das wird einige Krankenhäuser wohl besonders hart treffen. Eine neu eingeführte Meldepflicht verlangt darüber hinaus eine Erfassung der Flugbewegungen durch die Luftrettungsunternehmen, um die Verhältnismäßigkeit der Nutzung einer Landefläche als PIS bewerten zu können. Bei mehr als 100 Flugbewegungen im Jahr – das entspricht einer Landung und einem Start pro Woche – sollte diese Verhältnismäßigkeit nicht mehr gegeben sein, so der ursprüngliche Gesetzesentwurf. Eine Arbeitsgruppe PIS, an der die Bundespolizei, die Deutsche Rettungsflugwacht, die ADAC Luftrettung, die Deutsche Krankenhausgesellschaft und der Deutsche Hubschrauberverband mitwirken, konnte hier jedoch in Gesprächen mit den Genehmigungsbehörden – dem Bundesverkehrministerium und dem Luftfahrt-Bundesamt – erwirken, dass über eine für PIS noch akzeptable höhere Anzahl an Flugbewegungen nachgedacht wird. Nach einer dreijährigen Beobachtung der realen Anflugzahlen wird über die endgültige Begrenzung der Flugbewegungen für PIS entschieden werden.

Auch bei der geforderten Größe der Landefläche konnte diese Arbeitsgruppe einen Kompromiss erzielen: Statt der ursprünglich verlangten 26 mal 26 Meter müssen die Landeplätze im öffentlichen Interesse nun tatsächlich nur mindestens 22 mal 22 Meter messen. Eine angedachte zeitliche Begrenzung für die Genehmigung der PIS von drei Jahren wurde vorläufig auf zehn Jahre ausgedehnt.

Weitere Vorgaben macht der Gesetzesentwurf zur Bodenmarkierung der Landestelle, für die Vorhaltung von Löschmitteln (mindestens 50 Kilo müssen es sein) und zur Sicherung der Landesstelle gegen Dritte. Er fordert einen Alarmplan und für Landungen in der Nacht spezielle Beleuchtungssysteme.

Problematisch für die Krankenhäuser, die ihre Landestellen nun gerne entsprechend anpassen würden, ist, dass die Gesetzesanpassungen (§25 Abs. 4 LuftVG und §15 LuftVO) zur Anlage

## C Krankenhaustechnik

dieser PIS bisher nur als Entwurf vorliegen und vom Gesetzgeber noch nicht verabschiedet wurden. Inhaltliche Änderungen können daher zum heutigen Zeitpunkt nicht ausgeschlossen werden.

„Der Ausnahmeparagraf 25 Punkt 2 gilt natürlich weiterhin und nach dem kann ich auch in Zukunft prinzipiell jede Landestelle anfliegen. Nicht genehmigte Landeplätze, die auch kein genehmigter PIS werden, fliege ich dann aber ausnahmsweise an. Der Paragraf 25/2 ist ein Ausnahmeparagraf und darf deshalb an Landestellen, die regelmäßig angeflogen werden, und wo der Verzicht auf einen Patiententransport nicht unweigerlich "Gefahr für Leib und Leben" des Patienten bedeutet, nicht benutzt werden. Nicht alle unsere Flüge können mit dem Paragraf 25/2 „abgesegnet" werden. Regelmäßig angeflogene Landestellen benötigen daher künftig eine Genehmigung nach Paragraf 6 LuftVG oder die anfliegenden Hubschrauberunternehmen eine flugbetriebliche Genehmigung, diese Landestellen als PIS nach der EU-VO 965/2012 anzufliegen.", erklärt Beelitz.

**Quelle:**

Mit freundlicher Genehmigung übernommen aus kma krankenhaustechnik vom April 2015

---

## *Weitere Veranstaltungen in 2015*

**18. Juni** *Medizintechnik und IT im Krankenhaus*
**Hamburg** IT-Sicherheit, Anforderungen an Software, Fernwartung
Symposium Medizintechnik

**8. Sept.** *Gebäudetechnik sicher betreiben*
**Essen** Technische Infrastruktur, Hygiene und Infektionsprävention
Symposium Krankenhaustechnik

**1. Okt.** *MPBetreibV 2014, DIN EN 80001-1*
**Leipzig** *Mess- und Prüfmittel*
Symposium Medizintechnik

**25. Nov.** *Schneller Ziele erreichen und zufriedenere Kun-*
**Teneriffa** *den bekommen*
Management Seminar - Vertrieb

Euritim Bildung + Wissen GmbH & Co. KG
Ernst-Leitz-Straße 32, 35578 Wetzlar, Tel.: 06441-44785-0
kongress@euritim.de

## Alle Details: www.euritim.de

©2015 Euritim Bildung + Wissen GmbH & Co. KG

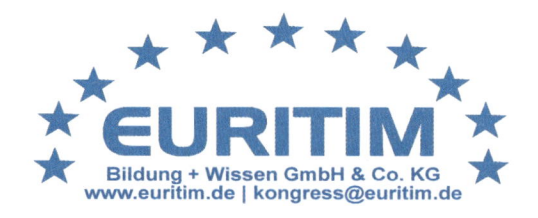

# Programm

*Bredeney*

## Treffen, Montag, 7.9. 2015, 19:00 Uhr

Zum sich Kennenlernen treffen sich die Referenten und Teilnehmer im Restaurant des Hotels.

## Symposium, Dienstag, 8.9.2015

Anmeldung  9:00 - 9:45 Uhr
Fachprogramm  9:45 - 16:30 Uhr

### Gebäudetechnik sicher betreiben

- ✓ Technische Infrastruktur
    Fördertechnik, Klima/Lüftung, Notstrom

- ✓ Hygiene und Infektionsprävention
    ZSVA, Aufbereitung, Hausinstallation

## Zielgruppe

Facility Manager, Technische Leiter, Gebäudeverantwortliche, Risikomanager, betriebliche Beauftragte, Gebäudemanager, Gebäudebetreiber, Hygienefachkräfte, Architekten.

## Tagungsstätte

Hotel Bredeney, Essen-Bredeney

## Veranstalter

Euritim Bildung + Wissen GmbH & Co. KG
Ernst-Leitz-Straße 32, 35578 Wetzlar
Tel.: 06441-44785-0
admin@euritim.de

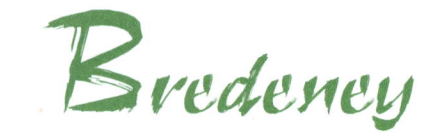

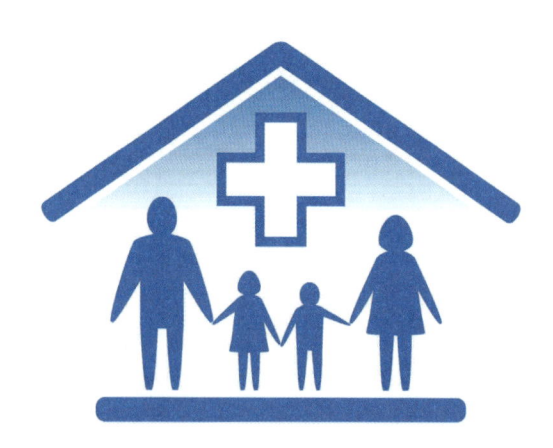

---

# Bredeney

# Gebäudetechnik sicher betreiben

Symposium Krankenhaustechnik
8. September 2015, Essen-Bredeney

FINUG — Fördergesellschaft für interdisziplinäre Netzwerke in der Umwelt- und Gesundheitswirtschaft e.V.

# C Krankenhaustechnik

## Systemlösungen für Boden und Wand

Torsten Winkler

Tarkett Holding GmbH, Frankenthal, Deutschland

*Zusammenfassung*— *In Kliniken müssen Boden- und Wandbeläge besondere Anforderungen erfüllen. Sie müssen extrem widerstandsfähig und langlebig sein, gleichzeitig einfach und kostengünstig zu verlegen und vor allem optimale Reinigungs- und Pflegeeigenschaften aufweisen. Und das über die gesamte Nutzungsdauer des Belages. Neben vieler anderer Kriterien ist es besonders wichtig die spezifischen Anforderungen in verschiedenen Funktionsbereichen wie zum Beispiel OP´s, Nasszellen oder rutschgefährdeten Bereichen. Die Lösungen für diese Anforderungen erläutert der folgende Überblick.*

*Schlagwörter*— *Bodenbelag, Wandbelag, Wirtschaftlichkeit, Hygiene, Funktionsbereiche*

## Tarkett

In 2014 erwirtschafteten die über 11.000 Tarkett-Mitarbeiter einen Umsatz von 2,4 Mrd. € in über 100 Ländern in der ganzen Welt. Über 30 Produktionsstandorte produzieren 1,3 Millionen m² Bodenbeläge jeden Tag, das macht Tarkett zu einem globalen Marktführer. 25 Forschungs- und Entwicklungszentren in 11 Ländern sorgen dafür, dass Tarkett seinen Kunden auch in Zukunft innovative Lösungen bieten kann.

## iQ Konzept

iQ steht für intelligente Qualität. Eine hochwertige Rohstoffkombination sorgt dafür, dass der Bodenbelag renovierbar ist. Durch trockenes Highspeed-Polieren der Belagsoberfläche lassen sich Nutzungsspuren wie z.B. Begehspuren wirkungsvoll bearbeiten und die Grate leichter Verkratzungen brechen, was die Schmutzanhaftung und optische Erkennbarkeit nachhaltig reduziert. Jederzeit möglich, auch teilflächig, ohne Trocknungszeiten und somit ohne Einschränkungen von Betriebsabläufen. Das iQ-Konzept ist eine Komplettlösung aus antistatischen Kompakt- und Akustikbelägen, dauerhaften R10 Sicherheitsbelägen, leit- und ableitfähigen Lösungen, integriertem Nassraumkonzept mit Boden- und Wandlösungen, sowie dem passenden Zubehör für jeden Bereich. iQ-Bodenbeläge von Tarkett haben einen sehr geringen Füllstoffanteil. Dies bedeutet eine dichte und geschlossene Oberfläche, die den im Gesundheitswesen typischen und intensiven Belastungen dauerhaft gewachsen ist. Sie erreichen deshalb die höchste Klasse der neuen Norm für homogene PVC-Bodenbeläge ISO 10581, Bindemittelgehalt: Typ I, sowie die höchste Verschleißgruppe T nach EN 649.

## ESD-sensible Bereiche

Zum Schutz von Mensch und Maschine vor elektrostatischer Auflagung und Entladung in sensiblen Bereichen (z.B. OP-Räume) benötigt man leit- bzw. ableitfähige Bodenbelagskonzepte. Diese müssen einfach und sicher verlegt werden können. Die Bodenbeläge iQ Toro SC und iQ Granit SD sind mit einer flächenleitfähigen Graphit Rückenbeschichtung ausgestattet, deshalb können sie weitestgehend ohne leitfähige Klebstoffe verlegt werden und der Einsatz von Kupferbändern reduziert sich auf ein Minimum.

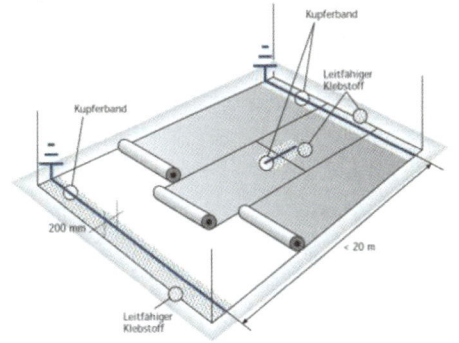

Abbildung 1: Verlegung leitfähiger iQ Belag

©2015 Euritim Bildung + Wissen GmbH & Co. KG

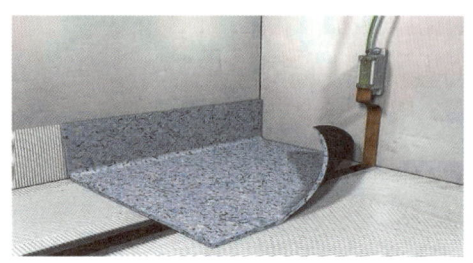

Abbildung 2: Verlegung leitfähiger iQ-Belag (OP)

## Hygienebereiche (OP Konzept)

Für Bereiche mit höchsten Anforderungen an Hygiene, sowie Chemikalien- und Desinfektionsmittelbeständigkeit können iQ Bodenbeläge mit dem passenden Wandbelag ProtectWALL 2 CR (=Clean Room – Reinraumeignung) kombiniert werden. Dieses besonders für Bereiche mit höchsten Anforderungen wie OP-Räume entwickelte System aus Boden- und Wandbelag lässt sich thermisch verschweißen, da beide Beläge 2mm stark sind. Das heißt zwischen Boden und Wand entsteht keine Fuge sondern eine dichte Naht. Dies sorgt für einfachste Reinigung und optimale Hygiene. Der iQ Bodenbelag wird wannenförmig nach der Tarkett Methode verlegt und ein 10 cm hoher Sockel aus dem Belag gebildet. (siehe Abb. 3) ProtectWALL 2CR kann dann an der Wand verklebt und anschließend mit passender Tarkett Schweißschnur mit dem Bodenbelag verschweißt werden. Alles ohne Hohlkehlprofile, angesetzte Sockelstreifen und separate Dichtstoffe. Zudem absolut silikonfrei.

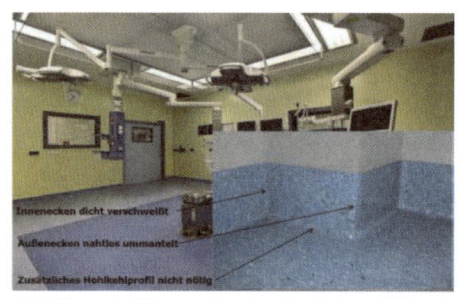

Abbildung 3: Wannenförmige Sockelausbildung nach der Tarkett Methode für optimale Hygiene

## Nassraumkonzept

Für optimale Sicherheit, Reinigung und Hygiene in nassbelasteten Barfußbereichen hat Tarkett ein farblich und technisch abgestimmtes Konzept aus Boden- und Wandbelag entwickelt. Die auf unsere antistatischen Kompaktbeläge abgestimmten Nassraumbodenbeläge Granit Multisafe und Optima Multisafe bieten durch ihre genoppte Struktur hohe Rutschsicherheit. Beide erreichen die Rutschfestigkeit R10 nach DIN 51130/BGR 181 sowie die Klassen A und B der NB Liste (DIN 51097), Granit Multisafe erreicht zusätzlich die höchte Klasse C. In Kombination mit von Tarkett empfohlenen runden Purus Abflusssystemen und passendem Wandbelag Aquarelle Wall HFS lässt sich eine rundum wasserdichte Nasszellenausstattung z.B. für bodengleiche Duschbereiche erreichen. Die Verlegung ist einfach und schnell möglich, Nahtbereiche werden auf ein Minimum reduziert, es entstehen keine tiefen Fugen wie z.B. bei Verwendung keramischer Fliesen.

## Wandschutzlösungen

Zum Schutz vor Beschädigungen der Wand im Flurbereich oder anderen Bereichen z.B. durch Betten oder Ähnlichem hat Tarkett die Wandschutzlösung ProtectWALL entwickelt. Diese ist ein Wandschutzbelag in Bahnenform, erhältlich in 1,5 und 2mm Stärke, sowie als 2mm CR Variante mit höchster Reinraumeignung Klasse 1 nach ISO 14644-1. Die enorm strapazierfähige Oberfläche (Verschleißgruppe T) bietet einen lang anhaltenden und zuverlässigen Oberflächenschutz gegen Kratzer und Flecken, sowie Schäden durch Stöße oder sonstigen Abrieb. Kostenintensive Reparaturen und regelmäßige Renovierungsarbeiten können durch ProtectWALL reduziert, beziehungsweise vermieden werden.

## Ganzheitliches Konzept

Somit bietet das Tarkett iQ Konzept die passende Komplettlösung für jeden Bereich einer Klinik aus einer Hand. Die Leistungsfähigkeit von iQ Bodenbelägen beweisen über 300 Millionen verlegte Quadratmeter weltweit. Weiterführende Informationen finden Sie auf unsere Website: boden.objekt.tarkett.de

## Die Brandmeldeanlage der Zukunft

Jens Aperdannier
Leiter Produktmanagement

Tyco Fire & Security Holding Germany GmbH

***Zusammenfassung*** *– Die geschilderten Eigenschaften und Maßnahmen erlauben es bereits heute, die Wünsche an die Brandmeldeanlage der Zukunft zu erfüllen:*
- *Beherrschung der Komplexität moderner Systeme*
- *Effizientere Einleitung von Brandbekämpfungsmaßnahmen und damit ein verbesserter Brandschutz*
- *Höhere Zuverlässigkeit und Verfügbarkeit ohne Steigerung der Kosten.*

*Ermöglicht werden alle diese Vorteile durch die sinnvolle Einbindung der Brandmeldeanlagen in ein übergeordnetes Managementsystem (Physical Security Information Management, PSIM). Dieser Ansatz ermöglicht es, weitere Anforderungen an Brandmeldeanlagen zukunftsfähig zu realisieren.*

***Schlagwörter*** *– Brandmeldeanlage, Brandschutz, Gebäudemanagement, PSIM*

### Einleitung

Die Anforderungen an eine Brandmeldeanlage sind heute vielfältiger und komplexer als je zuvor.

Die grundlegenden Anforderungen sind durch die Schutzziele vorgegeben, die sich im Brandschutzkonzept und Brandmeldeanlagenkonzept sowie den einschlägigen Regelwerken formuliert sind.

Zudem soll die Sicherheitstechnik reibungsfrei und ohne Falschalarme funktionieren. Die BMA-Lösung soll kostengünstig zu errichten und zu unterhalten sein.

Allerdings kommen heutzutage vielfach weitere Forderungen hinzu:

- Integrierbarkeit der Brandmeldetechnik in größere Kontexte, z.B. durch ein PSIM- (Physical Security Information Manage-
- Leichtere Bedienbarkeit der Brandmeldeanlagen
- Visualisierung des Systems auch auf mobilen Geräten
- Fernabfragen und ggf. Fernzugriff können eine effizientere Wartung ermöglichen
- Dazu kommt die Forderung nach erhöhter Verfügbarkeit. Z.T. schlechte Erfahrungen mit der geringen Ausfallsicherheit von IT-Netzwerken und Servern haben die Sensibilität dafür erhöht, so dass immer öfter die Frage nach Ausfallzeiten auch im Zusammenhang mit der Sicherheitstechnik gestellt wird.

Bei der Beschreibung der „Brandmeldeanlage der Zukunft" wollen wir uns mit technischen Maßnahmen beschäftigen, die diese Forderungen erfüllen und im Nebeneffekt geeignet sind, die Verfügbarkeit einer Brandmeldeanlage nochmals zu steigern.

### „Neue" Anforderungen und ihre Realisierung

#### Integrierbarkeit der Brandmeldeanlage

Ein vielfach anzutreffender Wunsch ist die zunehmende Integrierbarkeit der Brandmeldetechnik in größere Kontexte, sei es durch die Ansteuerung zahlreicher Gewerke über Brandfallsteuerungen oder durch ein Alarmvisualisierungs- oder Gebäudemanagement- (PSIM – Physical Security Information Management) – System.

Solche Steuerungen, die eine BMA auslöst, erreichen heute häufig eine weit höhere Komplexität als noch vor wenigen Jahren. Derartige Verknüpfungen zwischen den Gewerken sind mit einem PSIM-System natürlich wesentlich leichter zu realisieren und zu beherrschen als mit herkömmlichen Kontaktschnittstellen.

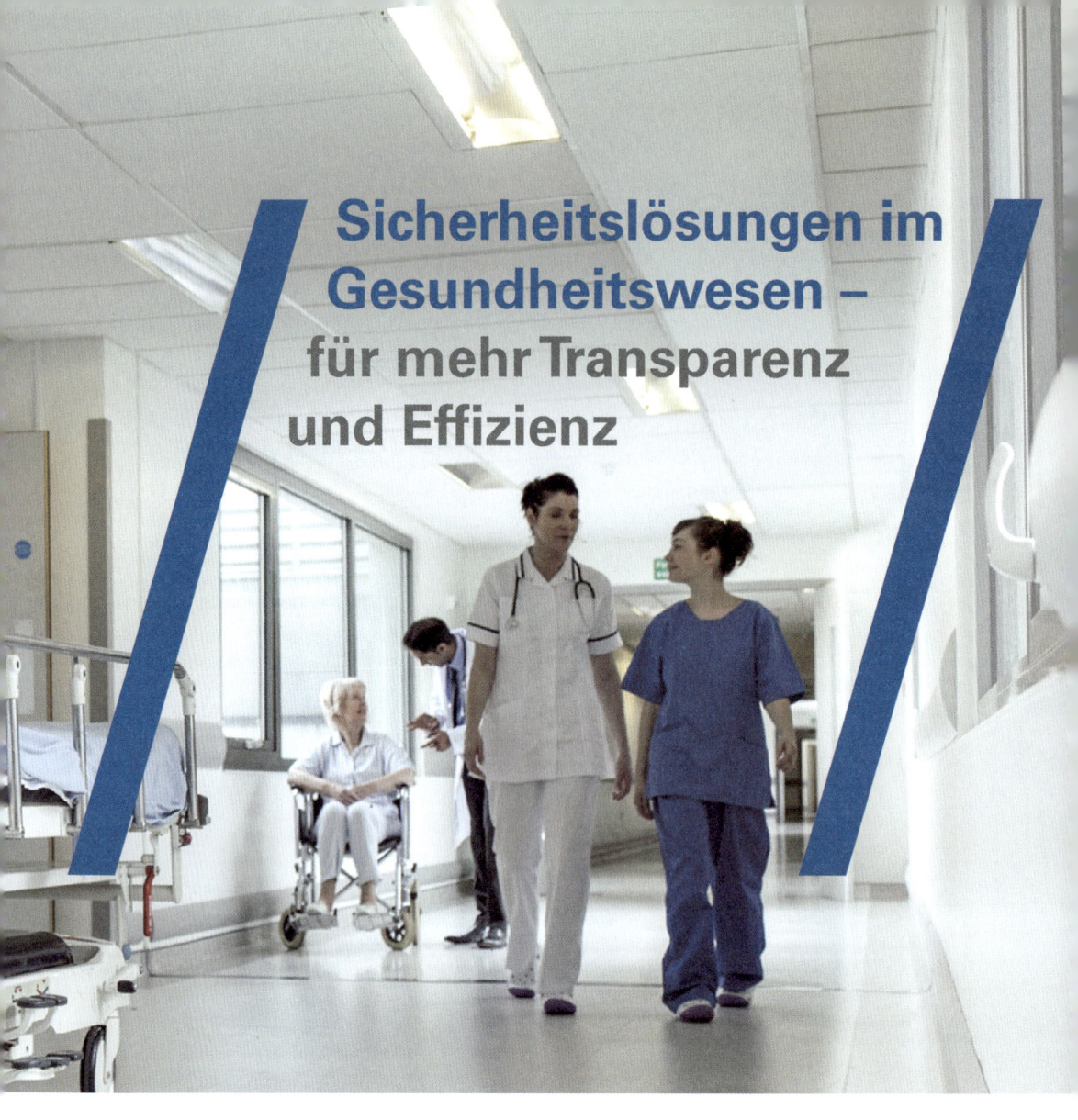

# Sicherheitslösungen im Gesundheitswesen – für mehr Transparenz und Effizienz

Tyco Integrated Fire & Security bietet speziell für das Gesundheitswesen maßgeschneiderte skalierbare Lösungen. Unsere Pflegekommunikationssysteme gewährleisten die Sicherheit der Patienten und unterstützen gleichzeitig das Pflegepersonal rund um die Uhr. Durch die Verknüpfung mit Brandmeldeanlagen, Zutrittskontroll- und Videosystemen schnüren wir Sicherheitspakete für den zuverlässigen Schutz von Mitarbeitern, Patienten und Besuchern und bieten darüber hinaus ein Plus an Effizienz durch Prozessoptimierung.

**Weitere Informationen erhalten Sie unter www.tyco.de.
Gerne beraten wir Sie auch persönlich auf unserem
Messestand auf der WÜMEK in Würzburg.**

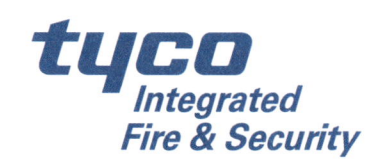

**tyco**
*Integrated
Fire & Security*

Safer. Smarter. Tyco.™

# C Krankenhaustechnik

Auch Gewerke ohne elektrische Schnittstelle sind mittlerweile integrierbar. Als Beispiel seien hier die Wartungsintervalle von Meldern und Feuerlöschern genannt, auf die das PSIM-System den Benutzer aufmerksam macht, wenn die nächste Wartung des Systems ansteht.

Durch dieses Mehr an verfügbaren Informationen über das Ereignis kann ein solches integriertes System den Bediener unterstützen und führen, so dass schnelle und angemessene Reaktionen auf ein Ereignis ermöglicht werden, die im Endeffekt einen effizienteren Maßnahmenplan zur Brandbekämpfung zulassen.

**Leichtere Bedienbarkeit**

Natürlich sind Brandmeldeanlagen keine „bedienten" Systeme, wie z.B. Zutrittskontroll- oder Einbruchmeldeanlagen, an denen häufig Bedienvorgänge wie Zutritt, Scharf-/Unscharf-Schaltung usw. vorgenommen werden. Dennoch spielt auch dort die einfache Nutzbarkeit des Benutzer-Interfaces eine große Rolle. Sei es, dass eine bestimmte Information leicht ablesbar sein muss, ein bestimmter Report schnell ausgedruckt werden soll oder in einer speziellen Betriebssituation eine Melder-Gruppe abgeschaltet werden muss – immer wird ein intuitiv bedienbares, grafisches Benutzer-Interface hier von Vorteil sein und ggf. sogar Fehlbedienungen vermeiden.

Noch komfortabler geht es dann wieder mit einem PSIM-System, mit dem sich die Bedienung völlig individuell auf den Anwender zuschneiden lässt.

**Visualisierung auf mobilen Geräten**

Zur Anforderung, die Ereignisse in der BMA visualisieren und innerhalb der Grenzen des Regelwerks steuern zu können, kommt der Wunsch nach der Abbildung des Gefahrenmanagementsystems auf mobilen Geräten hinzu. Dies ist in vielen Fällen für technische Leiter, den Werkschutz, die Betriebsfeuerwehr o.ä. wünschenswert, da hierdurch vor und während eines Einsatzes zusätzliche Informationen überall zur Verfügung stehen. Dies hilft, Reaktionszeiten zu senken und Evakuierungsmaßnahmen effizienter durchzuführen.

Eine Steuerungsmöglichkeit des Brandmeldesystems über mobile Geräte sollte dagegen nur sehr eingeschränkt möglich sein. Dies kann erhebliche Gefahren mit sich bringen. Man stelle sich einmal vor, dass man die Detektion in ganzen Brandabschnitten mit einem Tastendruck auf dem Smartphone ausschalten könnte, was technisch problemlos realisierbar wäre!

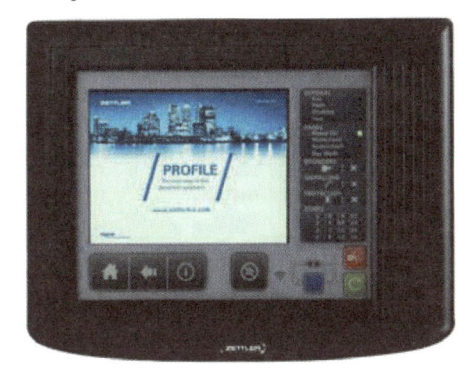

Hingegen sind bestimmte Betriebsfunktionen wie das Ein- und Ausschalten eines Nachtbetriebsmodus durchaus sinnvoll (beim Übergang von einer unsicheren in eine sicherere Betriebsart durchaus regelwerkskonform).

Schließlich können Mobilgeräte auch bei der Inspektion und Wartung einer Brandmeldeanlage gute Dienste leisten. So ist der Meldertest auf herkömmliche Art eine sehr zeitraubende Tätigkeit, bei der ein Mitarbeiter reihum eine Gruppe von Meldern testet, während ein zweiter Mitarbeiter die Meldungen an der Brandmeldezentrale abliest und über Funk oder Mobiltelefon bestätigen muss, dass der geprüfte Melder funktionsfähig ist.

Mit einer Visualisierung der Melderzustände auf einem mobilen Gerät ist eine Ein-Mann-Revision möglich, bei der der Mitarbeiter nur noch Melder prüfen muss und die Reaktion der Zentrale auf dem Smartphone oder Tablet angezeigt wird.

**Ferndiagnose und Fernwartung**

So wünschenswert Eingriffe in die Technik des Brandmeldesystems aus der Ferne sein können, muss doch bei diesen Eingriffen die Funktion des Systems vollumfänglich erhalten bleiben, um die Erreichung der Schutzziel gewährleisten zu können.

Es müssen daher verschiedene Möglichkeiten des Fernzugriffs unterschieden werden. Eine komplette Fernwartung mit Fernparametrierung und ggf. Update von Firmware führt in der Regel zu einer teilweisen Abschaltung der Brandmeldeanlage und darf demnach keinesfalls aus der Ferne initiiert werden. Hingegen ist eine Ferndiagnose ein sinnvolles und ungefährliches Hilfsmittel, das die Fehlersuche und Wartung einer BMA vereinfacht. So kann z.B. der Techniker vor seinem Einsatz Informationen aus der BMA auslesen und sofort mit den passenden Ersatzteilen losfahren.

**Erhöhung der Verfügbarkeit**

Bereits 2009 hatte der ZVEI einen Arbeitskreis ins Leben gerufen, der sich mit der Fragestellung beschäftigte, wie die Verfügbarkeit eines Brandmeldesystems von nicht-technischen Umständen abhängt.

Der Arbeitskreis, an dem auch der Autor beteiligt war, kam zu dem Schluss, dass Brandmeldeanlagen, die regelgerecht nach der DIN 14675 geplant, errichtet, betrieben und gewartet werden, eine signifikant höhere Verfügbarkeit erreichen. Dabei gingen auch weiche Faktoren, die die Verfügbarkeit einer Brandmeldeanlage beeinflussen können, wie z.B. Qualität der Ausführung, Ausbildung und Erfahrung des Personals, in die Betrachtung ein.

Empirisch wurde vom Arbeitskreis durch eine Auswertung von ca. 45.000 erfassten Anlagen eine Verfügbarkeit der Brandmeldeanlage von 99,9 % ermittelt.

Das entspricht einer jährlichen Nicht-Verfügbarkeit von 8,07 Stunden. Tritt während dieser 8 Stunden ein Brand auf, wird die Brandmeldeanlage nicht oder nur unzureichend funktionieren.

Auch einige der o.g. zusätzlichen technischen Maßnahmen haben den Nebeneffekt, die Verfügbarkeit der Brandmeldeanlage weiter zu erhöhen.

So erlaubt die Einbindung der Brandmeldeanlage in ein Gebäudemanagementsystem und die Visualisierung auf mobilen Geräten eine einfachere und weniger fehlerträchtige Wartung des Systems.

Fernzugriff und Ferndiagnose können auch präventiv eingesetzt werden. Häufig kann nämlich bei modernen Brandmeldesystemen der Zustand der Melder, insbesondere der Verschmutzungsgrad der Rauchmelder aus der Ferne ausgelesen werden. Ein Austausch der Melder kann dann proaktiv erfolgen, d.h. wenn der Verschmutzungsgrad einen bestimmten Grenzwert überschritten hat, und nicht erst, wenn das System eine Störung meldet.

**Über Tyco Integrated Fire & Security**

Tyco Integrated Fire & Security ist ein Geschäftsbereich von Tyco International (NY-SE: TYC). Tyco versorgt als weltweit größtes Unternehmen, das ausschließlich auf Brandschutz und Sicherheit spezialisiert ist, über drei Millionen Kunden auf der ganzen Welt.

Mit einem umfassenden Angebot an integrierten Brandschutz- und Sicherheitslösungen hilft Tyco, Menschen, Werte und Objekte zu schützen und Betriebsabläufe zu optimieren. Unsere auf der MZX-Technologie basierenden einzigartigen ZETTLER® Brandmeldesysteme sorgen für sichere Detektion und präzise Lokalisierung von Bränden. In Kombination mit unserem umfassenden Portfolio an stationären und mobilen Löschsystemen können die richtigen Löschmaßnahmen schnell und zuverlässig eingeleitet werden. Wir entwickeln maßgeschneiderte Brandschutzkonzepte und sorgen so für umfassenden Schutz. Erfahren Sie mehr unter www.tyco.de.

©2015 Euritim Bildung + Wissen GmbH & Co. KG

## OP´s abschalten in der betriebsfreien Zeit

S. Kluge, L. Jatzwauk

Universitätsklinikum Dresden

*Zusammenfassung*— *Das Universitätsklinikum Dresden schaltet die RLT-Anlagen der OPs in der betriebsfreien Zeit ab und schafft damit als erstes deutsches Krankenhaus ganz offiziell Fakten, wo bisher nur spekuliert und geredet oder eher verschwiegen gehandelt wurde. Mit wenig Aufwand spart diese in unseren deutschsprachigen Nachbarländern längst übliche Vorgehensweise Energie und Kosten – nachgewiesenermaßen ohne Qualitätsverlust.*

*Schlagwörter*— *RLT, DIN 1946-4, OP-Belüftung, Partikelmessung, Energieeinsparpotential*

### Einleitung

Das, was in Ländern wie Österreich oder der Schweiz gängige Praxis ist, RLT Anlagen für OPs in operationsfreien Zeiten abzuschalten und damit Energie und Kosten ein zu sparen, ist in Deutschland aufgrund der normativen Vorgaben immer noch ein Tabuthema. Mit der Motivation, nicht mehr Energie zu verbrauchen als nötig, und mit der zusätzlichen Anregung durch den in kma Krankenhaustechnik 02/2012 veröffentlichten Artikel „OP-Belüftung abschalten - Sparen ohne Qualitätsverlust", haben sich die technischen Mitarbeiter der Abteilung Gebäudetechnik des Universitätsklinikums Carl Gustav Carus Dresden seit Mitte letzten Jahres intensiv einem möglichen Bruch dieses Tabus gewidmet. Eins sei vorweg gestellt: Als oberstes Gebot stand und steht dabei das Wohl der Patienten sowie der Mitarbeiter des Klinikums. Ein „Sparen auf Teufel komm raus" ist keinesfalls der Weg zum Ziel. In diesem Punkt sind sich alle Beteiligten einig. Vielmehr gilt konsequent der Leitgedanke: Sparen ohne Qualitätsverlust. Das erfordert von allen Beteiligten eine sehr intensive Kommunikation, ein hohes Maß an Fachkompetenz sowie ein sehr großes Verantwortungsbewusstsein.

### Kurze Amortisationszeit

Die zu erwartende Energiekosteneinsparung durch das Abschalten der OPs am Universitätsklinikum Dresden wurde in einer im Geschäftsbereich Bau und Technik betreuten Bachelorarbeit auf Basis der Energiepreise von 2011 berechnet und mit durchschnittlich 3.000 Euro pro OP-Saal ermittelt. Bezogen auf alle im Universitätsklinikum betriebenen OP-Säle kann eine Energiemenge von ungefähr 1,9 Megawattstunden eingespart werden. Zusätzlich sind weitere Einsparungen bei Instandhaltung und Wartung der RLT- Anlagen zu erwarten. Durch geringere Laufzeiten verlängern sich zum Beispiel die Filterstandzeiten. Die allgemeinen Anlagenstandzeiten dürften sich ebenfalls durch geringere Bauteilabnutzungen verlängern.

Bei konsequenter Nutzung aller Einsparmöglichkeiten führen diese Maßnahmen zu einer **Reduzierung aller Energie- und Investitionskosten von rund 180.000 Euro jährlich.**

Aktuell werden bereits zwei OP-Saaleinheiten nach dieser Regie gefahren. Die aktuellen Kostenabrechnungen der bisher ausgeführten Umbaumaßnahmen bestätigen deutlich die Energieeinspartendenz. Daraus schlussfolgernd kann man von einer statischen **Amortisationszeit von zirka sechs Monaten** ausgehen. Das stimmt mit den Berechnungen aus der Bachelorarbeit überein. Die Bachelorarbeit wurde von einem Studenten der Hochschule Mittweida Fakultät Maschinenbau geschrieben und von Jörg Mehlis betreut.

### Messen und sparen

Das Universitätsklinikum Dresden betreibt momentan über 40 OP-Säle der unterschiedlichsten medizinischen Fachrichtungen und Forschungsbereiche. Bisher werden die Luftvolumenströme in den operationsfreien Zeiten dort den Forderungen der DIN 1946-4 entsprechend weitestgehend auf die Hälfte reduziert. Zukünftig wird anstatt der Reduzierung von Luftmengen nun ein Komplettabschalten der RLT- Anlagen erfolgen. Um ein Gefühl für das tatsächliche Einsparpotential zu erhalten, wurde im Rahmen einer Bachelorarbeit eine theoretische Berechnung und Abschätzung der Einsparpotentiale durchgeführt. Die Ergebnisse der erfolgreich abgeschlossenen Arbeit motivierten die Arbeitsgruppe des Universitätsklinikums zum Weitermachen. Als erste Maßnahme wurde eine ausgewählte RLT- Anlage, die zwei OP- Säle versorgt, komplett mit Medienzählern ausgerüstet. Damit werden zukünftig die theoretischen Berechnungsergebnisse mit messtechnisch ermittelten Realwerten untersetzt und vergleichbar gemacht. Gemessen werden die Verbrauchsmengen für alle Heiz- und Kühlmedien, die Dampfmengen zur Befeuchtung sowie die benötigte Elektroenergie für den Antrieb der Ventilatoren und Umwälzpumpen. Die Verbrauchsdaten laufen in einem engmaschigen Monitoring periodisch zusammen und werden vom Hauptenergetiker des Klinikums ausgewertet.

## Interdisziplinäres Projektteam

Neben den Fachleuten der Regelungs- und Lüftungstechnik trägt vor allem der leitende Krankenhaushygieniker entscheidend zum Erfolg des Pilotprojektes bei. Unabdingbare Stütze der Arbeitsgruppe sind außerdem Vertreter des OP-Personals. Eine enge Zusammenarbeit aller betroffenen Bereiche hat sich im bisherigen Projektverlauf als zwingend notwendig herausgestellt.

Im zweiten Schritt wurde die uneingeschränkte Gewährleistung der hygienischen Vorgaben bezüglich der zulässigen Partikelanzahlen vor und während des OP-Betriebes bei einer Komplettabschaltung der RLT Anlagen hinterfragt. Dazu wurden außerhalb des regulären Operationsbetriebes verschiedene Betriebszustände der RLT- Anlagen simuliert. Parallel dazu sind vom leitenden Krankenhaushygieniker umfangreiche Partikelmessungen durchgeführt worden. Die Auswertung der Messergebnisse belegt, dass sich die Partikelzahlen nach Wiedereinschalten der RLT Anlage aus dem Ruhezustand in allen relevanten Bereichen des OP-Saals nach etwa zehn Minuten im normativen Bereich befinden.

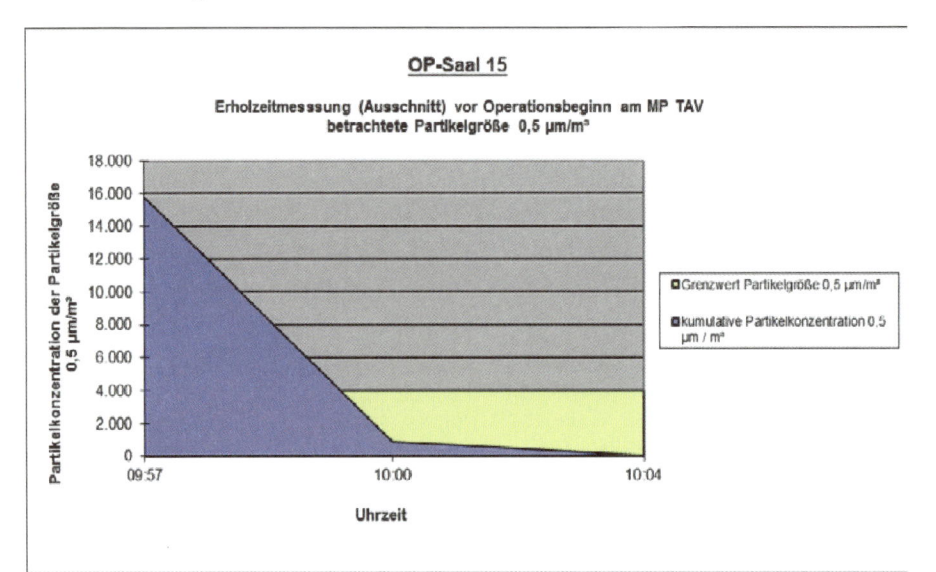

BU: Sorgfältige Kontrollen: Partikelmesspunkt im TAV-Bereich bei Schaltzustand RLT-Anlage Ruhebetrieb auf Volllast.

# C Krankenhaustechnik

## Wenig Aufwand

Mit dieser Erkenntnis und der Freigabe des Krankenhaushygienikers konnte nun an der konkreten technischen Lösung gearbeitet werden. Die Techniker setzen für eine automatische, bedarfsgerechte Zu- und Abschaltung der RLT-Anlagen sogenannte Präsenzmelder in den OP-Räumen ein. Diese erfassen sämtliche Bewegungen im Raum und generieren entsprechende Schaltbefehle für die Gebäudeautomation. Durch die Mess- und Regeltechniker des Klinikums wurde die Anpassung und Neuprogrammierung der RLT-Regelung vorgenommen. Damit können individuelle Schaltzeiten und Schaltzustände frei gewählt und sofort den unterschiedlichen Nutzeranforderungen angepasst werden. Mit intensiver Abstimmung aller Beteiligten wurde die bestmögliche Positionierung der Melder sowie die erforderlichen Vorlauf- und Nachlaufzeiten definiert. Weitere Kriterien sind die Bewegungsflächen, die zeitlichen Betriebsabläufe sowie die Geräteanordnungen in den jeweiligen OP-Sälen.

Die Praxis hat gezeigt, dass mindestens zwei, in Einzelfällen auch drei Präsenzmelder je OP-Saal erforderlich sind. Zur Überraschung aller sind die erforderlichen Investitionskosten bisher relativ niedrig ausgefallen. Dies liegt unter anderem an der Möglichkeit des Klinikums, eigene Personalressourcen zur Umsetzung des Projektes zu nutzen. Die mittleren Investitionskosten liegen bisher zwischen 1.300 bis 1800 Euro pro OP-Saal.

## Positive Erfahrungen

Nach intensiver Klärung aller Rahmenbedingungen konnte die erarbeitete technische Lösung umgesetzt werden. Im März 2013 wurde in der Arbeitsgruppe die gemeinsame Entscheidung zur erstmaligen Abschaltung einer RLT- Anlagen in zwei OP-Sälen beschlossen und vorgenommen. Der seitdem laufende Probebetrieb wird engmaschig vom Gebäudeleittechniksystem sowie allen Beteiligten überwacht, dokumentiert und ausgewertet.

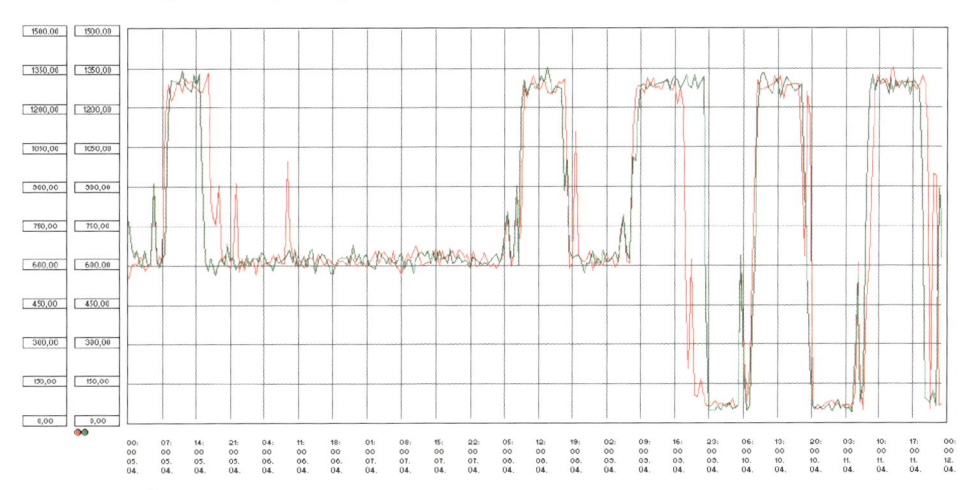

Engmaschig: Überwachung der RLT- Anlagenschaltzustände im GLT- System

Techniker, Krankenhaushygieniker und OP-Personal stehen in ständigem Kontakt, um eventuelle Störungen sofort beheben zu können. Auf Basis der bisherigen durchweg positiven Betriebserfahrungen wurde beschlossen, bis Anfang 2014 alle RLT-Anlagen die zur Versorgung der vorhandenen OP-Säle dienen auf die neue Betriebsweise umzustellen.

Das tatsächliche Energieeinsparpotential wird dazu parallel an der betriebenen Referenzanlage ermittelt. Um belastbare Werte zu erhalten geht der Hauptenergetiker des Klinikums von einem

Messzeitraum von mindestens einem beziehungsweise zwei Jahren aus.

### Sparen ohne Qualitätsverlust

Die Patientensicherheit wird nicht beeinträchtigt

Die DIN 1946-4 Raumlufttechnische Anlagen in Gebäuden und Räumen des Gesundheitswesens erlaubt in der betriebsfreien Zeit nur eine Reduzierung, nicht aber ein komplettes Abschalten der OP-Belüftung. Der Krankenhaushygieniker des Uniklinikums Dresden, Lutz Jatzwauk, legt seiner Entscheidung für das Abschalten Statements relevanter Hygienegremien und jüngste Forschungsergebnisse zugrunde:

„Eine DIN-Norm ist ein unter Leitung eines Arbeitsausschusses im Deutschen Institut für Normung erarbeiteter freiwilliger Standard. DIN-Normen entstehen auf Anregung und durch die Initiative interessierter Kreise. Besondere fachliche und vor allem juristische Bedeutung gewinnen DIN-Normen auf dem Gebiet der Krankenhaushygiene, wenn sie in den Empfehlungen der Kommission für Krankenhaushygiene und Infektionsprävention (KRINKO) am Robert-Koch-Institut als Standard enthalten sind und damit zum Stand der Wissenschaft und Technik auf diesem Gebiet erklärt wurden. In den Empfehlungen der KRINKO zur Prävention postoperativer Infektionen im Operationsgebiet (2007) werden als zu beachtende Standards zum Bau und Betrieb von raumlufttechnischen Anlagen in Operationssälen neben der DIN 1946-4 auch die Leitlinien weiterer technischer Fachgremien beziehungsweise interdisziplinärer Arbeitsgruppen wie DGKH (Deutsche Gesellschaft für Krankenhaushygiene), SGSH (Schweizerische Gesellschaft für Spitalhygiene) und ÖGHMP (Österreichische Gesellschaft für Hygiene, Mikrobiologie und Präventionsmedizin) sowie des VDI (Verein Deutscher Ingenieure) genannt.

Diese weichen punktuell beträchtlich von der genannten DIN-Norm ab. In einem separat publizierten Kommentar der KRINKO aus dem Jahr 2010 widersprach diese in einigen Punkten sogar ausdrücklich den Aussagen der DIN 1946-4 (2008).

Vor Projektbeginn (die Abschaltung der OPs) wurde daher im Jahr 2012 eine Anfrage an Rüdiger Külpmann, den Leiter der Sektion „Klima und Raumlufttechnik" der Deutschen Gesellschaft für Krankenhaushygiene zur Möglichkeit der Energieoptimierung durch Nachtabschaltung von RLT-Anlagen in Operationsräumen gestellt. Nach seinen Aussagen ließen auch die aktuellen Ergebnisse des gegenwärtig führenden Forschungsvorhabens „Gebäudetechnik im Gesundheitswesen" der Hochschule Luzern bei Nachtabschaltung der RLT-Anlagen in Operationssälen keine nachteiligen Auswirkungen für die Patienten aus lufthygienischer Sicht erkennen. Damit werden die Erfahrungen aus Österreich bestätigt, wo die dortige Lüftungsnorm seit 2006 eine Nachtabschaltung explizit zulässt, ohne die Patientensicherheit zu beeinträchtigen.

Der Infektionsschutz der Patienten muss natürlich Priorität vor allen anderen, vor allem ökonomischen Betrachtungen haben. Das haben wir vor allem auch durch detaillierte Messungen in allen Operationssälen gewährleistet.

Lutz Jatzwauk

### Quelle:

Mit freundlicher Genehmigung entnommen aus kma krankenhaustechnik Oktober 2013.

# C Krankenhaustechnik

## Wegfall von Rückkühlwerken sowie mögliche BHKW-Rückkühlung durch die GSWT-Wärmerückgewinnung

Michael Schilling

SEW-GmbH, Kempen / Nrhn.

*Zusammenfassung*— Mit der hocheffizienten GSWT-Technologie können redundante und hocheffiziente Wärme- / Kälterückgewinnungssysteme aufgebaut werden. Diese können dann multifunktional genutzt werden. Hieraus ergeben sich Substitutionen in anderen Gewerken sowie Einsparungen an Technikflächen, wodurch eine dauerhaft hohe Wirtschaftlichkeit gegeben ist. Durch die Substition von vorzuhaltenden Leistungen werden auch bei späteren Sanierungen immer nur noch die reduzierten Vorhalteleistungen fällig. Diese Nachhaltigkeit soll am Beispiel der Erweiterung zur Kältemaschinenrückkühlung aufgezeigt werden.

*Schlagwörter*— GSWT-Technologie, Kältemaschinenrückkühlung, multifunktionale Kreislaufverbundsysteme, keim- und schadstofffreie Wärmeübertragung

## Einleitung

Der Betrieb von lüftungstechnischen Anlagen im Krankenhausbereich ist stets mit hohem Aufwand verbunden, einerseits die Energie- und Betriebskosten, andererseits die Investitionen. Bei gegebenen Randbedingungen können Wärmerückgewinnungssysteme die Energie- und Betriebskosten senken, mit einer speziellen Bauart lassen sich auch die Investitionen spürbar optimieren.

Als Bauart für Wärmerückgewinnungssysteme sind nur solche für den Krankenhausbereich relevant, welche eine keim- und schadstofffreier Wärmeübertragung gewährleisten. In der Regel sind dies Kreislaufverbundsysteme, die gebräuchliche Abkürzung ist KVS.

Eine Sonderstellung unter den Wärmerückgewinnungssystemen nimmt die GSWT-Technologie ein, da es durch die hohe Redundanz und Betriebssicherheit des Gegenstrom-Schicht-Wärmeaustauschers die Substitution von Heiz-, Kälte- und Rückkühl-leistung ermöglicht.

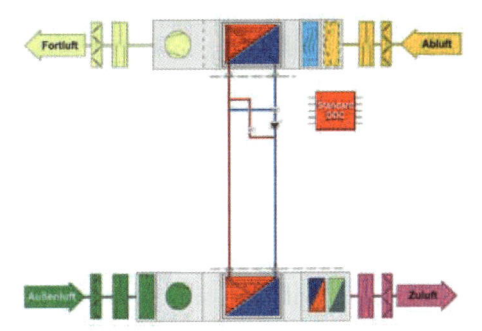

Abbildung 1: Schamtische Darstellung eines KVS. Die absolute Trennung von Außen- und Fortluft sowie der leckage- und umluftfreie Betrieb verhindern eine Übertragung von Rauch und Brand

KVS sind universell einsetzbar, auch die Außen- und Fortlufteinheit können entfernt und optimiert angeordnet sein und werden durch eine Verrohrung miteinander verbunden, weitere Vorteile eines KVS sind:

- Keine Luftzusammenführung erforderlich
- Anpassung an unterschiedliche Luftmengen
- Teillastbetrieb
- Maximale Hygiene
- Keine unkontrollierbare Leckagen bei Korrosion
- Einfacher, wirksamer Vereisungsschutz
- Hohe Verfügbarkeit im Winter
- keine Bypasstechnik aus Gründen des Frostschutzes

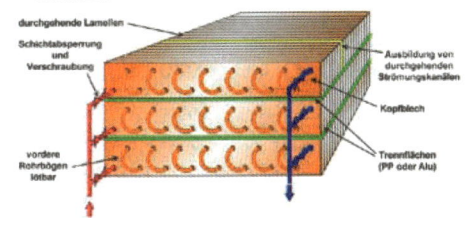

Abbildung 2: Der sogenannte Gegenstrom-Schicht-Wärmeaustauscher (GSWT) ist gegen-

©2015 Euritim Bildung + Wissen GmbH & Co. KG

über den üblichen Blockwärmetauschern modular aufgebaut und kann für jede Luftmenge in jeder Abmessung aufgebaut werden.

Vorteile des GSWT-Wärmetauschers:
- Hohe Redundanz durch eine Vielzahl von WT-Modulen
- Geringe Verschmutzngsneigung
- einfache Reinigung, Selbstreinigungseffekt
- zerlegbar
- dezinfizierbar
- hohe Austauschgrade und Effizienz bei optimierter Übertragungsflächen
- hohe Eignung als Entfeuchtungskühler mit optimiertem Kondensatablauf
- selbstentlüftend
- auf Basis der hohen Redundanz: multifunktionale Nutzung zur Nacherwärmung, Nachkühlung (sensibel/latent), Entfeuchtungskälterückgewinnung, Solarwärmenutzung, Freie Kühlung, Kältemaschinenrückkühlung sowie die Rückkühlung von BHKW's zur Spitzenstromerzeugung in der heizfreien Zeit.

Mit dem GSWT-Wärmeaustauscher werden Gegenstromanteile von über 99 % erzielt. Dies führt zu sehr hohen Austauschgraden von bis zu 90 % für beide Medien.

**Beispielrechnung für Austauschgrade am Wärmetauscher**

*Bezogen auf das Luft- / Fluidverhältnis gemäß dem sogenannten Wasserwertverhältnis (WWV)*

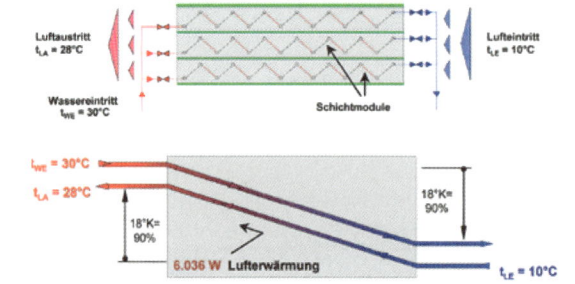

Definition des Austauschgrades / Rückwärmzahl bei WWV 1:1:

$$\Phi_L = \Phi_F = \frac{\Delta t_{L/F}}{\Delta t_{max}} = \frac{|t_{LA} - t_{LE}|}{t_{WE} - t_{LE}} \quad bzw. \quad \frac{|t_{WE} - t_{WA}|}{t_{WE} - t_{LE}}$$

(ggf. mit dem Betrag der Differenz rechnen)

$$\Phi_L = \frac{28°C - 10°C}{30°C - 10°C} = \frac{18\,K}{20\,K} = 0{,}9 \,\hat{=}\, 90\,\%$$

$$\Phi_F = \frac{30°C - 12°C}{30°C - 10°C} = \frac{18\,K}{20\,K} = 0{,}9 \,\hat{=}\, 90\,\%$$

Abbildung 3: Beispielberechnung der Rückwärmzahl

Im KVS werden Rückwärmzahlen bis zu 80 % erzielt.

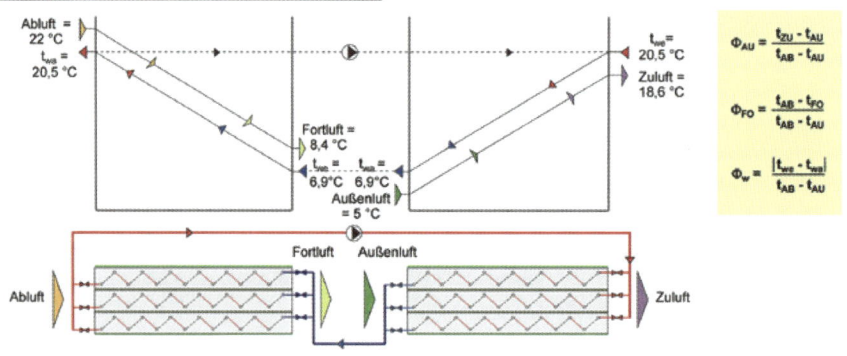

Abbildung 4: Darstellung eines System-Austauschgrades von 80 %

# C Krankenhaustechnik

Damit ist eine Grundvoraussetzung für die multifunktionale Nutzung gegeben. Die zweite Grundvoraussetzung ist die hohe Redundanz. Wie in Abb. 5 dargestellt, werden alle WT-Module an einem Verteiler und Sammler mittels absperrbarer Verschraubungen angeschlossen. Bei einer Leckage kann die betreffende Schicht lokalisiert und abgesperrt werden; der Betrieb kann fortgeführt werden.

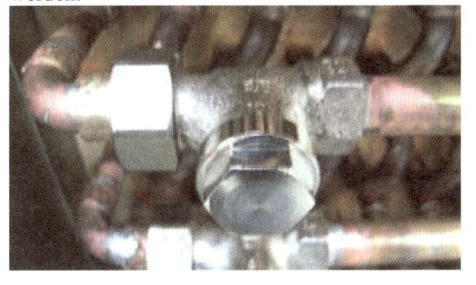

Abbildung 5: Schichtabsperrung als Standardbauteil.

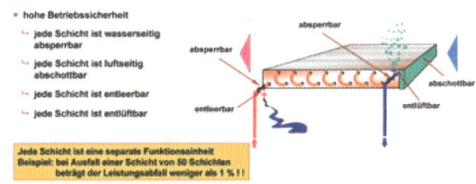

Abbildung 6: Betriebssicherheit der GSWT-Module: wasserseitig absperrbar, luftseitig abschottbar, jede Schicht entleer- und entlüftbar

Aufgrund der einer Modulhöhe von 60-120 mm eignet sich der GSWT hervorragend für eine Tauch- oder Pulverbeschichtung mit Einbrennlackierung. Damit sind auch die Schnittkanten bei erhöhter Korrosionsgefahr geschützt. Diese Ausführung eignet sich besonders bei kontaminierter Abluft oder bei kritischer Laborabluft sowie zur Filtervorerwärmung bzw. als Filtervereisungsschutz

Durch den schichtweisen Aufbau der GSWT-Wärmeaustauscher und den relativ kompakten Abmessungen eines Modul (B 2.250 mm x H 170 mm x L = 1.000 mm) können auch Anlagen im Bestand saniert oder nachgerüstet werden. Auch bei größeren Anlagen > 30.000 m3/h ist eine Auszugslänge von nur 1,2 m möglich, es werden keine Hebewerkzeuge benötigt und als Zuwegung reicht eine normale Zentralentüre.

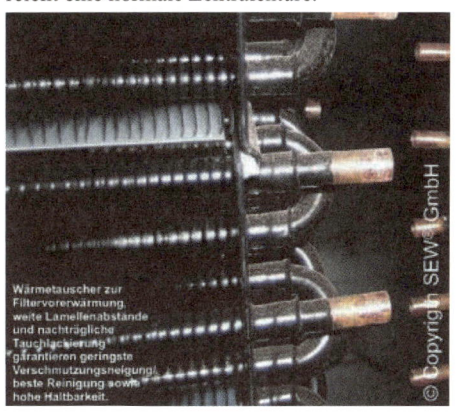

Abbildung 7: Filtervorerwärmer mit Pulverbeschichtung und Trennlage zwischen den WT-Modulen

- Gegenstrom-Schicht-Wärmeaustauscher -

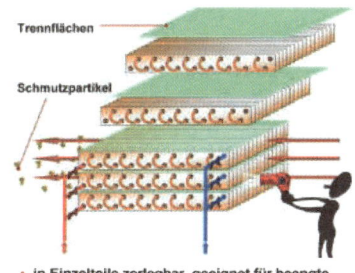

- in Einzelteile zerlegbar, geeignet für beengte Platzverhältnisse und nachträglichen Einbau
- hohe Redundanz / Betriebssicherheit durch die Schichtabsperrungen
- Gegenstrom-Verschaltung 99%, maximale Wirkung
- 100% reinigungsfähig, desinfizier- und dekontaminierbar
- ohne Schmutz- und Bakteriennester im Wärmetauscher aufgrund der durchgehenden Lamellen ohne innere Stoßstellen
- sicherer Kondensatablauf bei Entfeuchtung und günstiger Druckverlust
- Modul und Trennschichten gewährleisten geringste Verschmutzungsneigung / beste Reinigungsfähigkeit

Abbildung 8: Zusammenfassung der Vorteile der GSWT-Konstruktion

Die Redundanz des GSWT-Wärmetauschers allein reicht noch nicht aus, um die Betriebssicherheit des KVS zu gewährleisten, auch die Hydralik und Steuereinheit gehören dazu. Eine

Pumpen- und Armaturenbaugruppe (PAG) nimmt die Doppelpumpe mit jeweils separaten Frequenzumformern auf sowie der internen Verrohrung und die Regel- und Sicherheitsarmaturen.

Innerhalb dieser PAG ist die SEW-Anschlußschalteinheit (ASE) installiert. Diese regelt und überwacht einerseits die Hydraulik, anderseits die für das KVS erforderlichen Feldgeräte.

Die ASE übernimmt auch Optimierungsfunktionen bei Änderung der Luftleistung, bei Änderung der Luftmengenverhältnisse, bei multifunktionalem Betrieb und bei außerplanmäßigem Betrieb.

Zur Kommunikation mit der GLT können die gängigen Bus-Systeme eingesetzt werden, nach wie vor kann alles über potenzialfreie Kontakte ablaufen. Seit 2014 kann das Betriebsschema der GSWT-Systeme auch als HTML-Seite für das Intranet zur Verfügung gestellt werden.

Auch die eingesparten und nachgespeisten (optional) Wärme- / Kältemengen können angezeigt und übertragen werden.

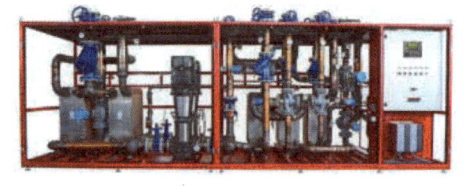

Abbildung 9: Pumpen- und Armaturenbaugruppe (PAG) als zentrale Einheit eines multifunktionalen Kreislaufverbundsystems

Die dargestellte Armaturenbaugruppe (PAG) beinhaltet v.l.n.r. die Plattentauschereinheit zur Einspeisung der Entfeuchtungskälte, die Doppelpumpen, weitere Plattentauscher zur Brunnenwasserkühlung, Abwärmenutzung einer Wärmepumpe und 40/25 °C-Nacherwärmung. Rechts ist die Anschlußschalteinheit (ASE) angeordnet.

Wegen der Schnittstellenproblematik sollte auch die Frostschutzmittelfüllung und die Vorort-Inbetriebnahme vom WRG-Hersteller geliefert werden.

Neben der reinen Wärmerückgewinnungs-

Zur Steigerung des Kühleffektes wird dann die sogenannte indirekt adiabatische Verdunstungskühlung (IAVK) eingesetzt. Der Begriff mag zunächst etwas irreführend sein, meint jedoch die Kühlung der Außenluft über den Kühleffekt einer adiabatischen Befeuchtung in der Fortluft.

Es werden Zulufttemperaturen von ca. 23 °C erzielt und entlastet die Kälteanlage mit ca. 3 kW/1.00 m3/h Fortluft.

Zur weiteren Steigerung der Effizienz kann der Außenluft-Wärmetauscher zum Nacherwärmen und zum Nachkühlen eingesetzt werden. Mit Wegfall der luftseitigen Kühler und Erhitzer entfallen auch deren luftseitige Druckverluste, der Mehrdruckverlust der WRG relativiert sich und die Anlage wird effizienter, d.h., mehr Wärme-/Kälteübertragung bei geringerem Aufwand.

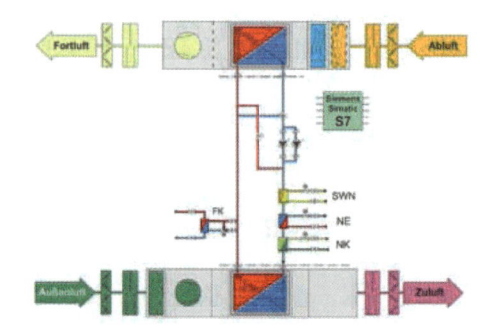

Abbildung 10: Multifunktionales KVS mit Freier Kühlung und Solarwärmenutzung

Mit der Freien Kühlung (FK) kann wegen der hohen Austauschgrade bis weit in die Übergangszeit hinein Kälte 6/12 oder 14/19 °C ganz oder teilweise bereitgestellt werden. Diese Kälte wird mit Leistungszahlen weit über 1:10 erzeugt. Solarwärme kann auf einem Temperaturniveau von 30/20 °C eingespeist werden. Dies steigert die Wirkungsgrade von Solarkollektoren, so dass auch bei trüber Witterung Solarenergie genutzt werden kann.

# C Krankenhaustechnik

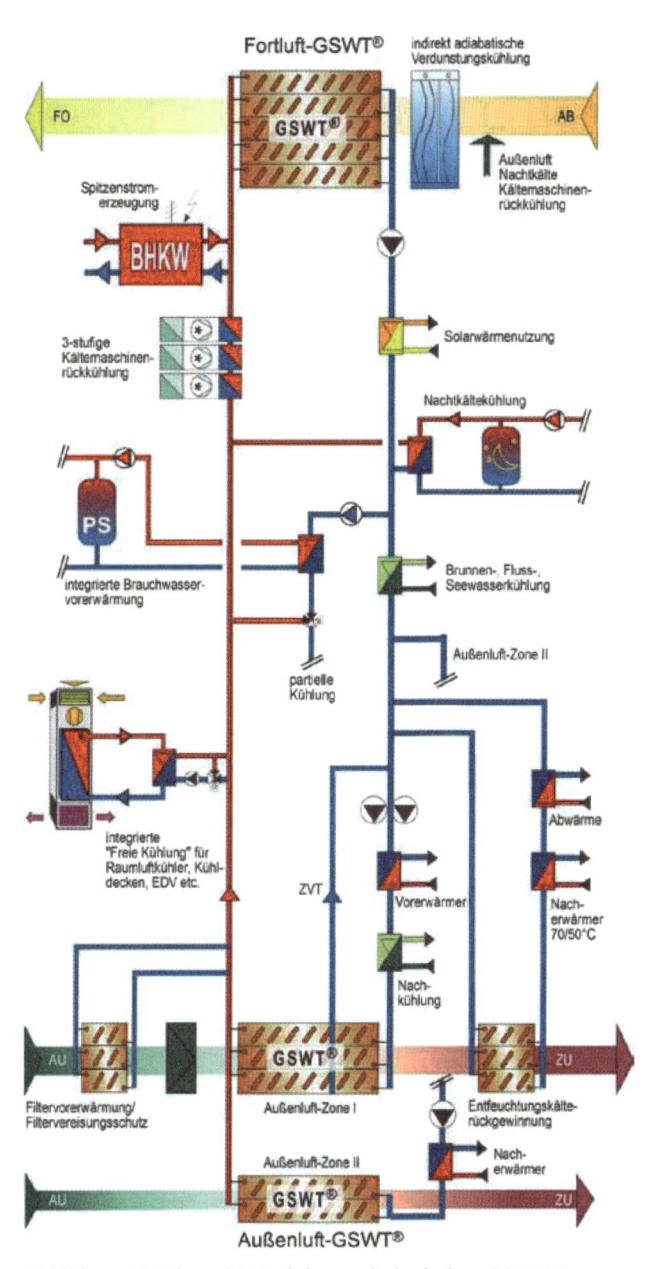

Abbildung 11: Bis zu 21 Funktionen sind mit dem GSWT-System möglich

Dieser Beitrag wird fortgesetzt durch den Beitrag ‚Spitzenstromerzeugung unter Einsatz hocheffizienter GSWT-Wärmerückgewinnung', in der Rubrik B: Hygiene, IT und Energie.

©2015 Euritim Bildung + Wissen GmbH & Co. KG

„Gestatten:

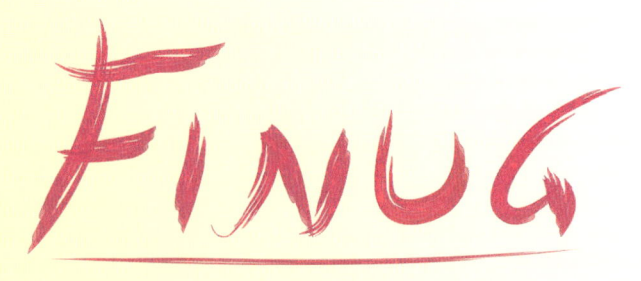

# FINUG

## Ihre neue Ansprechpartnerin in der Umwelt- und Gesundheitswirtschaft."

Kommen Sie zum Wümek und erleben Sie wie vielfältig und interessant Umwelt- und Gesundheitstechnologien sind. Werden Sie Teil eines zukunftorientierten innovativen Netzwerks. Lernen Sie Fachleute, Kollegen und Partner persönlich kennen und profitieren Sie vom Wissensstand aller Akteure.

Wir als Fördergesellschaft haben uns zum Ziel gesetzt Plattformen und Veranstaltungen, welche Kooperationen, den Erfahrungsaustausch, das sich Kennenlernen und die Bildung von Geschäftsbeziehungen von Organisationen, Unternehmen, Fachleuten, Führungskräften aus den Bereichen der Gesundheits- und Umweltwirtschaft dienen und vorwärts bringen, zu unterstützen und zu fördern. Wenn auch Sie sich für diese Ziele einsetzen wollen und im Bereich der Umwelt- und Gesundheitswirtschaft tätig sind setzen Sie sich mit uns in Verbindung und werden Sie Mitglied.

**Wer gemeinsam die Zukunft gestaltet kommt schneller voran!!!**

Fördergesellschaft für interdisziplinäre Netzwerke
in der Umwelt- und Gesundheitswirtschaft e.V.
www.finug.org   sekretariat@finug.org

# C Krankenhaustechnik

## Das grüne Universitätsklinikum Hamburg-Eppendorf
## Energieeffizienz im Krankenhaus

Frank Dzukowski

Universitätsklinikum Hamburg-Eppendorf, Deutschland

*Zusammenfassung*— *Im Universitätsklinikum Hamburg-Eppendorf (UKE) wird mit dem Projekt „Das grüne UKE" eine kontinuierliche Orientierung auf Nachhaltigkeit und Energieeffizienz im gesamten Klinikkonzern verfolgt.*

*Schlagwörter*— UKE, Nachhaltigkeit, Energieeffizienz

## Einleitung

Das UKE hat bereits im Jahr 2010 ein interdisziplinäres strategisches Projekt mit dem Ziel, ein nachhaltiges Unternehmen und eine deutliche Verbesserung der Energieeffizienz zu realisieren, gestartet.

## Projektinhalte

Das Grüne UKE ist vielschichtig:
Von der voll digitalisierten Patientenakte über optimierte Logistikprojekte zum Blockheizkraftwerk mit Kraft-Wärme-Kälte-Kopplung (BHKW mit KWK-K) – sämtliche Unterprojekte dienen dem Ziel eines (energie-)effizienten Klinikbetriebes.

Die Besonderheit im UKE liegt darin, dass mit einem übergreifenden Projekttitel sämtliche Bereiche und Mitarbeiter in das Projekt eingebunden und zur Mitarbeit aufgefordert werden.
Das UKE hat sich auch einer externen Bewertung unterzogen und mittlerweile auch eine Zertifizierung des Energiemanagementsystems realisiert.

Während kleinere Projekte wie die verbesserte Beleuchtungssteuerung, die Verwendung von Bewegungsmeldern und eine Verringerung unnötiger Leuchtstoffröhren nur kleine Schritte darstellen, bietet das BHKW, das seit 2014 im Regelbetrieb läuft, eine zentrale Energieeffizienzwirkung. Durch dieses Aggregat reduziert sich die extern bezogene Strommenge um über 30 Prozent. Im BHKW wird Gas in Strom, Wärme, Dampf und Kälte umgeformt.
In Summe reduziert das BHKW den $CO_2$-Ausstoß des UKE um fast 10 Prozent bzw. 4.300 Tonnen pro Jahr.
Die Effizienz des Gerätes liegt bei rund 90 Prozent und es speist in sämtliche zentralen Energieversorgungsnetze des UKE ein.

Um sämtliche Chancen zur Energieeffizienzsteigerung zu erfassen, betreibt das UKE gemeinsam mit der Technischen Universität Hamburg-Harburg (TUHH) ein Forschungsprojekt zur effizienten Energieverwendung. Sämtliche energieführenden Systeme und Anlagen werden in diesem Projekt auf Optimierungspotentiale hin untersucht. Hierbei werden auch verbrauchsorientierte Parameter pro Gebäude und deren Raumnutzungsarten strukturiert bewertet.

Auch das Rechenzentrum des UKE ist in seiner Effizienz erheblich angepasst worden – sowohl im Bereich der Server als auch bezüglich der Kühlung.

Abgerundet wird das grüne UKE durch ein mitarbeiterorientiertes Projekt zur Förderung der Fahrradnutzung. Sogar eine Fahrradwerkstatt ist auf dem UKE-Gelände eingerichtet worden. In der Folge wurde das UKE bereits als besonders fahrradfreundlicher Arbeitgeber prämiert.

©2015 Euritim Bildung + Wissen GmbH & Co. KG

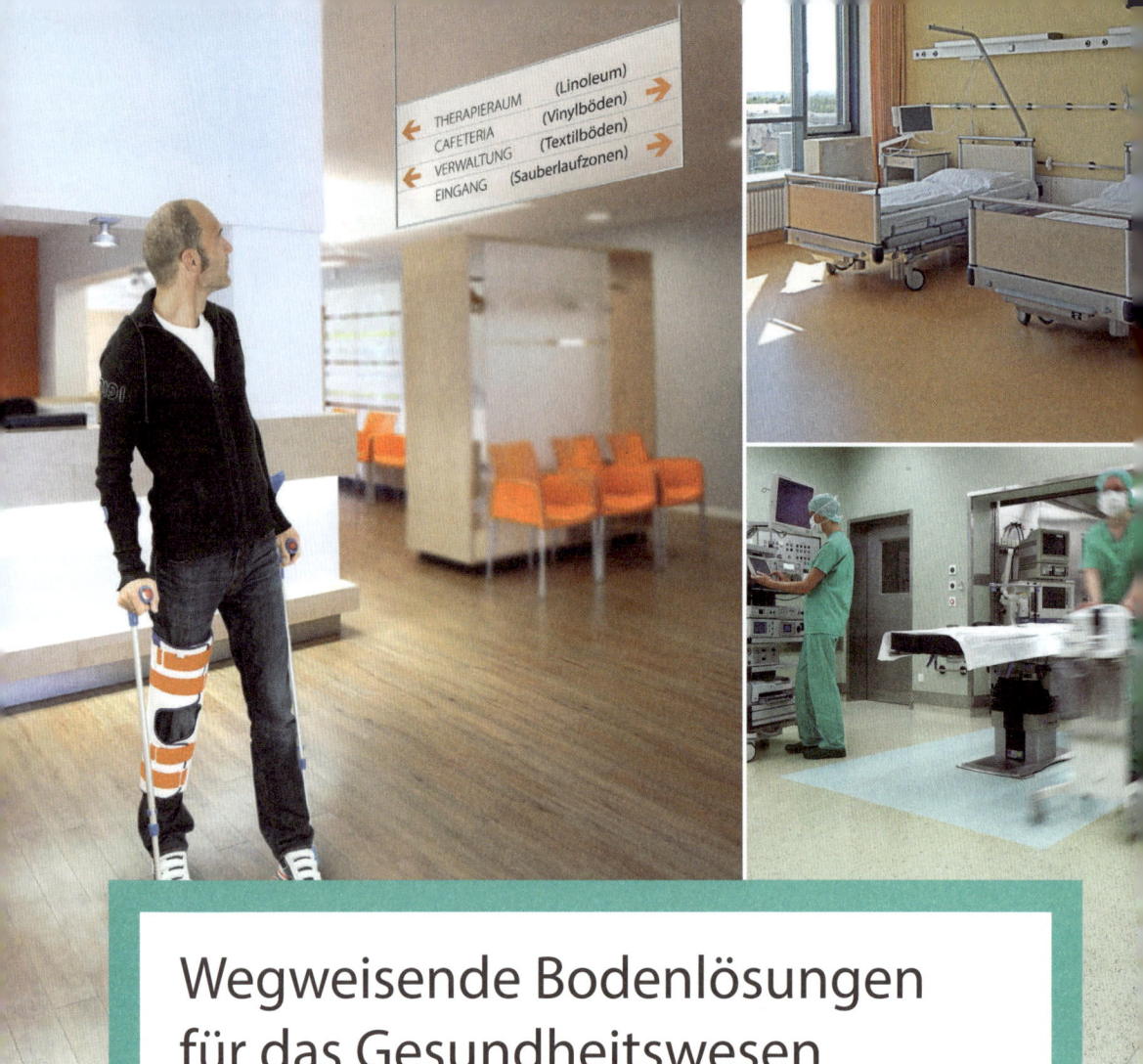

# Wegweisende Bodenlösungen für das Gesundheitswesen

### LINOLEUM – VINYL – TEXTIL – SAUBERLAUF

So vielfältig wie die Bereiche des Gesundheitswesens, so unterschiedlich sind auch die Anforderungen an einen Bodenbelag. Die elastischen und textilen Bodenbeläge von Forbo erfüllen diese Voraussetzungen und ermöglichen Bodengestaltungen, die Funktion und Design verbinden.

Bodenbeläge made by Forbo – kreativ, kompetent, komplett.

www.forbo-flooring.de

Besuchen Sie uns:
Stand Nr. 65

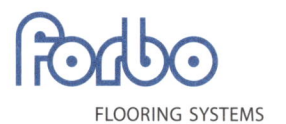

**forbo**
FLOORING SYSTEMS

# D Trinkwasserhygiene

## Trinkwasserhygiene und Trinkwasserinstallationen

- Biologische und rechtliche Grundlagen

- Trinkwasserinstallationen

- Reinigungsverfahren

# KTM
# Krankenhaus
## TECHNIK + MANAGEMENT

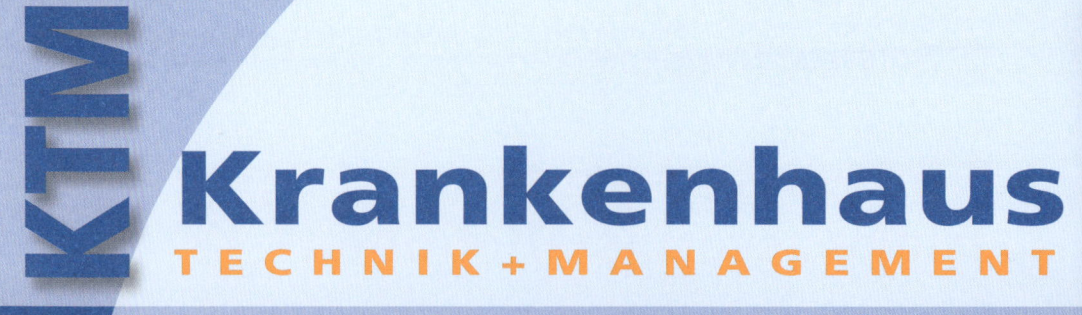

Die Fachzeitschrift für den HealthCare-Markt

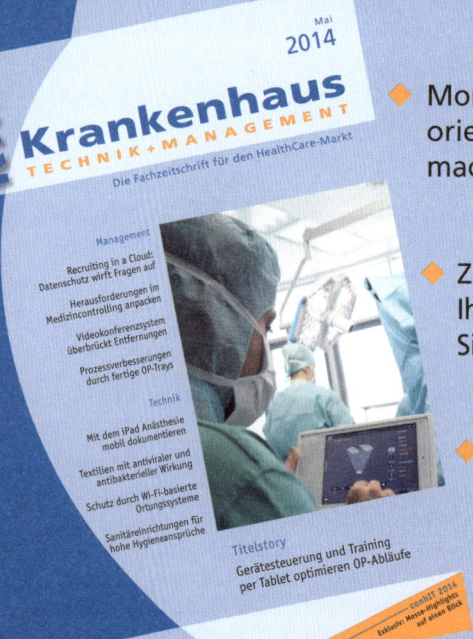

◆ Monatlich fundierte Informationen über praxisorientierte Problemlösungen im Krankenhaus
machen Sie zum gut informierten Gesprächspartne

◆ Ziehen Sie aus den Erfahrungen anderer
Ihren persönlichen Nutzen: In KTM lesen
Sie, wie Probleme im Einzelfall gelöst wurden.

◆ Anwendungsbeispiele, Interviews
und Branchennews runden das
abwechslungsreiche Spektrum ab.

Besuchen Sie uns auf www.ktm-journal.de

Fordern Sie Ihr kostenloses Probeheft an
und lernen Sie KTM näher kennen!

Kontakt: **pn**verlag Dr. Wolf Zimmermann
Leitenberg 5 · D-86923 Finning
Tel.: +49 8806 9577-0 · Fax: +49 8806 9577-11
ktm@pn-verlag.de

## Wie tot sind „tote" Bakterien?
## Eine Frage der hygienischen Sicherheit

H-C. Flemming[1,2], G. Schaule[2], S. Grobe[2] und J. Wingender[1]

[1]Biofilm Centre der Universität Duisburg-Essen
[2]IWW Zentrum Wasser, Moritzstraße 26, 45476 Mülheim

*Zusammenfassung*— *Zur Überwachung des Erfolges von Desinfektionen etc. wird die kulturabhängige Bestimmung der Lebendkeimzahl (KBE) als Gold-Standard verwendet. Wenn keine Kolonien wachsen, heißt das aber keineswegs, dass die Mikroorganismen tot sein müssen. Vielmehr können sie als Streß-Antwort in einen unkultivierbaren Zustand übergehen, aus dem sie in die Kultivierbarkeit zurückkehren und auch wieder infektiös werden können. Am Beispiel von Pseudomonas aeruginosa wird gezeigt, dass unter Einfluss von Kupferionen die Kultivierbarkeit verlorengeht, aber durch Anwendung eines Kupfer-Chelators zurückkommt ebenso wie die Infektiosität. Dieses Beispiel illustriert Ursachen möglichen Scheiterns von Desinfektionen .*

*Schlagwörter*— *Desinfektion, Kultivierbarkeit, VBNC-Zustand,*

### Definitionen für den Tod von Bakterien

Die Frage, wann Bakterien wirklich tot sind, ist (nicht nur) für die Medizin von großer Bedeutung. Sie enthält zwei gleichermaßen schwierige Aspekte: Erstens: wie ist der Tod von Bakterien zu definieren? Und zweitens: Wie weist man ihn nach?

Zur ersten Frage gibt es eine Anzahl von Definitionen. Auf der Konferenz der Vereinigung für Allgemeine und Angewandte Mikrobiologie (VAAM) mit dem Titel „How dead is dead?", die im Mai 2009 in Bochum stattfand wurde genannt: Der Verlust der Integrität der Zellmembran bzw. die irreversible Zerstörung der Zellstruktur, der DNA und des Transkriptionsapparats. Thermodynamisch gesehen, wäre das völlige energetische Gleichgewicht der Zelle mit der Umgebung eine sehr gute Definition für den Tod, denn alles Leben ist nur möglich, solange ein energetisches Ungleichgewicht besteht, das dynamischer Natur ist (Roszak und Colwell, 1987).

Aber all diese Definitionen nützen nur dann etwas, wenn es Methoden gibt, um sie zu überprüfen. Gold-Standard zur Feststellung lebender Bakterien im Trinkwasser sind heute immer noch Kultivierungsmethoden, die auf der Fähigkeit basieren, Kolonien auf Agar-Nährmedien zu bilden oder sich in flüssigen Nährmedien zu vermehren (z.B. Kell et al., 1998). Im Umkehrschluss wurde davon ausgegangen, dass Bakterien, die nicht mehr auf oder in Nährmedien wachsen, tot oder zumindest inaktiviert sind. Kultivierungsmethoden haben zentrale Bedeutung in der Praxis – mit ihnen wird die mikrobiologisch-hygienische Qualität von Trinkwasser, Lebensmitteln und Getränken ebenso wie die Wirksamkeit von Desinfektionen, um nur einige Bereiche zu nennen.

Lange Zeit in der Geschichte der Mikrobiologie standen nur kultivierungsabhängige Verfahren zur Verfügung, um Mikroorganismen zu entdecken, zu quantifizieren, zu identifizieren und um zu überprüfen, ob sie lebendig sind. Man wusste aber schon sehr lange, dass auch Mikroorganismen, die sich nicht kultivieren ließen, nicht notwendigerweise tot sind. Dieses Phänomen wurde als „Anabiosis", „latentes Leben" oder „lebendige Leblosigkeit (viable lifelessness)" bezeichnet (historischer Abriss bei Keilin, 1959). Welcher Anteil der Populationen sich in diesem Zustand befand, ließ sich aber nicht feststellen.

Erst mit der Einführung von Nukleinsäurespezifischen (DNA) Fluoreszenzfarbstoffen wurde es möglich, jede einzelne Bakterienzelle in einer Probe anzufärben. Damit konnte die Gesamtzellzahl ermittelt werden. Diese Zahl umfasste sowohl vermehrungsfähige wie auch inaktive oder tote Zellen. Schnell stellte sich heraus, dass die Gesamtzellzahl in vielen Umweltproben um Größenordnungen höher war als die Zahl der kultivierbaren Bakterien; Staley und Konopka prägten 1985 dafür den Begriff der „Great Plate Count Anomaly". Im Trinkwasser (und im Biofilm) variieren sie zwischen weniger als 0,01 % und einigen wenigen Prozent der Gesamtzellzahl. Was ist nun mit dem Anteil der Population, der sich zwar durch Nukleinsäurespezifische Anfärbung nachweisen lässt, aber nicht wächst? Gerade für Umweltbakterien gilt, dass der überwiegende Anteil (noch) nicht kultiviert werden kann.

In diesem Artikel geht es aber um solche Bakterien, die sich normaler Weise mit Kulturmethoden nachweisen lassen. Dazu gehören Organismen von hygienischer Relevanz für das Trinkwasser, deren Überwachung auf ihrer Kultivierbarkeit beruht.

### „Viable-but-nonculturable" (VBNC)

Grundsätzlich ist festzustellen, dass Mikroorganismen nicht nur einen Baustoffwechsel besitzen, der für ihre Vermehrung verantwortlich ist, sondern auch einen Erhaltungsstoffwechsel. Er kann auch dann stattfinden, wenn der Baustoffwechsel gänzlich eingestellt ist. Solch ein Verhalten ist bekannt als Stress-Antwort; dann wachsen die Zellen nicht, sondern befinden sich im Erhaltungsstoffwechsel der Stress-Antwort, z.B. als Folge der Einwirkung subletaler Konzentrationen von Desinfektionsmitteln, oder aufgrund von Strahlungseinwirkung. Sie können den Baustoffwechsel aber auch aufgrund von ungünstiger Temperatur, Nährstoffmangel, Wassermangel oder anderen Umweltfaktoren einstellen (Colwell, 2000).

Das Phänomen der vorübergehenden Nichtkultivierbarkeit wurde von Roszak et al. bereits 1987 am Beispiel von Salmonella enteritidis beschrieben. Der Zustand wurde als „viable-but-nonculturable (VBNC)" bezeichnet und im Detail untersucht (Oliver, 2005, 2010). Oliver definierte den VBNC-Zustand so: „Eine Bakterienzelle im VBNC-Zustand kann definiert werden als eine Zelle, die nicht auf den routinemäßig eingesetzten Medien wächst, auf denen sie dies normalerweise tut und Kolonien bildet – die aber lebensfähig ist... das bedeutet nicht, dass sie unkultivierbar ist, sondern nur, dass sie sich in einem solchen Zustand befindet... Sie kann diesen Zustand verlassen und wieder kultivierbar werden, wenn die Bedingungen dies erlauben." Er bezeichnet diesen Zustand auch als „dormant" und fährt fort, dass Bakterien in ihn als Antwort auf Stress übergehen, der für sie tödlich werden kann, wenn sie weiter wachsen würden. „Daher sollte der VBNC-Zustand als Überlebensmechanismus betrachtet werden". Dieser Zustand ist lang schon bekannt (Bisset, 1952) und kann vorübergehend sein (Colwell et al., 1985; Oliver, 2010; Dwidjosiswojo et al., 2011). Das bedeutet, dass VBNC-Organismen zeitweilig vom „Radar" der kultivierungsbasierten Überwachungsmethoden verschwinden können, aber wieder in den kultivierbaren und infektiösen Zustand zurückkehren, wenn die Bedingungen dafür geeignet sind. Damit kommt dem Phänomen eine große hygienische Bedeutung zu (Wingender und Flemming, 2011; Flemming et al., 2013). Es gibt inzwischen eine ganze Reihe von pathogenen und hygienisch relevanten Bakterien, die in den VBNC-Zustand übergehen können. (Oliver, 2010). Darunter fallen alle Trinkwasserrelevanten Bakterien mit krankheitserregenden Eigenschaften wie z.B. Legionella pneumophila und Pseudomonas aeruginosa. Biofilme an Oberflächen von Trinkwassersystemen können Reservoire von VBNC-Bakterien darstellen (Wingender u. Flemming, 2011).

Es ist anzunehmen, dass manche Probleme bei Sanierungen von Wassersystemen mit hartnäckigen Fällen von „Wiederverkeimung" darauf zurückzuführen sind, dass die Sanierungsmaßnahme die bakteriellen Kontaminanten nicht abgetötet, sondern nur in den VBNC-Zustand versetzt haben und sie in Wirklichkeit gar nicht beseitigt wurden. Wenn sie sich wieder erholt haben, können sie auch wieder kulturell nachgewiesen werden.

### Methoden zum kultur-unabhängigen Nachweis der Vitalität

Ebenso, wie es keinen allgemeinen Parameter für „Wetter" gibt, existiert keiner für „Vitalität". Es können immer nur einzelne Aspekte der Vitalität bestimmt werden. Und dafür existiert eine Reihe von molekularbiologischen Methoden. Als essentiell und damit als Parameter für Leben wird z.B. die Integrität der Zellmembran angesehen. Sie kann mit dem sogenannten „live/dead-kit" (Boulos et al., 1999) oder durch die Anwendung von Propidium-Monazid (PMA) mit anschließender quantitativer Polymerase-chain-reaction (qPCR) überprüft werden (Nocker et al., 2007). Ein weiterer Vitalitäts-Aspekt ist der Nachweis der aktiven Proteinsynthese – tote Zellen bilden keine Proteine. Dies wird mit dem „direct viable count" in Kombination mit der Fluoreszenz-in-situ-Hybridisierung überprüft (DVC-FISH, Cenciarini-Borde et al., 2009). Einen exzellenten Überblick der Methoden zur Prüfung auf mikrobielle Lebenszeichen geben die Arbeiten von Rochelle et al. (2011) und Hammes et al. (2011). Im Prinzip muss man aber sagen: auch wenn nur eines dieser Merkmale positiv ist, dann kann die Zelle nicht tot sein. Die Merkmale können ganz verschieden sein und nicht notwendig alle gleichzeitig vorhanden. Zum Beispiel kann die Membranintegrität erhalten bleiben, aber es findet keine Zellverlängerung mehr statt. Eine ganz andere, aber mindestens so wichtige Frage ist, ob und unter welchen Bedingungen sich die VBNC-Organismen erholen und wieder kultivierbar können werden.

**Ein Beispiel: Pseudomonas aeruginosa und Kupferionen**

Im Rahmen eines BMBF-Forschungsprojektes über die Rolle von Biofilmen in der Trinkwasser-Installation als Habitat für hygienisch relevante Mikroorganismen (Flemming et al., 2013) ließ sich beobachten, dass der eingesetzte Teststamm des fakultativ pathogenen Bakteriums Pseudomonas aeruginosa nach Exposition im Leitungswasser des Labors nicht mehr kulturell nachzuweisen war. Es stellte sich heraus, dass der Kupfergehalt des Wassers dafür verantwortlich war, und es konnte eine klare Zeit- und Konzentrations-Abhängigkeit dieser Inaktivierung gezeigt werden (Dwidjosiswojo et al., 2011). Die Gesamtzellzahl wurde jedoch nicht durch die Kupfer-Exposition beeinflusst (Abbildung 1).

Die Frage war nun, ob die nicht mehr kultivierbaren Bakterien wirklich tot waren oder sich nur im VBNC-Zustand befanden. Um den Kupfereffekt zu überprüfen, wurde ein Chelator eingesetzt (Diethyldithiocarbamat, DDTC), der Kupfer bindet und den Kupferstress der Bakterien aufheben sollte (Abbildung 2). Gezeigt sind die Werte für die Gesamtzellzahl sowie die koloniebildenden Einheiten für den Nachweis von P. aeruginosa. Die oberen Linien zeigen, dass der Chelator über 14 Tage hinweg keinerlei Einfluss auf das Wachstum hatte. Bei Exposition von Kupferionen blieb die Gesamtzellzahl konstant, ebenso konstant war der negative Befund für den kulturellen Nachweis. Wenn aber kupfergestresste Zellen mit dem Chelator behandelt wurden, gewannen sie ihre Kultivierbarkeit zurück, wie die aufsteigende Kurve zeigt.

# EURITIM

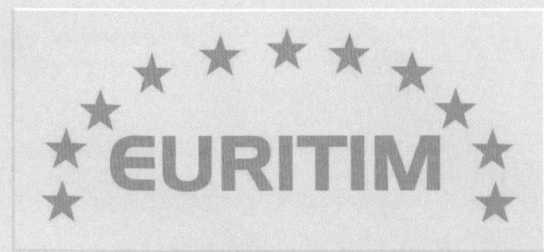

## Inhouseschulungen sind unsere Stärke!

### „Grundlagen des Medizinprodukterechts"

- Wir schulen Ihre Mitarbeiter direkt vor Ort – Sie sparen Zeit und Reisekosten
- Anpassung der Inhalte an Ihre Bedürfnisse
- Inhalte kompakt und nachhaltig erläutert
- Zertifikatsprüfung
- hochwertige Kursunterlagen (Folienheft, Fachbuch, Zertifikat)
- Pauschalangebot ab fünf Teilnehmern + günstigen Konditionen für weitere Teilnehmern
- zeitnahe Terminierung

www.euritim.de

**Unverbindliches Angebot?**

Euritim Bildung + Wissen GmbH & Co. KG, Ernst-Leitz-Str. 32, 35578 Wetzlar
Tel. 06441 / 447 850, Fax 06441 / 447 85 19, admin@euritim.de

# D Trinkwasserhygiene

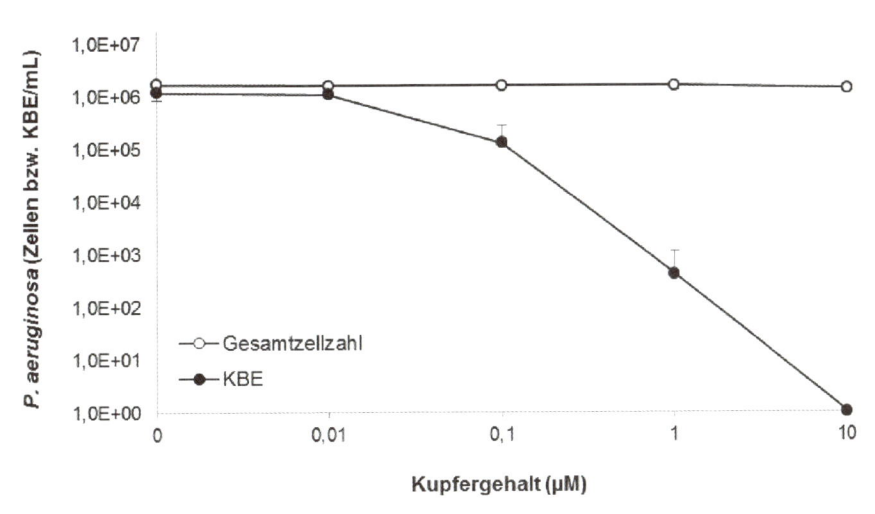

Abbildung 1: Abnahme der Anzahl koloniebildender Einheiten (KBE) bei 24-stündiger Exposition (20 °C) mit zunehmendem Gehalt von Kupfer-Ionen bei gleichbleibender Gesamtzellzahl (nach Dwidjosiswojo et al. 2011)

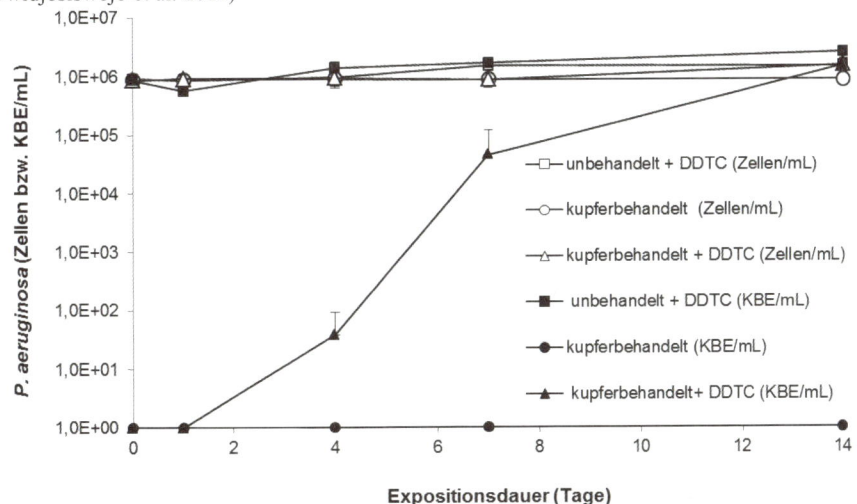

Abbildung 2: Regeneration von P. aeruginosa nach Kupfer-Stress durch Behandlung mit dem Chelator DDTC (▲) (nach Dwidjosiswojo et al., 2011).

Daraus folgte die nächste Frage: ist „wiederbelebter" P. aeruginosa auch wieder infektiös? Um dies zu prüfen, wurden Kulturen von Säugerzellen (chinesische Hamster-Ovarzellen) verwendet, die durch Exposition mit P. aeruginosa absterben. In Abbildung 3 zeigt sich, dass dies tatsächlich der Fall ist – sie sind gleich cytotoxisch wie der Ausgangsstamm. Unter Kupfer-Stress sind sie hingegen nicht infektiös.

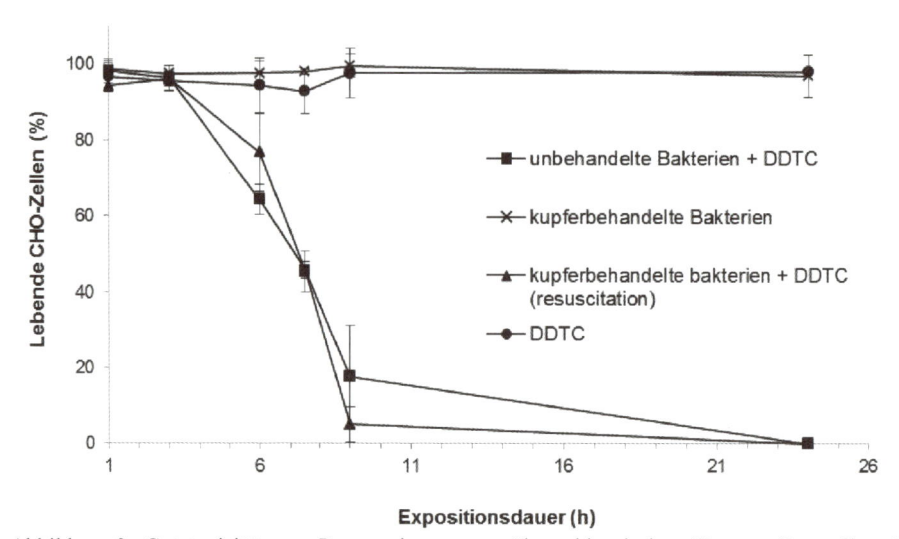

Abbildung 3: Cytotoxizität von P. aeruginosa gegenüber chinesischen Hamster-Ovarzellen (CHO). Obere Kurven. P. aeruginosa durch $Cu^{2+}$ inaktiviert und Kontrolle: Kupferchelator DDTC allein. Untere Kurven. Kontrolle: Absterben der CHO-Zellen durch Exposition mit P. aeruginosa und durch P. aeruginosa nach Reaktivierung durch Kupferchelator (nach Dwidjosiswojo et al., 2011).

Ganz klar ließ sich zeigen, dass die Aufhebung des Kupferstress durch den Chelator die Organismen nicht nur in die Lage versetzte, wieder den Baustoffwechsel aufzunehmen und zu wachsen, sondern dass sie auch ihre Cytotoxizität und damit ihre Virulenz zurückgewannen. Dies ist natürlich von hoher hygienischer Relevanz, denn in Trinkwasser-Systemen ist nicht vorauszusagen, wann Organismen im VBNC-Zustand daraus wieder zurückkehren. Dieses Beispiel zeigt, dass Kupferionen in Konzentrationen, wie sie im Trinkwasser vorkommen, den VBNC-Zustand bei hygienisch relevanten Mikroorganismen auslösen können. Ein anderes Beispiel: bei L. pneumophila wurde der Übergang in den VBNC-Zustand auf Grund von Stressbedingungen durch thermische Desinfektion (30 min, 70 °C) oder durch Chlorung im Rahmen von Sanierungsmaßnahmen induziert (Allegra et al., 2011; Gião et al., 2009)

## Schlussfolgerungen

Mit Hilfe von Standardkultivierungsverfahren nach der Trinkwasser-Verordnung ist man in der Lage, eine Vielzahl von hygienisch relevanten Bakterien (z. B. E. coli, P. aeruginosa, L. pneumophila) kostengünstig und einfach nachzuweisen. Diese standardmäßigen Verfahren haben sich in der Vergangenheit in der Trinkwasseranalytik als sehr erfolgreich erwiesen, aber sie haben auch ihre Schwächen. Sie können nämlich die VBNC-Organismen nicht erfassen und zeigen nur die „Spitze des Eisbergs". So kommt es, dass in der Praxis schwankende Befunde auftreten können, die darauf beruhen, dass Zielorganismen sich mal in einem kultivierbaren und dann wiederum in einem nicht kultivierbaren Zustand befinden. Dies dürfte ein Grund für hartnäckig wiederkehrende Kontaminationen bei solchen Sanierungsfällen sein, die über längere Zeit nicht abgeschlossen werden können. Hier sind die konventionellen kulturbasierten Verfahren überfordert.

Für die Erfassung und Beurteilung mikrobieller Kontaminationen in der Trinkwasser-Installation kann daher die kombinierte Anwendung konventioneller Kulturverfahren und kultivierungsunabhängiger molekularbiologischer Methoden zielführend und für die Praxis hilfreich sein.

Folgende Empfehlungen für die mikrobiologisch-hygienische Beurteilung von Trinkwasser

der Trinkwasser-Installation leiten sich aus diesen Gegebenheiten ab:
1. Im Rahmen der Aufklärung von Kontaminations- bzw. Infektionsquellen oder der Erfolgskontrolle nach Sanierungsmaßnahmen sollten ergänzend zu den konventionellen kulturellen Verfahren auch kultivierungsunabhängige Verfahren (FISH, PCR-basierte Methoden) zur Erfassung fakultativ pathogener Bakterien hinzugezogen werden.
2. Für die Lokalisierung von Kontaminationsquellen sollte die Pulsfeldgelelektrophorese zur Genotypisierung („genetischer Fingerabdruck") von Bakterienisolaten eingesetzt werden (Bender et al., 1990).

Ergänzende Feldstudien aus der Wasserpraxis wären hier besonders notwendig. Forschungsbedarf besteht auch für die Identifizierung trinkwasserrelevanter Faktoren, die den VBNC-Zustand induzieren und unter welchen Bedingungen die Organismen wieder kultivierbar werden.

**Sehr klar ist aber auch**

Eines ist aber klar: die Frage, wann Bakterien wirklich tot sind, ist alles andere als trivial.

**Danksagung**

Für die Förderung des Verbund-Projektes „Biofilme in der Hausinstallation" (Projekt 02WT0832-02WT0837) wird dem Bundesministerium für Bildung und Forschung (BMBF) herzlich gedankt. Besonderer Dank gilt Zenyta Dwidjosiswojo, auf deren Arbeiten hier Bezug genommen wird.

**Literatur**

Allegra, S., Grattard, F., Girardot, F., Riffard, S., Pozzetto, B., Berthelot, P. (2011): Longitudinal evaluation of the efficacy of heat treatment procedures against Legionella spp. in hospital water systems by using a flow cytometric assay. Appl. Environ. Microbiol. 77, 1268-1275

Bender, L., Ott, M., Marre, R., Hacker, J. (1990): Genome analysis of Legionella -spp. by orthogonal field alternation gel electrophoresis (OFAGE). FEMS Microbiol. Let. 72, 253-257

Bisset, K.A. (1952) Bacteria. E. and S. Livingstone Ltd., Edinburgh, Scotland

Boulos, L., Prévost, M., Barbeau, B., Coallier, J., Desjardins, R. (1999): LIVE/DEaD BacLight: application of a rapid staining method for direct enumeration of viable and total bacteria in drinking water. J. Microbiol. Meth. 37, 77-86

Cenciarini-Borde, C., Courtois, S., LaScola, B. (2009): Nucleic acids as viability markers for bacteria detection using molecular tools. Fut. Microbiol. 4, 45-64

Colwell, R.R., Brayton, P., Grimes, D., Roszak, D., Huq, S., Palmer, L. (1985): Viable but nonculturable Vibrio cholerae and related pathogens in the environment: implications for release of genetically engineered microorganisms. Bio/Technol. 3, 817-820

Colwell, R. R. (2000): Bacterial cell death revisited. In: Colwell, R.R., Grimes, D.J. (eds.): Nonculturable Microorganisms in the environment. ASM Press, Washington, pp 325-342

Daley, R. J., and J. E. Hobbie (1975). Direct counts of aquatic bacteria by a modified epifluorescence technique. Limnol. Oceanogr. 20:875-882.

Dwidjosiswojo, Z., Richard, J., Moritz, M.M., Dopp, E., Flemming, H.-C., Wingender, J. (2011): Influence of copper ions on the viability and cytotoxicity of Pseudomonas aeruginosa under conditions relevant to drinking water. Int. J. Hyg. Environ. Health 214, 485-492

Flemming, H.-C., Bendinger, B., Exner, M., Kistemann, T., Schaule, G., Szewzyk, U., Wingender, J. (2013): The last meters before the tap: where drinking water quality is at risk. In: van der Kooij, D., van der Wielen, P. (eds.): Microbial growth in drinking water distribution systems and tap water installations. IWA Publishing, chapter 8, pp 205-236.

Gião, M.S., Wilks, S.A., Azevedo, N.F., Vieira, M.J., Keevil, C.W. (2009): Validation of SYTO9/Propidium iodide uptake for rapid detectin of viable but noncultivable Legionella pneumophila. Microb. Ecol. 58, 56-62

Hammes, F., Berney, M., Egli, T. (2011): Cultivation-independent assessment of bacterial viability. Adv. Biochem. Engin./Biotechnol. 124, 123-150

# Health & Care Management

**WIRTSCHAFTLICH ENTSCHEIDEN IN KLINIKEN UND ALTENHEIMEN**

Information ist die Basis für intelligentes Management. **Health&Care Management** bietet Orientierung im komplexen Gesundheitswesen – als Magazin, als App und mit dem wöchentlichen Newsletter.

Dazu im Web:
- aktuelle Branchennews
- komplettes Heftarchiv als Wissensdatenbank
- umfassender Stellenmarkt

# Denken.
# Ordnen.
# Gestalten.

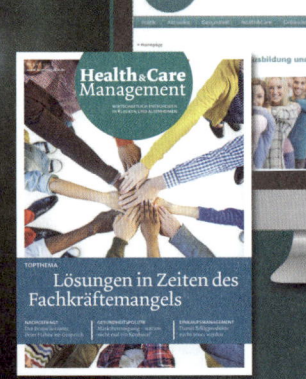

Holzmann Medien GmbH & Co. KG | Gewerbestraße 2 | 86825 Bad Wörishofen
Telefon +49 8247 354-01 | Telefax +49 8247 354-170 | www.hcm-magazin.de

**www.hcm-magazin.de**

Keilin, D. (1959): The problem of anabiosis or latent life: History and current concept. Proc. R. Soc. Biol. B 150: 149-191

Kell, D.B., Kaprelyants, A.S., Weichert, D., Harwood, C.R., Barer, M.R. (1998): Viability and activity in readily culturable bacteria: a review and discussion of practical issues. Antonie van Leeuwenhoek 73, 169-187

Nocker, A., Sossa-Fernandez, P., Durr, M.D., Camper, A. (2007): Use of propidium monoazide for Live/Dead distinction in microbial ecology. Appl. Environ. Microbiol. 73, 5111-5117

Oliver, J.D. (2005): The viable but nonculturable state in bacteria. J. Microbiol. 43, 93–100.

Oliver, J.D. (2010): Recent findings on the viable but nonculturable state in pathogenic bacteria. FEMS Microbiol. Rev. 34, 415–425.

Rochelle, P.A., Camper, A.K., Nocker, A., Burr, M. (2011): Are they alive? Detection of viable organisms and functional gene expression using molecular techniques. In: Sen, K., Ashbolt, N. (eds.): Environmental Microbiology. Caister Acad. Press, Norfolk, UK, 179-202

Roszak, D.B., Colwell, R.R. (1987): Survival strategies of bacteria in the natural environment. Microbiol. Rev. 51, 365-379

Staley, J.T., Konopka, A. (1985): Activities of nonphotosynthetic microorganisms in aquatic and terrestrial habitats. Ann. Rev. Microbiol. 39, 321-346

Wingender, J., Flemming, H.-C. (2011): Biofilms in drinking water and their role as reservoir for pathogens. Int. J. Hyg. Environ. Health 214, 417-423

## Weitere Veranstaltungen in 2015

**18. Juni** **Medizintechnik und IT im Krankenhaus**
**Hamburg** IT-Sicherheit, Anforderungen an Software, Fernwartung
Symposium Medizintechnik

**8. Sept.** **Gebäudetechnik sicher betreiben**
**Essen** Technische Infrastruktur, Hygiene und Infektionsprävention
Symposium Krankenhaustechnik

**1. Okt.** **MPBetreibV 2014, DIN EN 80001-1**
**Leipzig** **Mess- und Prüfmittel**
Symposium Medizintechnik

**25. Nov.** **Schneller Ziele erreichen und zufriedenere Kunden bekommen**
**Teneriffa** Management Seminar - Vertrieb

Euritim Bildung + Wissen GmbH & Co. KG
Ernst-Leitz-Straße 32, 35578 Wetzlar, Tel.: 06441-44785-0
kongress@euritim.de

## Alle Details: www.euritim.de

©2015 Euritim Bildung + Wissen GmbH & Co. KG

# EURITIM
**Bildung + Wissen GmbH & Co. KG**
www.euritim.de | kongress@euritim.de

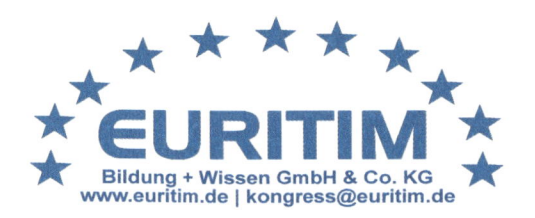

## Programm
*Bredeney*

### Treffen, Montag, 7.9. 2015, 19:00 Uhr
Zum sich Kennenlernen treffen sich die Referenten und Teilnehmer im Restaurant des Hotels.

### Symposium, Dienstag, 8.9.2015
Anmeldung    9:00 - 9:45 Uhr
Fachprogramm  9:45 - 16:30 Uhr

### Gebäudetechnik sicher betreiben

- ✓ Technische Infrastruktur
  - Fördertechnik, Klima/Lüftung, Notstrom

- ✓ Hygiene und Infektionsprävention
  - ZSVA, Aufbereitung, Hausinstallation

### Zielgruppe
Facility Manager, Technische Leiter, Gebäudeverantwortliche, Risikomanager, betriebliche Beauftragte, Gebäudemanager, Gebäudebetreiber, Hygienefachkräfte, Architekten.

### Tagungsstätte
Hotel Bredeney, Essen-Bredeney

### Veranstalter
Euritim Bildung + Wissen GmbH & Co. KG
Ernst-Leitz-Straße 18, 35578 Wetzlar
Tel.: 06441-44785-0
admin@euritim.de

★ EURITIM ★

# Bredeney

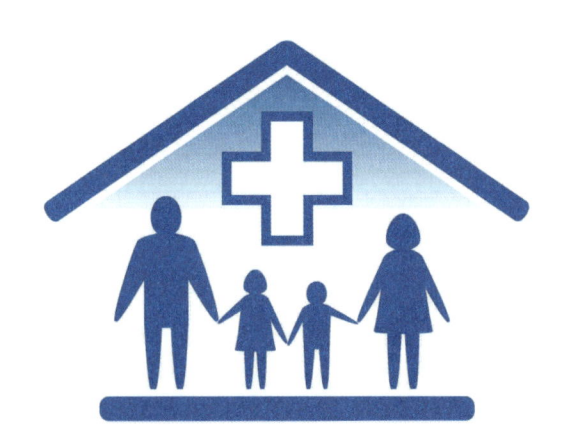

## Gebäudetechnik sicher betreiben

Symposium Krankenhaustechnik
8. September 2015, Essen-Bredeney

**FINUG** — Fördergesellschaft für interdisziplinäre Netzwerke in der Umwelt- und Gesundheitswirtschaft e.V.

# D Trinkwasserhygiene

## Novellierung der Trinkwasserverordnung vom Nov. 2011
## Was betrifft Gesundheitseinrichtungen?

Kurt Kaehn

K2 Hygiene & Desinfektion, Großostheim, Deutschland

*Zusammenfassung*— *Durch die Novellierung der Trinkwasserverordnung 2001 gab es einige wichtige Änderungen und Neuerungen. Für den Gesundheitsbereich sind besonders zwei Klarstellungen von Bedeutung: Schwimm- und Badebeckenwasser und Wasser in an die Trinkwasser-Installation angeschlossenen Apparaten fallen nicht unter die Verordnung. Weiter gilt neben dem Minimierungsgebot für Chemikalien jetzt auch ein Minimierungsgebot für bestimmte Mikroorganismen.*

*Schlagwörter*— *Novellierung TrinkwV 2001, Gesundheitseinrichtungen, Minimierungsgebot, Water Safty Plan*

## Einleitung

Am 1. Januar 2003 trat die Verordnung über die Qualität von Wasser für den menschlichen Gebrauch vom 21. Mai 2001 in Kraft (kurz Trinkwasserverordnung 2001 oder TrinkwV 2001). In der Folge gab es zahlreiche Änderungsvorschläge, um die Verordnung praxistauglicher zu machen. Diese Vorschläge wurden ab 2005 von einer ad-hoc-AG Trinkwasser bearbeitet und systematisiert. Nach einem langen Verfahren lag 2010 endlich ein Regierungsentwurf vor, zu dem der Bundesrat rund 50 Änderungsanträge einbrachte. Dabei wurden fundamentale Unterschiede in den Auffassungen der Bundesländer deutlich und der Konsens zur Novellierung stand zeitweise auf der Kippe. Schließlich wurde die Novellierung dann am 3. Mai 2011 beschlossen und trat sechs Monate später im November 2011 in Kraft. Durch die Novellierung wurden unter anderem Klarstellungen getroffen, Regelungslücken geschlossen, Anpassungen an die EG-Trinkwasser-Richtlinie und den technischen Fortschritt vorgenommen und Begriffe neu definiert. Beispielsweise heißt es jetzt wieder Trinkwasser statt *Wasser für den menschlichen Gebrauch* und Trinkwasser-Installation statt *Hausinstallation*.

## Relevanz für den Gesundheitsbereich

Für den Gesundheitsbereich sind zwei Klarstellungen von allgemeiner praktischer Bedeutung.

Erstens wird klargestellt, daß die Verordnung nicht für Schwimm- und Badebeckenwasser gilt (§2 Absatz 1,3). Das heißt, die Qualität des Wassers in Bewegungsbädern, Therapie- und Geburtswannen fällt nicht unter die Trinkwasserverordnung. Die hygienischen Anforderungen und deren rechtliche Umsetzung sind in der Schwimm- und Badewasserverordnung und der DIN 19643 "Aufbereitung von Schwimm- und Badebeckenwasser" geregelt. Das Gesundheitsamt überwacht durch regelmäßige Besichtigungen, Entnahme von Wasserproben, Auswertung und Beurteilung der Befunde und Messungen der Wasserqualität. Bei Geburtswannen sind zusätzlich die Empfehlungen der Arbeitsgemeinschaft der Wissenschaftlichen Medizinischen Fachgesellschaften (AWMF), Stand 2012, zu beachten.

Zweitens wird klargestellt, daß die Trinkwasserverordnung nicht für Wasser in Apparaten gilt, die entsprechend den allgemein anerkannten Regeln der Technik (a.a.R.d.T.) nicht Teil der Trinkwasser-Installation sind und die über eine Sicherheitseinrichtung mit der Trinkwasser-Installation verbunden sind (§2 Absatz 1,4). Der Einbau einer Sicherheitseinrichtung ist eine Hygienemaßnahme, mit der ein Rückfluß von verschmutztem bzw. kontaminiertem Wasser aus dem angeschlossenen Apparat in die Trinkwasser-Installation sicher verhindert wird. Die Art der Sicherungseinrichtung richtet sich nach dem Grad der möglichen Gesundheitsgefährdung, die von dem Nicht-Trinkwasser ausgeht. Es werden Rückflußverhinderer, Rohrunterbrecher, Rohrtrenner und der freie Auslauf unterschieden. Die Normen DIN EN 1717 „Schutz des Trinkwassers vor Verunreinigungen in Trinkwasser-Installationen und allgemeine Anforderungen zur Verhütung von Trinkwasserverunreinigungen durch Rückfließen" und DIN 1988-100 „Technische Regeln für Trinkwasser-Installationen-Teil 100: Schutz des Trinkwassers, Erhaltung der Trinkwassergüte; Technische Regel des DVGW" definieren hier die allgemein anerkannten Regeln der Technik.

Wasserversorgungsanlagen (WVA) aus denen Trinkwasser abgegeben wird, dürfen nur dann mit Leitungen / Apparaten verbunden werden, die bestimmungsgemäß kein Trinkwasser führen, wenn diese durch eine Sicherungseinrichtung abgesichert sind (§17 Absatz 6). Ein Verstoß des Unternehmers oder sonstigen Inhabers einer WVA gegen diese Vorschrift stellt eine Ordnungswidrigkeit gemäß §25 Nr.12 dar.

## Welches Wasser in Gesundheitseinrichtungen fällt unter die Definition von §2 Absatz 1,4?

Das betrifft einmal Wasser, das für spezielle medizinische Anwendungen oder als technisches Hilfsmittel bereitgestellt wird, z.B. Wasser in Dialysatoren, Zahnbehandlungsstühlen, Darmspülapparaten und Geburtswannen, wenn diese fest oder zeitweise mit der Trinkwasser-Installation verbunden sind. Aber auch für Wasser in Waschmaschinen und in Anlagen zur Befüllung von Heizungen. Das Wasser in den o.g. Apparaten unterliegt nicht der Trinkwasserverordnung, sondern wird z. B. nach dem Medizinproduktegesetz von den hierfür zuständigen Behörden überwacht.

Ein spezieller Fall von Apparaten sind Trinkwasserspender, die heute wohl in kaum einer Gesundheitseinrichtung fehlen. Trinkwasserspender oder Eiswürfelbereiter, die a) fest mit der Trinkwasser-Installation verbunden sind und b) in denen das Trinkwasser nicht verändert oder behandelt wird, werden als Bestandteil oder Verlängerung der Trinkwasser-Installation angesehen und unterliegen damit der Überwachung durch das Gesundheitsamt. Der Trinkwasserspender (Tafelwasseranlage) kann das Wasser kühlen oder erwärmen; beides gilt definitionsgemäß nicht als Behandlung oder Veränderung des Wassers. Anders ist es, wenn dem Trinkwasser Kohlendioxid ($CO_2$) zugesetzt wird. Hier liegt per Definition kein Trinkwasser im Sinne der Trinkwasserverordnung mehr vor und die Überwachung der Wasserqualität erfolgt nach Lebensmittelrecht. Ebenso unterliegt das Wasser in Gallonen / Ballons der Überwachung nach Lebensmittelrecht, allerdings nur bis zur Abfüllung und zum Verschluß der Behälter (Escherichia coli; Enterokokken, Pseudomonas aeruginosa jeweils 0 KBE/250 ml). Bei Betrieb solcher „stand alone" Trinkwasserspender ist zu beachten, daß die Ballons bei Wasserentnahme Luft ziehen und die Zapfstelle durch Berührung kontaminiert werden kann. Unabhängig von verschiedenen Sicherungseinrichtungen ist es ratsam, solche Trinkwasserspender nur dort aufzustellen, wo der Ballon schnell, d.h. innerhalb von wenigen Tagen geleert wird. Notfalls sind nicht geleerte Ballons vorzeitig auszutauschen und das Restwasser zu verwerfen.

## Mikrobiologische Anforderungen

Die alte Anforderung *Wasser für den menschlichen Gebrauch muss frei von Krankheitserregern, genusstauglich und rein sein* wurde in Anlehnung an das Infektionsschutzgesetz ersetzt durch „Trinkwasser muß so beschaffen sein, dass durch seinen Genuss oder Gebrauch eine Schädigung der menschlichen Gesundheit insbesondere durch Krankheitserreger nicht zu besorgen ist (§4 Absatz 1). Diese Änderung ist eine notwendige Anpassung an die Realität, denn *frei von Krankheitserregern* ist in der Praxis nicht möglich.

Sinnvoll und eine fachlich gute Regelung ist auch die Einführung eines Minimierungsgebotes für bestimmte Mikroorganismen. Die „Konzentrationen von Mikroorganismen, die das Trinkwasser verunreinigen oder seine Beschaffenheit nachteilig beeinflussen können, sollen so niedrig gehalten werden, wie dies nach den a.a.R.d.T mit vertretbarem Aufwand unter Berücksichtigung von Einzelfällen möglich ist." Die Anforderungen an Gesundheitseinrichtungen können von den Überwachungsbehörden höher angesetzt werden.

# D Trinkwasserhygiene

Legionella spec. wurde als „spezieller Indikatorparameter" mit einem technischen Maßnahmewert von 100 KBE/100 ml in die Anlage 3 aufgenommen. In Krankenhäuser, Vorsorge- und Rehabilitationseinrichtungen, Einrichtungen für ambulantes Operieren, Dialyseeinrichtungen, Entbindungseinrichtungen muß dieser Parameter (mindestens) einmal pro Jahr in der Warmwas-serzirkulation untersucht werden. Im Falle der Nichteinhaltung von Grenzwerten, der Nicht-erfüllung von Anforderungen sowie der Überschreitung von technischen Maßnahmenwerten, ordnet das Gesundheitsamt eine Ortsbegehung und Gefährdungsanalyse an (§9 Absatz 1 und 7).

Obwohl Pseudomonas aeruginosa ca. 10 % aller Krankenhausinfektionen in Deutschland verursacht und häufig mehrfach-resistent gegen Antibiotika ist, teilte das Bundesministerium für Gesundheit im Sommer 2009 mit, daß im Rahmen der Novellierung der Trinkwasserverordnung - entgegen einer Empfehlung des Umweltbundesamtes - auf die Einführung eines technischen Maßnahmewertes für Pseudomonas aeruginosa verzichtet wird.

## Wassersicherheitsplan

Jeder Betreiber einer Trinkwasser-Installation kann für Schäden, die bei einem bestimmungsgemäßen Gebrauch auftreten, haftbar gemacht werden. Die Rechtsgrundlage dafür steht im Bürgerlichen Gesetzbuch (BGB). Die Verkehrssicherungs- und Organisationspflichten des § 823 Absatz 1 sind in §§ 24 und 25 der TrinkwV 2001 konkretisiert. Zur Minimierung von Gesundheitsrisiken durch Trinkwasser in Gesundheitseinrichtungen ist die Einführung eines Water Safety Plan (WSP) analog der *WHO-Leitlinie Trinkwasser 2004* eine geeignete Maßnahme. Denn wenn die Messergebnisse von mikrobiologischen Grenzwertüberschreitungen vorliegen, ist das Wasser längst benutzt bzw. ein Schaden schon eingetreten. Diese Art der Überwachung stellt keine effektive Risikovorsorge dar. Das WSP-Konzept beruht auf einem präventiven und prozeßorientierten Risikomanagement. An der Klinik der Universität Greifswald konnten mit der Implementierung eines Wassersicherheitsplans bereits positive Erfahrungen gesammelt werden.

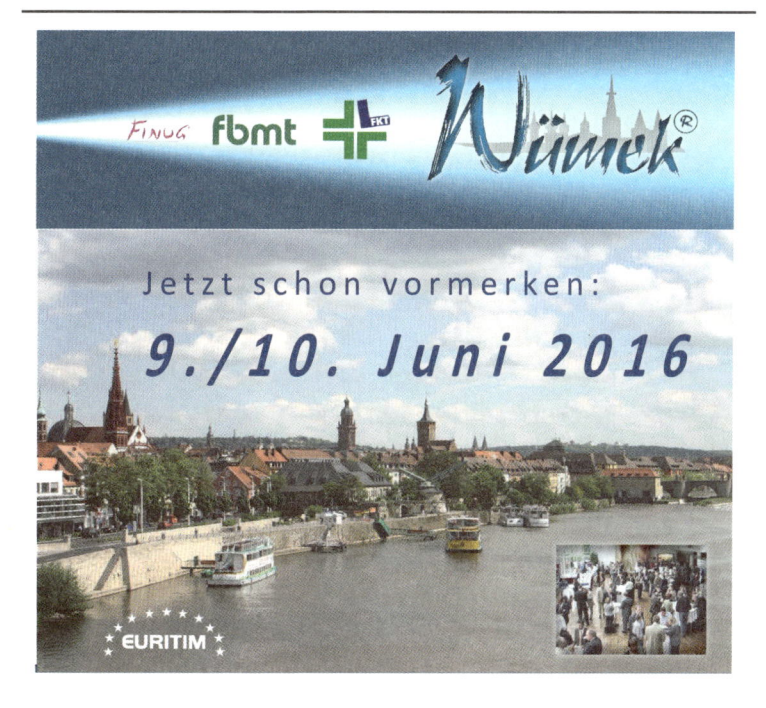

©2015 Euritim Bildung + Wissen GmbH & Co. KG

Wenn Sie nicht an der *Gesundheit* Ihrer *Patienten* sparen wollen ...

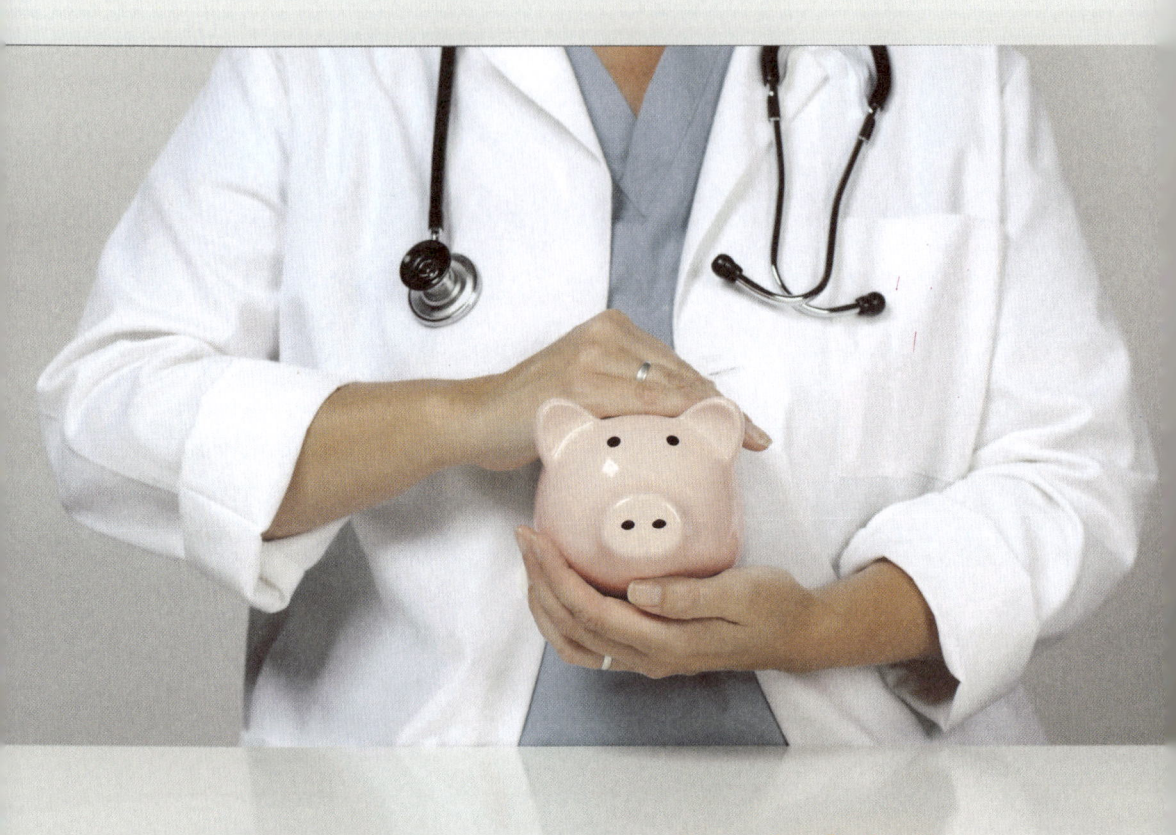

... setzen Sie nicht nur auf *Desinfektion* allein.

Gehen Sie mit uns neue Wege.

Cu Innotech zeigt neue Wege zur Bekämpfung indirekter Kontaktinfektionen durch den effektiven Einsatz von antimikrobiellem Kupfer. Die Ausstattung von Flächen und Geräten mit unseren speziellen antimikrobiellen Materialien kann, insbesondere an kritischen Stellen, wie z.B. Türgriffen, Lichtschaltern, Waschbeckenabläufen, zusätzlichen Schutz und eine verbesserte Hygiene bieten. Unsere geschützte Technologie tötet nicht nur herkömmliche Bakterien, Pilze und Viren effizient ab, sondern ist zudem stark wirksam gegen MRSA* (Methicillin- resistenter Staphylococcus aureus).

*Getestet vom Institut Hohenstein.

**CU INNO+TECH**
HYGIENE INNOVATION TECHNOLOGIES

www.cu-innotech.de

## Kontrollierte bakteriologische Prophylaxe im Trinkwassersystem

Jörn Baumann

VITA.cleanwater UG, Stocksee, Deutschland

**Zusammenfassung**— *Es werden in systemischer Betrachtung die Verkeimungsmechanismen innerhalb des Trinkwassersystems dargestellt, die vorbeugende Installation und Visualisierung kritischer Entwicklungen bevor eine Kontamination messbar wird.*

**Schlagwörter**— *Bakterien, Feststoffe, Partikelfreiheit, Einschwemmen, Biofilm.*

### Kurzvorstellung

*VITA.cleanwater hat sich auf die* betriebssichere UF-Technologie *spezialisiert und die Grundlagen für die serienreife Anlagentechnik geschaffen. Der Einsatz dieser Technologie am „Point of Entry" in der Haustechnik verlangt ein klares Verständnis der übergeordneten systemischen Zusammenhänge, wobei hier die Betriebssicherheit an erster Stelle steht.*
*Auf den Erkenntnissen getätigter Projektarbeiten und Forschungsprojekten zu dem Einsatz der Ultrafiltration in Hochbauten in Zusammenarbeit mit dem Universitätsklinikum Kiel, Abt. Medizinaluntersuchungsamt und Krankenhaushygiene wurden primär notwendige Komponenten und die effektive Verfahrensweise zur Sicherstellung des hygienischen Betriebs eines komplexen Trinkwassersystems entwickelt.*

- *Seit 2006 wird das gesamte Trinkwassernetz des Seenlandklinikums in Hoyerswerda mit der V.max abgesichert. Das Ergebnis ist bis heute eine signifikante Verbesserung der Trinkwasserqualität, die einen stabilen hygienischen Betrieb ermöglicht.*
- *Mit Unterstützung der Entwicklungsabteilung der Georg Fischer AG/JRG konnte das VITA.konzept zur Trinkwasserinstallation an einem Hotel-Neubau (Koch-Quartier) in Hamburg in 2011 umgesetzt werden.*

### Ziel des Vortrages ist

a) die Darstellung der Faktoren die zur bakteriellen grenzwertüberschreitenden Kontamination in Trinkwassersystemen führen,
b) die vorbeugende stagnationsfreie Installation mit dem Energieeinsparpotential,
c) die Visualisierung kritischer Entwicklungen bevor eine Kontamination messbar wird.

### Offene Trinkwassersysteme

Offene Trinkwassersysteme ermöglichen das unkontrollierte Einspülen von allen Wasserinhaltsstoffen aus dem TW-Versorgungsnetz (z.B. Huminstoffe, organischer Kohlenstoff, Rost und Bakterien)

Als Beispiel: Eschericha Coli, Legionellen, Pseudomonas und Enterokokken - Alle sind Auslöser nosokomialer Infektionen. Coliforme Bakterien sind u.a. Indikatoren für Fäkalien im TW (z.B. Eintritt von Oberflächenwasser in Brunnen, undichte TW-Versorgungsleitung).

Die DIN 19632 schreibt vor, dass die untere Durchlassweite nicht kleiner als 80 µm (80-120 µm) sein darf. Der Grund für die Begrenzung auf 80 µm liegt darin, dass bei kleineren Durchlassweiten im dort zurückgehaltenen Schmutzfilm ein verstärktes Bakterienwachstum auftreten kann. Selbst bei der „Scheunentorgröße" von 80 µm werden je nach Belastungsgrad des TW und Wartungsintervall die Vorfilter dichtgeschwemmt. Die Bestandteile kleiner 80 µm werden unkontrolliert eingespült und verschieben das Problem des verstärkten Bakterienwachstums vom Filter in das Trinkwassersystem.

Aus der Praxis: Der Vorfilter einer UF-Anlage in der TW-Einspeisung 25 m³/h eines KRH mit einer Durchlassweite von 50 µm und einem max. Volumenstrom v. 47 m³/h geht nach kurzer

Betriebszeit in Dauerspülung, da der eingeschwemmte Feststoffanteil unter 80 µm zu massiv ist. Nur im redundanten Betrieb mit sehr schnellen Rückspülzeiten von 12 h ( DIN 1988 Teil 8 > 2 Monate) ist eine ausreichende Wasserversorgung möglich.

Das unkontrollierte Einschwemmen von Partikeln und Bakterien ist die Hauptursache für die Biofilmbildung und der daraus resultierenden diskontinuierlichen bakteriellen Belastung.

## Biofilm

Biofilme bestehen aus einer Schleimschicht (Film), in der Mikroorganismen eingebettet sind.
Innerhalb des Biofilms sind Mikrolebewesen ausgezeichnet gegen extreme pH-u. Temperaturschwankungen, Schadstoffe, UV-Strahlung und Nahrungsmangel geschützt. Im Zuge der Biofilmreifung kommt es zum Ablösen größerer Bakterienansammlungen (Infektionsquellen), die im gesamten TW-System verteilt werden und es besiedeln. Der Biofilmreifungsprozess beginnt ständig vom neuem.
Die in der Deckschicht von Biofilmen enthaltenden aeroben Eisenoxidierer führen zu Biokorrosion an der Passivschicht von Metallen. Der Anteil an der Gesamtkorrosion wird auf min. 20% geschätzt. Selbst höher legierte Werkstoffe wie V2A und V4A werden geschädigt. [1]

## Bakteriologisches Verteilerszenario

Über die TW-Einspeisung werden alle Wasserinhaltsstoffe in das TW-System eingetragen und im KW-System durchgespült bzw. im WW-System zirkulierend gehalten. Der Vorfilter mit 80µm hat hier keine nennenswerte Schutzfunktion. Stagnationsbereiche, strömungsberuhigte Zonen, Toträume in Formteilen (Pressfitting > Kapillarzone mit Gleitmittel, Bakterien, Stagnation und Temperaturangleichung) und Installation sowie Temperaturangleichungen bieten ausgezeichnete Bedingungen zur bakteriellen Besiedlung und damit zur grenzwertüberschreitenden Verkeimung und Reverkeimung „desinfizierter" TW-Installationen.

**Das unkontrollierte Einschwemmen stoppen und den Biofilmkreislauf unterbrechen.**

Mit dem Einsatz der UF-Technologie ergeben sich weitreichende Änderungen in der Trinkwasserhygiene. Der erste Baustein ist die UF-Anlage an der TW-Einspeisung.
Ein 99%iger Feststoffrückhalt mit einem UF-Modul mit einer Durchlassweite von 0,03 µm an der Trinkwassereinspeisung definiert die Partikel- u. Bakterienfreiheit (geschlossenes Trinkwassersystem).

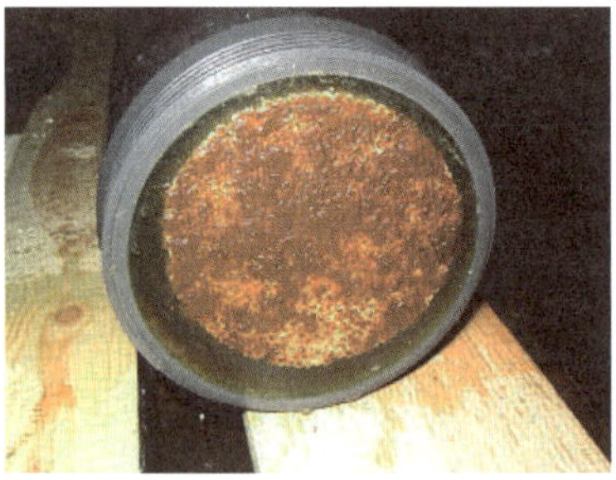

Abbildung 1: VITA-UF Modul KW 160 x 1000 mm nach 1 h Betriebszeit/öffentl. Twversorgung.

Der zweite Baustein ist die kleine UF-Anlage in der Zirkulationsleitung, die eine permanente Abschöpfung der gelösten Wasserinhaltsstoffe bewirkt.

Der Einsatz der UF-Technologie ist kein „Zaubermittel". Es ist ein Werkzeug, das in systemischer Betrachtung der auslösenden Faktoren einer bakteriellen Verkeimung die Basis für einen stabilen hygienischen Betrieb des Trinkwassersystems darstellt. Der langfristige Erfolg stellt sich mit der sukzessiven Anpassung der auslösenden Faktoren in der Installation ein bzw. die bakterielle Grenzwertüberschreitung tritt überhaupt nicht ein, wenn die Planung im Neubau abgestimmt ist.

# D Trinkwasserhygiene

### Weitere Faktoren

Stagnationszonen: Die Installationsweise in Bestandsbauten, die Druckverluste (Zeta-Werte) und das Nutzungsprofil, führen zu Stagnation oder Strömungsberuhigung. Das damit verbundene Angleichen der Rohr-Wassertemperaturen mit der Umgebungstemperatur ist die ideale Voraussetzung für das schnelle Aufwachsen von Biofilmen und Vermehrung von Bakterien.

Verschmutzung: Verschmutzung, Ablagerungen, Anhäufungen von Festpartikeln, Biofilm und Kalk in wasserführenden Geräten (Endoskope, Membranpumpen, Speicher, Tauscher, Schläuche) sind teilweise schwer zu lokalisieren. Dafür sind an die jeweiligen Geräte detaillierte Wartungspläne zu erstellen.

Wartungsintervalle: Die Verlängerung der Wartungsintervalle begünstigt das Aufwachsen von Biofilmen im gesamten Trinkwassernetz und eine kontinuierliche bakterielle Grenzwertüberschreitung ist wahrscheinlich (sicher).

Systemkontrolle: TW-Systeme mit einer fest eingestellten Strangregulierung, einer groben Datenerfassung und keiner Visualisierung aktueller Daten sind Überraschungstäter.

Wie sollen Techniker rechtzeitig über negative Zustandsänderungen informiert werden, wenn Sie dazu nicht die Instrumente erhalten?

### Schätzung

Ausgangslage: Hotelzimmer, neues TW-System, Zwischendecke, eingestellte Raumtemperatur 18°C, 18er Leitung, 100% isoliert.

Frage: Nach Betätigung der WC-Spülung steht in der KW-Leitung 12°C Wasser. Wie lange dauert es bis die Wassertemperatur 20°C übersteigt?

Antwort: Umgebungstemperatur in der ZW-Decke bei 35°C – 38°C. Das frisch nachgespülte Kaltwasser wird über die durchgewärmte Isolierung nach weniger als 60 min aufgeheizt sein. Es kann nicht mehr als „Kaltwasser" bezeichnet werden und stagniert bis zur nächsten Spülung.

### Selbstregulierende Strangregulierung

Die Funktion eines strangregulierten Warmwassernetzes ist ständig auf Funktion zu überprüfen. Ist diese nicht gewährleistet, kann (wird) Warmwasser abschnittsweise über Zirkulationsleitungen gezogen, die Warmwassertemperatur an der Zapfstelle nicht erreicht und/oder es entstehen strömungsberuhigte Zonen.

Am Beispiel eines Hotelzimmers wird die Funktion, die Kontrollfunktion, der hygienische Vorteil und Komfortgewinn eines selbstregulierenden Systems sichtbar.

Die vollständig durchgeschliffene Installation wird nach der letzten Zapfstelle jeweils am KW- und WW-Strang mit einem Motorventil oder selbstregulierenden Zirkulationsregler ausgerüstet. Damit wird gewährleistet, dass die gewünschten Temperaturparameter automatisch eingehalten werden. Ein Abfallen bzw. Ansteigen der Wassertemperatur wird ausgeglichen (Kaltwasser ist Kaltwasser und sekundenschnell steht Warmwasser zu Verfügung). D. h. auch ungenutzte Räume sind ständig durchspült. Das WW wird in die Zirkulationsleitung geführt, das KW in eine Spülleitung zur individuellen Verwendung oder verworfen.

Für die Umsetzung der Installationsweise in Mehrfamilienwohnhäusern ist die Wasserabrechnung neu zu regeln. (Problem: Die Differenzmessung zur Verbrauchserfassung erfolgt am Wassereintritt und Wasseraustritt des Mietbereiches. 2x die Werkstoleranz des Wasserzählers ist über der gesetzl. Toleranz für Wasserzählerabrechnungen.)

### Energieeinsparpotentiale

Da die Trinkwasserhygiene durch die hohe Vorlauftemperatur von 60°C nur im WW-Kreislauf temporär wirkt und dazu noch partiell, ist das eine reine Energieverschwendung.

Die Berücksichtigung der Installationsrichtlinien zur hygienischen Betriebsweise bei Neubauten und sukzessiver Anpassung der Bestandsbauten zu einem kontrollierten Trinkwassersystem unter

strategischer Nutzung der UF-Technologie ermöglicht neben der kontinuierlichen Begrenzung von KBE-Grenzwerten eine Reduzierung der WW-Vorlauftemperatur unter 60°C. Die Warmwassertemperatur kann ohne hygienische Einbußen auf 45-48°C gesenkt werden.
Die unmittelbaren Auswirkungen auf die Kosten der Warmwasserbereitung, den Einsatz regenerativer Energie, Wärmeverluste und Installationsmaterialien sind enorm.

Die Absenkung der Systemtemperatur bewirkt:

44% weniger Wärmeverluste
38% weniger Energieaufwand
50% Steigerungspotenzial der Deckungsrate von Solarthermie
34% Steigerung des Nutzungsgrades bei der Wärmepumpentechnologie

Die sich daraus ergebenden Energieeinspareffekte werden verstärkt durch geringere Materialkosten, einer Reduzierung der Kalkausfällungen und des Personaleinsatzes.

Mittlerweile haben sich Teilaspekte in der TGA durchsetzen können, wobei dieser Implementierungsprozess andauert.

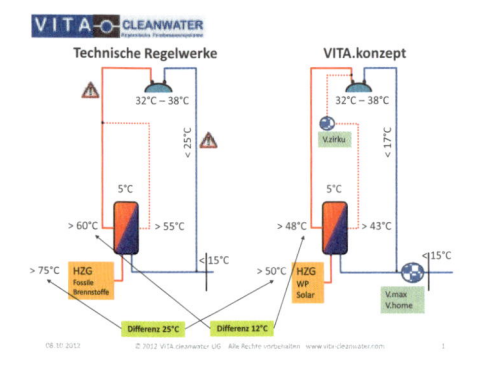

Abbildung 2: VITA.konzept

## Visualisierung therm. Auffälligkeiten

Durch die Ausrüstung des KW- und WW-Stranges mit je einem Thermostaten + Datenübertragung ist die IST-Situation sichtbar und wird zeitnah korrigiert. Je nach Anforderung sind weitere Sensoren für Druck, Strömung und Fließgeschwindigkeit einzusetzen.
Vorteilhaft ist die 3D CAD Planerstellung des Strangnetzes. Bei Bestandsbauten ermöglicht diese eine schnelle Nachprüfung des IST-Zustandes der Installation und dessen Rückbau und Korrektur. Im Betrieb lassen sich sofort detailliert Störungsquellen anzeigen. Die Störungsbeseitigung erfolgt entweder automatisch durch das regelnde System oder manuell.
Die Anzeige überschrittener Parameter stellt den Beginn einer hygienischen grenzwertüberschreitenden Störung da.

## Empfohlene Vorgehensweise

Zielvorgabe: Der hygienisch stabile Betrieb eines Trinkwassersystems ohne bakteriologische grenzwertüberschreitende Auffälligkeiten und einer effektiven Betriebskostensenkung

a) Das unkontrollierte Einschwemmen und Zirkulieren von Partikel und Bakterien abstellen: Mit Senkung der eingetragenen Feststoffe werden die Nährstoffanteile kontinuierlich verringert und die Belastung mit externen Feststoffen reduziert sich gegen Null, was die Standzeit von wasserführenden Geräten und Filtern wesentlich verlängert. Geräteempfehlung: V.max, V.zirk.
b) Das Strangsystem in 3D CAD erstellen und die Installation mit dem IST-Zustand abgleichen: Die Fehlererkennung von kritischen Bereichen wird durch das 3D CAD um ein vielfaches vereinfacht. Die detaillierten Pläne sind die Grundlage der Servicearbeiten im Tagesgeschäft.
c) Für die zukünftigen Umbauten und Neubauten am Trinkwassersystem ist eine für alle ausführenden Fachbetriebe gültige Installationsrichtlinie zu erstellen.

## Literatur

[1] Wikipedia, Biofilm.

# Effektivität von Sanierungs- und Desinfektionsmaßnahmen in Trinkwasserinstallationen im Krankenhaus

C. Schauer

Grünbeck Wasseraufbereitung GmbH, Höchstädt/Donau, Deutschland

*Zusammenfassung*— Durch die Umsetzung der novellierten europäischen Trinkwasserverordnung hat die Trinkwasserhygiene einen sehr hohen Stellenwert bekommen. Verantwortlich für die Einhaltung der Qualitätsanforderungen des Trinkwassers in Hausinstallationen ist der jeweilige Betreiber. Er hat für eine einwandfreie Trinkwasserqualität zu sorgen. Dabei spielt vor allem der hygienisch sichere Betrieb der Trinkwasser-Installation eine entscheidende Rolle.

*Schlagwörter* - Bestimmungsgemäßer Betrieb, Trinkwasserhygiene, Biofilm, Temperaturen, Stagnation, Legionellen, Pseudomonas aeruginosa, Effektive Sanierungsmaßnahmen, DVGW W 556

## Einleitung

Zur Sicherstellung der nach Trinkwasserverordnung 2001 (2. Änderungsverordnung 2012) verlangten Trinkwasserbeschaffenheit an allen Entnahmestellen der Trinkwasser-Installation ist die Einhaltung der entsprechenden Regelwerke bzw. der allgemein anerkannten Regeln der Technik (a.a.R.d.T.) und auch vorbeugende Maßnahmen wie z. B. die Instandhaltung der Trinkwasser-Installation zur Aufrechterhaltung der Trinkwasser-Qualität zu berücksichtigen.

Generell sind bei Arbeiten im Bereich von Trinkwasser-Installationen die hierzu vorhandenen Regelwerke zu beachten bzw. die Installation gemäß der a.a.R.d.T. zu erstellen. Wie man letztendlich hygienische Probleme bei Planung, Bau, Inbetriebnahme oder während des Betriebes einer Trinkwasser-Installation vermeiden und kontrollieren kann, ist in den entsprechenden Normen, Regelwerken und Merkblättern ausführlich beschrieben. Hierzu gehören u. a.

- TrinkwV 2001, 2. Änderungsverordnung 2012
- VDI/DVGW 6023, 1. April 2013
- DIN EN 1717
- DIN EN 806-x
- DIN 1988-xxx
- DVGW-Arbeitsblätter W 551, W 553, W 556 (neu), W 557
- DIN 2000, DIN 2001
- UBA-Empfehlungen
- ZVSHK-Merkblätter
- twin

## Technische Mängel

Wenn sich unter ungünstigen Bedingungen Mikroorganismen und Krankheitserreger vermehren, dann liegen meist technische Mängel vor, die entsprechende Hygieneprobleme verursachen. Im Folgenden sind Beispiele für technische Mängel aufgeführt, die mögliche Risikofaktoren für das Auftreten von mikrobiologischen Kontaminationen (Aufkeimung, Freisetzung von Mikroorganismen mit hygienischer Relevanz) im Kalt- und Warmwassersystem von Gebäuden sein können:

- nicht sachgerechte Planung (Überdimensionierung von Speicher und Leitungen)
- nicht sachgerechte Inbetriebnahme
- kein bestimmungsgemäßer Betrieb
- Stagnation – Totleitungen, unzulässige Querverbindungen
- Verwendung ungeeigneter Materialien und Bauteile
- defekte Anlagenteile (z. B. Wärmetauscher, Zirkulationspumpen)
- Pumpenleistung nicht auf das Rohrsystem abgestimmt (Hydraulik)
- Ablagerungen im Warmwasserspeicher bzw. defekte Beschichtungen (Wasserbeschaffenheit, Materialauswahl)
- Korrosionsschäden bzw. starke Kalkablagerungen in Rohrleitungen
- Temperaturen unter 55 °C im Warmwassersystem (5 K-Regel nicht eingehalten)
- Temperaturen über 25 °C im Kaltwassersystem (empfohlen unter 20 °C)

# WERDE WASSER-WISSER!

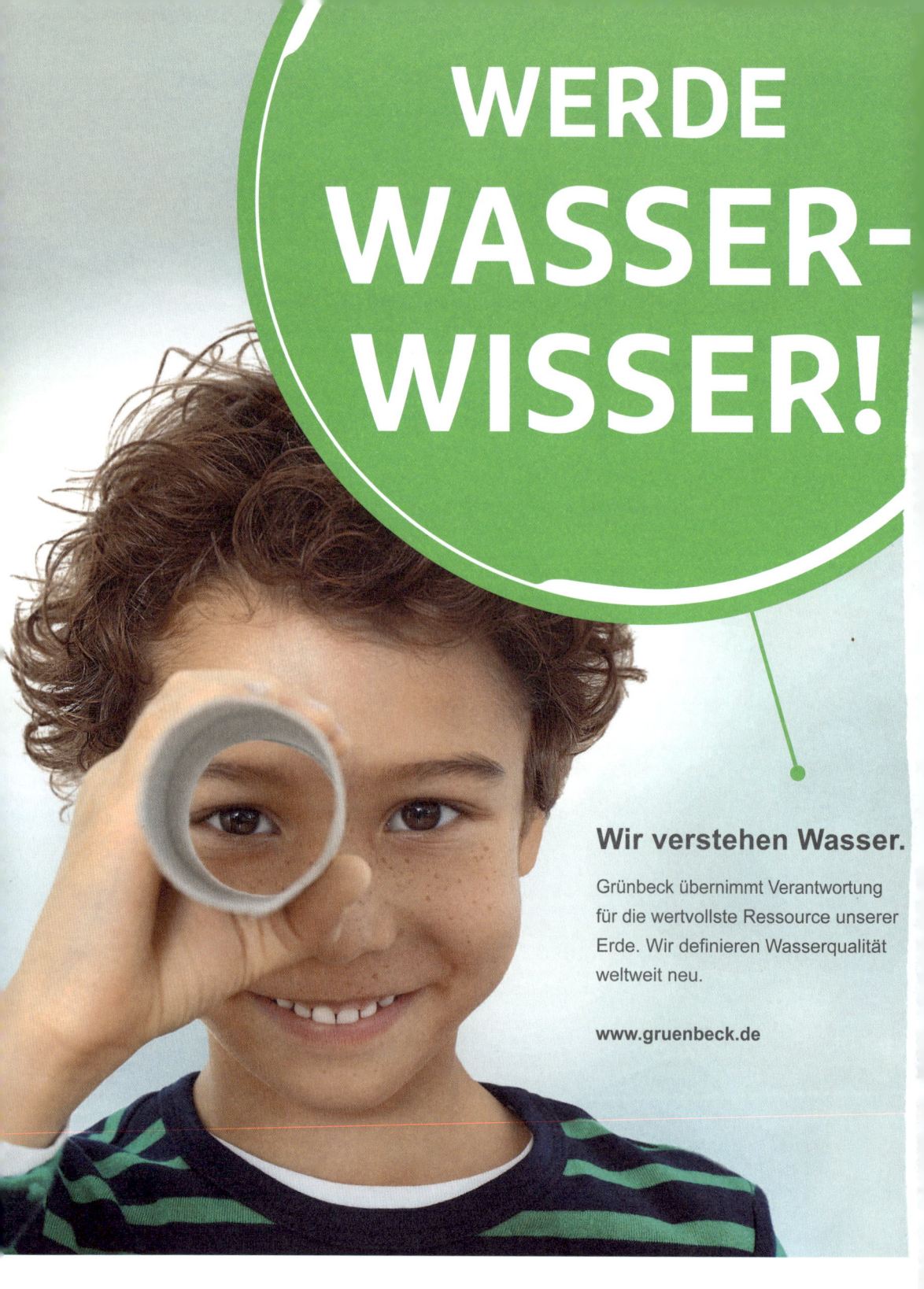

## Wir verstehen Wasser.

Grünbeck übernimmt Verantwortung für die wertvollste Ressource unserer Erde. Wir definieren Wasserqualität weltweit neu.

www.gruenbeck.de

Grünbeck Wasseraufbereitung GmbH | Josef-Grünbeck-Straße 1
89420 Höchstädt a. d. Donau | Telefon +49 9074 41-0 | info@gruenbeck.de

grünbeck

# D Trinkwasserhygiene

- Unzureichende Dämmung der Kalt- und Warmwasserleitungen
- Hygienische Mängel an den Endsträngen (z.B. Duschschläuche, Perlatoren)
- Keine regelmäßige Wartung und Inspektion (DIN EN 806-5, Tabelle A.1)

Der nächste Einflussfaktor ist der Biofilm selbst. Für die Entwicklung der Biofilmgemeinschaft und die Zahl der Mikroorganismen gibt es einige Faktoren, die mit der Wasserqualität und den vorhandenen technischen Mängeln direkt zusammenhängen. Dabei sind **Temperatur**, (Trinkwasserbeschaffenheit (Wasserhärte), biologisch verfügbare Nährstoffe, DOC, **Stagnation/Aufenthaltszeit**, Werkstoffe/Materialien, Oberflächenstruktur (Alter des Werkstoffes) die Paramater, die das Wachstum des Biofilms wie auch die Zahl der Mikroorganismen wesentlich beeinflussen. Hierzu gibt es ausführliche weiterführende Information in den abgeschlossenen Forschungsprojekten über Biofilm in der Hausinstallation (siehe Literatur).

Als 2. Hauptfaktor gilt die **Stagnation**. Lange Standzeiten (regelmäßige Betriebsunterbrechungen von mehr als 72 Stunden) im Trinkwasser bedeuten einen zu lockeren Biofilm, wobei sich dann bei Druckstößen sehr schnell größere Mengen an Mikroorganismen und Teile des Biofilms in der Installation verteilen. Damit kommt es an den betroffenen Entnahmestellen zu sehr hohen KBE/Legionellen/Pseudomonas aeruginosa - Werten. Bei ausreichender Durchströmung entsteht ein stabiler Biofilm, der zu keiner nachhaltigen Beeinträchtigung der Trinkwasserqualität führt.

Vorsicht auch bei Umbauten/Anbauten: plötzliche starke Änderung der Strömungs¬geschwindigkeit nach mehrjähriger Nutzung kann zu Abriss von Biofilm im Altbau führen (Anpassung an Scherkräfte/Bedingungen - Festigkeit der Biofilmoberfläche) und bei ungenügender Spülung zur Verkeimung des neuen Installationsabschnittes.

Sogar hygienisch-technische Probleme können durch Biofilme ausgelöst werden:
- Kontamination des Trinkwassers durch erhöhte Biofilmbildung
- Zehrung von Desinfektionsmitteln und eine mögliche Bildung von Desinfektionsnebenprodukten
- Bildung von Geruchsstoffen
- Ursache für die Verfärbung und Trübung von Trinkwasser
- Biokorrosion
- Erhöhung des Strömungswiderstandes in Rohren (in Verbindung mit Kalk)

Unter Betrachtung des mikrobiologisch-hygienischen Aspektes ist neben der Vermehrung der Legionellen das Umweltbakterium Pseudomonas aeruginosa einer der wichtigsten pathogenen Keime, die sich auch in Trinkwasser-Installationen ausbreiten können. Pseudomonas aeruginosa gelangt entweder über die Hausanschlussleitung in ein Hausinstallationssystem oder wird bei Arbeiten an der Installation bzw. bei der Neuinstallation durch kontaminierte Bauteile oder Werkzeuge und Arbeitsmaterial eingebracht. Totleitungen und Stagnationen in der Hausinstallation fördern der Vermehrung. Betroffen sind insbesondere Kaltwasserleitungssysteme inklusive deren Entnahmestellen. Hat er sich einmal etabliert, ist er oft nur mit langwierigen, aufwändigen und kostspieligen Maßnahmen zu eliminieren. Und vor allem gerade hier liegt die Minimierung des Risikos in der Vermeidung von Fehlern bei Planung, Bau, Inbetriebnahme und Betrieb der Trinkwasser-Installation unter Beachtung der allgemein anerkannten Regeln der Technik. Die Bakterien können hier lokal oder systemisch im Kalt- und Warmwasserbereich vorkommen. Sie finden sich z. B. in dezentralen Wasseraufbereitungsanlagen wie Enthärtungsanlagen, in Anlagen zur Herstellung von Dialysewasser, in Leitungsabschnitten mit stagnierendem Wasser, aber auch im Bereich von Entnahmearmaturen und direkt an Zapfhähnen (z. B. Perlatoren, Duschköpfe). Die Kontamination kann somit in bestehenden Trinkwasser-Installationen auftreten, als auch in Installationen bei Neu- oder Umbaumaßnahmen vor oder kurz nach der Inbetriebnahme dieser Anlagen.

©2015 Euritim Bildung + Wissen GmbH & Co. KG

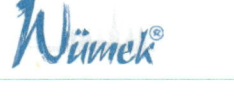

### Effektive Maßnahmen zur Sanierung und Desinfektion – Umsetzung in der Praxis (W 556 - Entwurf, W 557)

Die in Tabelle 8 des im Entwurf befindlichen DVGW-Arbeitsblattes W 556 (Abbildung 1) aufgelisteten Maßnahmen sind Sofortmaßnahmen zur Verringerung und Vermeidung eines Infektionsrisikos durch die Nutzung von Trinkwasser in der Trinkwasser Installation im Fall einer mikrobiellen Kontamination, bei der negative gesundheitliche Auswirkungen zu besorgen sind.

**Tabelle 8 – Vorbereitung einer nachhaltigen Sanierung und vorübergehende Sicherstellung der Trinkwasserbeschaffenheit**

| Maßnahme | Bemerkung | Weitere Nutzung der Trinkwasser-Installation während der Maßnahme, Schutz des Verbrauchers |
|---|---|---|
| Sicherstellung der hygienischen Beschaffenheit des einzuspeisenden Wassers (bei unvermeidbarem Eintrag von schon kontaminierten Wasser aus vorgelagerten Versorgungsleitungen) | Bei Eintrag/Kontamination an der zentralen Einspeisung, Trinkwasserdesinfektion (chemisch, physikalisch), Vorgaben des § 11 TrinkwV 2001 beachten | Nutzung nur bei Einhaltung der Anforderungen der TrinkwV 2001, Informationspflicht nach § 16 TrinkwV 2001 beachten |
| Spülen mit Wasser (siehe DVGW W 557 (A) und DIN EN 806-4) | Etagenweise/Abschnittsweise alle Entnahmestellen mit Fließgeschwindigkeiten > 0,5 m/s in den Rohrleitungen | Nutzung nur bei Einhaltung der Anforderungen der TrinkwV 2001 |
| Spülen mit Wasser/Luft-Gemisch (siehe DIN EN 806-4) | Intermittierendes Spülen mit Luft-Wasser-Gemisch, Impulsspülverfahren | Nutzung nur bei Einhaltung der Anforderungen der TrinkwV 2001 |
| Anlagendesinfektion Thermische Desinfektion (siehe DVGW W 551 (A)) | Mindestens 70 °C für 3 Minuten, Spülprotokolle, Verbrühungsschutz garantieren, Materialverträglichkeit/Werkstoffverhalten beachten | Nutzung nur bei Einhaltung der Anforderungen der TrinkwV 2001, Verbrühungsschutz sicherstellen |
| Anlagendesinfektion chemische Desinfektion (siehe DVGW W 557 (A)) | Materialverträglichkeit/Werkstoffverhalten beachten, Einwirkdauer, Messprotokolle, Ausspülen, Temperatur des erwärmten Trinkwassers absenken, um Ausgasen von Desinfektionsmitteln zu verringern | Keine Nutzung während der Gesamtdauer der Maßnahme, Wiederaufnahme der Nutzung nach Vorliegen einwandfreier Befunde/Einhaltung der Anforderungen der §§ 5–7 TrinkwV 2001 |
| Trinkwasserdesinfektion (siehe 5.4.2.2) | Es gelten die Anforderungen des § 11 TrinkwV 2001 | Nutzung nur bei Einhaltung der Anforderungen der TrinkwV 2001 |
| Endständige Filter | Nur für diesen Zweck geeignete Produkte einsetzen, betroffener Bereich bzw. ausgewählte Entnahmestellen | Vorgaben des Herstellers insbesondere zu Standzeiten sind zu beachten |

Abbildung 1: Tabelle 8, W 556 (im Entwurf) - Maßnahmen zur Vorbereitung einer nachhaltigen Sanierung

Die Maßnahmen können innerhalb eines Gebäudes miteinander kombiniert werden. Grundsätzlich sind Untersuchungen zur Aufklärung der Ursache immer parallel zu den getroffenen Maßnahmen durchzuführen.

Bei Reinigung und Desinfektion ist dabei nicht das Minimierungsgebot zu vergessen. Reinigung der Trinkwasserinstallation ist nach W 557 nur in Sonderfällen erlaubt (mechanische Reinigung/Spülung ist im Normalfall einzusetzen). Die Stoffe zur Desinfektion und Wasserbehandlung sind nur in minimalen Mengen (Konzentrationen) und entsprechend den anerkannten Regeln der Technik zu verwenden. Die Liste der zugelassenen Stoffe und Aufbereitungsverfahren stellt das Umweltbundesamt zur Verfügung.

Verunreinigungen können bei Reparaturarbeiten und Neuinstallation in die Trinkwasseranlage gelangen. Der erste Schritt zur Beseitigung von Verunreinigungen ist in jedem Fall immer eine Reinigung der Installation mit einer Wasser-Luft-Spülung. In Partikeln eingebettete Mikroorganismen lassen sich durch Desinfektionsmittel nicht erreichen. In verzinkten Stahlleitungen kann der Einsatz von Inhibitoren nach der Reinigung erforderlich werden (DVGW-Arbeitsblatt W 557).

Die Reinigung und Desinfektion darf nach AVBWasserV § 12 nur von einem Wasserversorgungsunternehmen oder ein in ein Installateurverzeichnis eines Wasserversorgungsunternehmens eingetragenes Installationsunternehmen ausgeführt werden.

Eine wichtige Voraussetzung für alle Sanierungsverfahren ist eine gleichmäßige Durchströmung der Leitungen. Dafür ist ein „hydraulischer Abgleich“ von Zirkulationssystemen durchzuführen. Auch bei bereits abgeglichenen Verteilungsnetzen ist eine Überprüfung und ggf. Anpassung an veränderte Abgabebedingungen sinnvoll. Zur Bekämpfung von Legionellenbefall ist meist die Anwendung verschiedener Methoden in z. T. sehr unterschiedlichen Zeitabständen notwendig und die Kenntnis des Leitungsnetzes und des verwendeten Materials vorausgesetzt. Abhängig von Materialeigenschaften sind nur bestimmte Maßnahmen einsetzbar: So kommt es z. B. bei feuerverzinkten Eisenleitungen im Warmwasserbereich durch eine thermische Desinfektion auch zu starken Korrosionen.

Im DVGW-Arbeitsblatt W 556 (aktuell im Entwurf), Punkt 5.5.1 in Tabelle 9 (Abbildung 2) werden für unterschiedliche Kontaminationsszenarien (Mängel) bewertete Sanierungsmaßnahmen in einer Matrix dargestellt.

Hierbei wird nach betriebs-, verfahrens- und bautechnischen Maßnahmen differenziert. Betriebs- und bautechnische Maßnahmen sind dabei die wesentlichen Schritte zur nachhaltigen Beseitigung der Kontaminationsursache. Die geschilderten Maßnahmen zielen zur Eindämmung von Legionellen mehr auf generelle sys-

temübergreifende Maßnahmen (Temperaturniveau, bestimmungsgemäßer Betrieb, Leitungsführung und Dimensionierung), bei der Eindämmung von Pseudomonas aeruginosa mehr auf die Eliminierung von punktuellen Kontaminationsquellen ab. Die aufgeführten verfahrenstechnischen Maßnahmen Reinigung und Desinfektion von Anlagen sind im DVGW-Arbeitsblatt W 557 beschrieben. Die betriebstechnischen Maßnahmen müssen in der Regel durch bautechnische Maßnahmen begleitet werden.

Nach einer erfolgreich durchgeführten Sofortmaßnahme sollten aber auf jeden Fall spätestens nach wenigen Wochen weitere Schritte (vorbereitende und unterstützende Maßnahmen) folgen. Dabei sind chemische Desinfektionsmittel und -verfahren für die Anlagendesinfektion nach DVGW-Arbeitsblatt W 557 und die im Bedarfsfall nachfolgende vorübergehende Trinkwasserdesinfektion häufig eine sinnvolle, kostengünstige und erfolgversprechende Alternativ-Methode.

**Tabelle 9 – Schematische Darstellung von vorbereitenden Maßnahmen und Sanierungsschritten sowie ihrer vermuteten Effektivität in Abhängigkeit vom festgestellten Mangel**

| Maßnahmen | *Legionella* | *Pseudomonas aeruginosa* | Koloniezahl bei 22 °C und 36 °C | Fäkale Belastung |
|---|---|---|---|---|
| Betriebstechnisch | | | | |
| Temperaturniveau gemäß DVGW W 551 (A) (Trinkwassererwärmer, Rohrleitungssystem) | ● | × | × | × |
| Hydraulischer Abgleich (PWH-C) | ● | × | × | × |
| Sicherstellung des bestimmungsgemäßen Betriebs, Vermeidung von Stagnationen | ● | ● | ● | × |
| Verfahrenstechnisch | | | | |
| Spülen (mit Wasser oder Wasser/Luftgemisch) (siehe DVGW W 557 (A)) | ◎ | ● | ● | ● |
| Wasseraustausch | ○ | ○ | ○ | ●[a] |
| Chemische Desinfektion: | | | | |
| Anlagendesinfektion | ✓○ | ○ | ○ | ●[a] |
| Trinkwasserdesinfektion | ◎ | ○◎ | ○◎ | ●◎ |
| Thermische Desinfektion Anlagendesinfektion | ✓ | ? | × | × |
| Endständige Filtration (Bakteriendichter Filter)[b] | ◎ | ◎ | ◎ | ◎ |
| Bautechnisch | | | | |
| „Straffung" des Systems auf das Mindestmaß („schlankes System") | ● | ○ | ○ | × |
| Änderung Leitungsführung und Dimensionierung | ● | × | ○ | × |
| Entfernung Totleitungen | ● | ● | ● | × |
| Dämmung | ● | × | ○ | × |
| Ersatz von Anlagenteilen | ○ | ● | ○ | × |
| Entfernung der kontaminierten Quellen | ? | ● | ○ | × |
| Beachtung DIN EN 1717 (z. B. Trennung Trinkwassersystem von Nichttrinkwassersystem) | × | × | ● | ● |

● = unabdingbare Maßnahme
○ = geeignet als unterstützende Maßnahme
◎ = vorübergehende Maßnahme zur Sicherstellung der Trinkwasserbeschaffenheit
✓ = vorbereitende Maßnahme
× = ungeeignet oder nicht praktikabel
? = Wirkung unbekannt

[a] bei erfolgter Beseitigung der externen Kontamination
[b] unter Einhaltung der Vorgaben des Herstellers bezüglich Standzeit, Wechsel, Handhabung, Einsatzzweck, Chemikalienbeständigkeit, für den vorgesehenen Zweck validiert

Abbildung 2: Tabelle 9, DVGW-Arbeitsblatt W 556 (im Entwurf)

Bei der Anlagendesinfektion können vor allem Kombinationen mit Wasserstoffperoxid und Chlordioxid zum Einsatz kommen. Wasserstoffperoxid kann zum Abschälen von großen Biofilmbruchstücken führen und zusätzlich einen Großteil der im Biofilm enthaltenen pathogenen Mikroorganismen freisetzen. Diese sich nun frei im fließenden Wasser befindlichen Bakterien lassen sich sehr gut im Nachgang mit Chlordioxid erfassen und abtöten, da sie nicht mehr durch den Biofilm geschützt sind. In der nachfolgenden Luft-Wasser-Spülung werden dann zusätzlich noch freie Mikroorganismen, Bruchstücke des Biofilms und gelöste Ablagerungen gründlich ausgespült. Ein Großteil der Bakterien wird abgetötet, jedoch wird die Anlage innerhalb eines bestimmten Zeitabstandes (abhängig von der Problemstellung) wieder mit Mikroorganismen befallen sein, wenn die eigentliche Ursache des Wachstums nicht beseitigt wird. Aus diesem Grund kann es anschließend notwendig sein, eine vorübergehende Desinfektion des Trinkwassers bis zur vollständigen technischen Sanierung durchzuführen.

Die chemische Desinfektion ist eine vorübergehende Maßnahme, die solange aufrechterhalten werden muss, bis bauliche und betriebstechnische Mängel in der Installation abgestellt sind. Ein dauerhafter Sanierungserfolg ist häufig nur in Kombination mit bautechnischen Maßnahmen zu erwarten.

Neben Chlor ist nach der TrinkwV Chlordioxid zugelassen. In den DVGW-Arbeitsblättern W 224 und W 624 ist der Wirkstoff Chlordioxid als Desinfektionsmittel und die gängigen Verfahren zur Herstellung von Chlordioxid in vollautomatisierten Dosieranlagen beschrieben. Da Chlordioxid nicht transportiert, und somit in diesem Sinne nicht als gebrauchsfertiges Produkt eingesetzt werden darf, wird es erst durch Erzeugungsanlagen oder direkt vor dem Gebrauch vor Ort angemischt (siehe hierzu auch W 224, Punkt 6.1.: Herstellung vor Ort und Punkt 8, Tabelle 1: Anwendungsbereich und Merkmale der Verfahren zur Herstellung von Chlordioxid). Es wird meist in Erzeugungseinheiten nach dem Natriumchlorit/Säureverfahren erzeugt. Als Säure wird dabei Salzsäure verwendet. Chlordioxid ist im Wasser sehr beständig und hat daher eine entsprechende nachhaltige Depotwirkung. Die Reaktionsnebenprodukte sind unbedenklich (im Gegensatz zu Chlor), sofern die maximale Dosiermenge von 0,2 mg/l (Minimum 0,05 mg/l an den Entnahmestellen) eingehalten wird. Chlordioxid besitzt neben der stärkeren Desinfektionswirkung zusätzlich ein geringeres Korrosionspotential als Hypochlorit, was sich aus dem geringeren oxidativen Potential der chemischen Spannungsreihe ergibt.

So lässt sich der Biofilm bei dieser vorübergehenden Maßnahme soweit beherrschen (VBNC-Zustände der Mikroorganismen), dass die Anzahl der gemessenen KBE/100 ml in dem vorgesehenen Zeitraum bis zur Sanierung unterhalb des Grenzwertes bleibt.

Genusstaugliches Trinkwasser ist somit keineswegs eine Selbstverständlichkeit. Bei Einhaltung der a. a. R. d. T. ist das Risiko auf ein Minimum beschränkt und man benötigt keine weiteren Maßnahmen. Die Betreiber (UsI: Unternehmer und sonstiger Inhaber) sollten sich ihrer Verantwortung für eine einwandfreie Trinkwasserqualität bewusst sein und bei Überschreitung von Grenzwerten entsprechend handeln.

## Literatur:

Trinkwasserverordnung vom 21. Mai 2001 (BGBl. I S. 959), geändert durch die zweite Verordnung zur Änderung der Trinkwasserverordnung vom 5. Dezember 2012 (BGBl. I S. 2562)

C. Schauer: Moderne Sanierungsmaßnahmen zur Wiederherstellung der Trinkwasserqualität - Teil 1, KTM Krankenhaus Technik Management, 7-8/2014; Teil 2, KTM, 9/2014

VDI/DVGW 6023: Hygiene in Trinkwasser-Installationen - Anforderung an Planung, Ausführung, Betrieb und Instandhaltung; Beuth Verlag, Berlin, 1. April 2013

DVGW-Arbeitsblatt W 556: Hygienisch-mikrobielle Auffälligkeiten in Trinkwasser-Installationen; Methodik und Maßnahmen zu deren Behebung, Entwurf (Gelbdruck), 2014, DVGW, Bonn

DVGW-Arbeitsblatt W 557: Reinigung und Desinfektion von Trinkwasser-Installationen, DVGW, Bonn

DVGW-Arbeitsblatt W 551: Trinkwassererwärmungs- und Trinkwasserleitungsanlagen; Technische Maßnahmen zur Verminderung des Legionellenwachstums; Planung, Einrichtung, Betrieb und Sanierung von Trinkwasser-Installationen, DVGW, Bonn, 04/2004

DIN EN 806-5: Technische Regeln für Trinkwasser-Installationen - Teil 5: Betrieb und Wartung; Beuth Verlag, Berlin

AVBWasserV, Verordnung über Allgemeine Bedingungen für die Versorgung mit Wasser; http://www.gesetze-im-internet.de/avbwasserv/index.html

Twin Nr. 09: Hygienisch sicherer Betrieb von Trinkwasser-Installationen, Januar 2014

Twin Nr. 08: Vorübergehende Desinfektion des Trinkwassers in kontaminierten Trinkwasser-Installationen, Dezember 2013

Twin Nr. 05, Desinfektion von Trinkwasser-Installationen zur Beseitigung mikrobieller Kontaminationen, April 2009

Erkenntnisse aus dem BMBF-Verbundprojekt „Erkennung und Bekämpfung von vorübergehend unkultivierbaren Pathogenen in der Trinkwasser-Installation", Version 1.1, 2014, IWW, Prof. Dr. Hans-Curt Flemming

Erkenntnisse aus dem BMBF-Verbundprojekt „Biofilm in der Trinkwasser-Installation" Version 2.0, 2010, IWW, Prof. Dr. Hans-Curt Flemming

Wingender J., Hambsch B., Schneider S., Mikrobiologisch-hygienische Aspekte des Vorkommens von Pseudomonas aeruginosa im Trinkwasser, Energie Wasser Praxis, 3, S. 60-66, 2009

Schauer, C., Hasselwander, H., Minar, A., Erfolgreiche Sanierung und Desinfektion einer komplexen Trinkwasseranlage. Energie Wasser-Praxis, 4, S. 30-37, 2008

Michel, R., Burghardt, H., Bergmann, H., Natürliche intrazelluläre Infektionen bei Acanthamoeben mit Pseudomonas aeruginosa nach ihrer Isolierung aus einer mikrobiologisch beanstandeten Trinkwasser-Hausinstallation eines Krankenhauses. Zbl. Hyg. 196, S. 532-544, 1995

Behrends, H.-B., Pseudomonaden in einem Klinikneubau. Gesundheitswesen 65, S. 736-737, 2003

# D Trinkwasserhygiene

Liste der Aufbereitungsstoffe und Desinfektionsverfahren gemäß § 11 TrinkwV 2001, http://www.umweltbundesamt.de/sites/default/files/medien/481/dokumente/17_aenderung_aufbereitungsstoffe_desinfektionsverfahren_11_trinkwv_11_2012.pdf

C. Schauer, H. Köhler, T. Jakobiak, C. Wagner: Teurer Totalschaden - Sanierungskosten erreichen ungeahntes Ausmaß, SHT, S. 52-57, 10/2013

C. Schauer, O. Hofmann: Effektive Entfernung des „biologischen Rasens" - Oxidation mit maßgeschneidertem Wasserstoffperoxid, Energie Wasser- Praxis, S. 22-27, 2006 (9)

C. Schauer, A. Minar: Erfolgreiche Sanierung und Desinfektion einer komplexen Trinkwasseranlage, Energie Wasser- Praxis, S. 30-37, 2008 (4)

DVGW-Arbeitsblatt W 224: Verfahren zur Desinfektion von Trinkwasser mit Chlordioxid, DVGW, Bonn, 05/2008

DVGW-Arbeitsblatt W 624: Dosieranlagen für Desinfektionsmittel und Oxidationsmittel - Dosieranlagen für Chlordioxid, DVGW, Bonn, 10/1996

Dr. rer. nat. Christian Schauer
Diplom-Chemiker
Grünbeck Wasseraufbereitung GmbH
Branchenleiter Hygiene/Gesundheitswirtschaft
Josef-Grünbeck-Str. 1
89420 Höchstädt/Donau
Tel.: 09074 41-220
Fax: 09074 41-70220
Mobil: 0151 64930283
E-Mail: christian.schauer@gruenbeck.de
Internet: www.gruenbeck.de

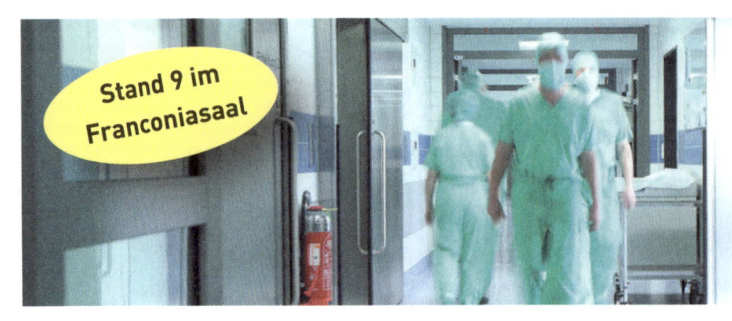

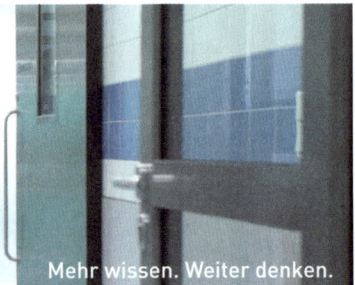

# HYBETA GmbH
HYGIENE · BERATUNG · TECHNISCHE ANALYSEN

Stand 9 im Franconiasaal

Mehr wissen. Weiter denken.

## Sichere Hygiene in allen technischen Fragen

HYBETA ist Deutschlands großes unabhängiges Hygieneinstitut für das Gesundheitswesen und die Industrie. Wir prüfen und unterstützen unsere Kunden in der Aufbereitung von Medizinprodukten und in der Raumlufttechnik. Außerdem beraten wir umfassend in der Krankenhaushygiene und bei Baumaßnahmen. Zu unseren Leistungen gehören u.a.:

- die Validierung und erneute Leistungsbeurteilung von Reinigungs-Desinfektions- und Sterilisationsprozessen im Rahmen der Aufbereitung von Medizinprodukten;
- die Hygieneberatung und -betreuung bei Baumaßnahmen einschließlich der gemäß Hygieneverordnungen durchzuführenden krankenhaushygienischen Bewertung;
- die beratende Krankenhaushygiene, einschließlich der Entwicklung, Implementierung, Pflege und Führung von Hygienemanagementsystemen;
- krankenhaus- und umwelthygienischen Prüfungen (einschließlich Trinkwasser nach TrinkwV) in eigenen Laboren (ggf. einschließlich Probenahme);
- Gefährdungsbeurteilungen und Risikoanalysen für Trinkwassersysteme bis hin zum Water Safety Plan (Trinkwassersicherheitskonzept);
- Hygiene in der Raumlufttechnik: Hygieneberatung zur Auslegung und zum Betrieb von RLT-Anlagen, Hygieneinspektionen und -kontrollen, Qualifizierung von OP-Räumen (Schutzgradbestimmung), Qualifizierung von Reinräumen für die aseptische Herstellung von Medikamenten (z. B. in Apotheken).

Die Betreuung durch HYBETA bietet Ihnen Sicherheit bezüglich der anzuwendenden Hygienevorschriften und -anforderungen sowie Ihres Konformitätsgrades: Geprüfte Hygienesicherheit aus einer Hand.

Aufbereitung · Bauen · Beratung · Labor · Raumlufttechnik

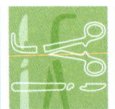

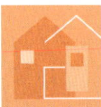

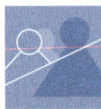

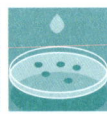

HYBETA GmbH · Münster · Heidelberg · Leipzig
Zentrale: Nevinghoff 20 · 48147 Münster
T: +49 (0)251 2851-0 · F: +49 (0)251 2851-129
info@hybeta.com · www.hybeta.com

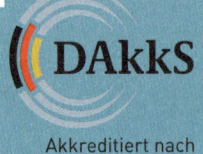

DAkkS
Akkreditiert nach DIN EN ISO/IEC 17025

# D Trinkwasserhygiene

## Korrosionsschäden bei Rohrwerkstoffen in Trinkwasser-Installationen

H. Michler,
Technischer Leiter i.R.

Richter+Frenzel GmbH, Würzburg

*Zusammenfassung–* Immer mehr Werkstoffvarianen und Verbindungstechniken konkurrieren auf dem europäischen und vor allem im deutschen Wirtschaftsraum um Marktanteile.
Vielfach ohne Zulassung und Eignung für die immer mehr notwendig werdende chemische Desinfektion. Obwohl diese Desinfektionsart nicht wünschenswert ist und keineswegs die erste Wahl der Mittel sein sollte, findet sie im Notfall immer mehr Anwendung. Die Beherrschbarkeit der Hygiene durch die Temperatur erfährt ihre Grenzen. Rasant ansteigende Schadenszahlen haben die Aufmerksamkeit der Sachversicherer geweckt.

*Schlagwörter—* DVGW Arbeitsblatt W 551, Trinkwasserverordnung Novellierung 2012, Hygiene in Trinkwasserleitungen, Wechselwirkung Desinfektion/Rohrwerkstoffe, Schäden

## Einleitung

Über 600 Trinkwasser-Installationssysteme ringen in Europa um Marktanteile und es wird für die Marktteilnehmer (Planer und Architekten, Bauherrn und Betreiber) immer schwieriger Rohrwerkstoffe auszuwählen, die den hygienischen Forderungen und Standards auch entsprechen. Und zwar von der Installationsphase bis zum dauerhaften Betrieb.

Wobei zu berücksichtigen sein wird, dass sich die Installationsphase von mehreren Monaten bis zu mehreren Jahren hinstreckt und die hygienischen Bedrohungen vielfältigster Natur sind.

## Installations- und Planungspraxis

Vielfach liegen diese Bedrohungen in der seit Jahren und Jahrzenten geübten Installations- und Planungspraxis, aber neue Regelwerke (z.B. Trinkwasserverordnung Fassung 2012) verlangen ein dringendes, nicht aufzuschiebendes Umdenken.

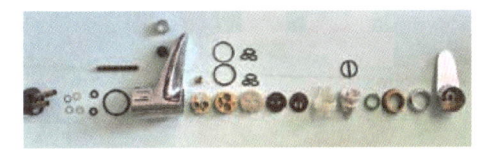

Abb. 1: Beispiel Totraum in der Installation; Bildrechte: Dr. Koch, Uni Bonn

Die im Regelwerk DVGW 551 festgelegten Maßnahmewerte hinsichtlich der Hygiene sind Bestandteil der Trinkwasserverordnung und bieten deshalb im Alltag wenig Interpretationsspielraum. So ist es schon allgemeine Praxis, dass die im Regelwerk DVGW 551 vorgegebene Standardtemperatur 60°C im Boilerabgang und 55°C im Zirkulationsrücklauf bei Warmwasserinstallationen in Neu- und Altanlagen fest vorgegeben wird, ohne auf die zwangsläufig bestehenden Wechselwirkungen Rücksicht zu nehmen.

Es ist unstrittig, dass bei dem im Regelwerk vorgegebenen Temperaturbereich Bakterienwachstum mit großer Sicherheit ausgeschlossen werden kann, aber alleine die zwangsläufig damit verbundene Erwärmung der im gleichen Installationsschacht verlegten Kaltwasserleitungen nicht berücksichtigt wird.

©2015 Euritim Bildung + Wissen GmbH & Co. KG

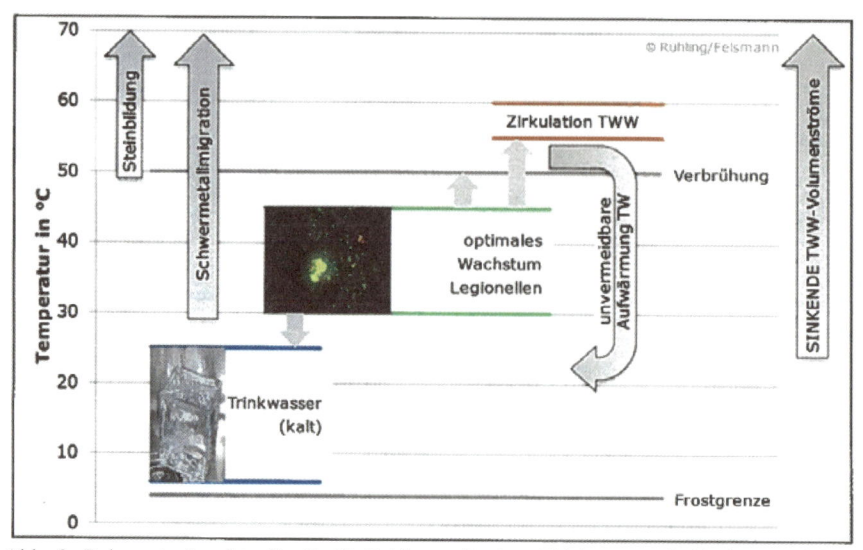

Abb. 2: Relevante Aspekte für die Definition zulässiger Trinkwasser (kalt)- bzw. Trinkwarmwasser-Temperaturen; Quelle: TU Dresden (S. 4, FKZ BMWi: 0327831B).

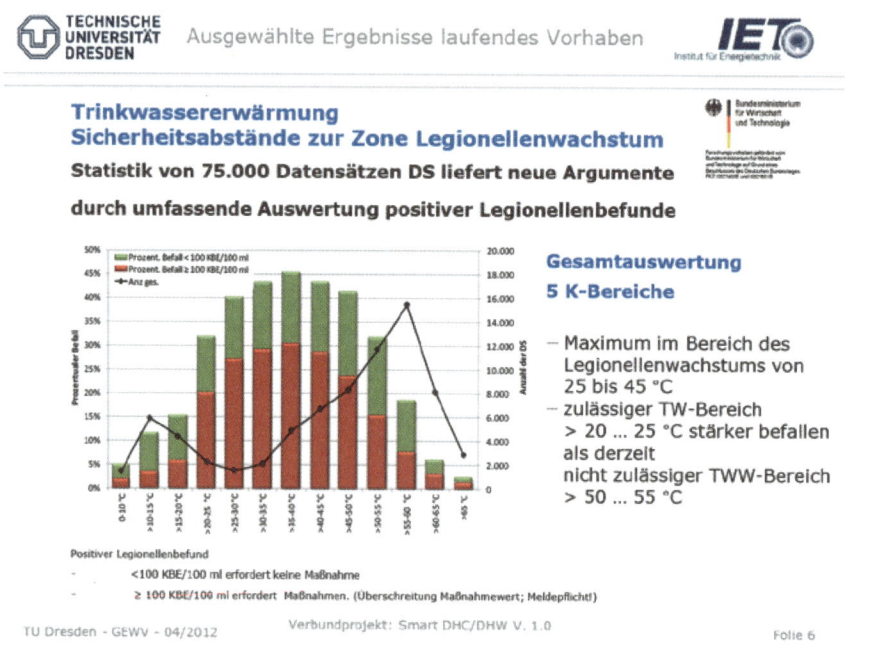

Abb. 3: Sicherheitsabstände; Quelle: TU Dresden – GEWV – 04/2012 Verbundprojekt: Smart DHC/DHW V. 1.0

# D Trinkwasserhygiene

Alleine diese Tatsache führt dann in unzähligen Fällen zu einer Aufkeimung von Mikroorganismen, deren Konzentration über dem Maßnahmewert des Arbeitsblattes W551 und der Trinkwasserverordnung liegt.

Da in Kaltwasserleitungen die Temperatur nicht zu Desinfektionszwecken zur Verfügung steht, werden chemische Substanzen eingesetzt. Diese Chemikalien sind in erster Linie bekannt, dass sie Biofilm und planktonische Mikroorganismen zuverlässig eliminieren, aber Teil einer DVGW-Zulassung für Trinkwasserleitungen waren sie in der Mehrzahl aller handelsüblichen Installationssysteme nicht.

Folglich fehlt in diesen Fällen die Eignung und deshalb auch die entsprechende Eignungszusage des Herstellers.

Die zunehmenden Schadensereignisse nach chemischen Desinfektionen sind auch bereits bei den Sachversicherer in den aktuellen Focus gerückt und jeder Bauherr oder Installateur tut gut daran, sich vor einer Desinfektionsmaßnahme entsprechend beim Rohrhersteller rück zu versichern.

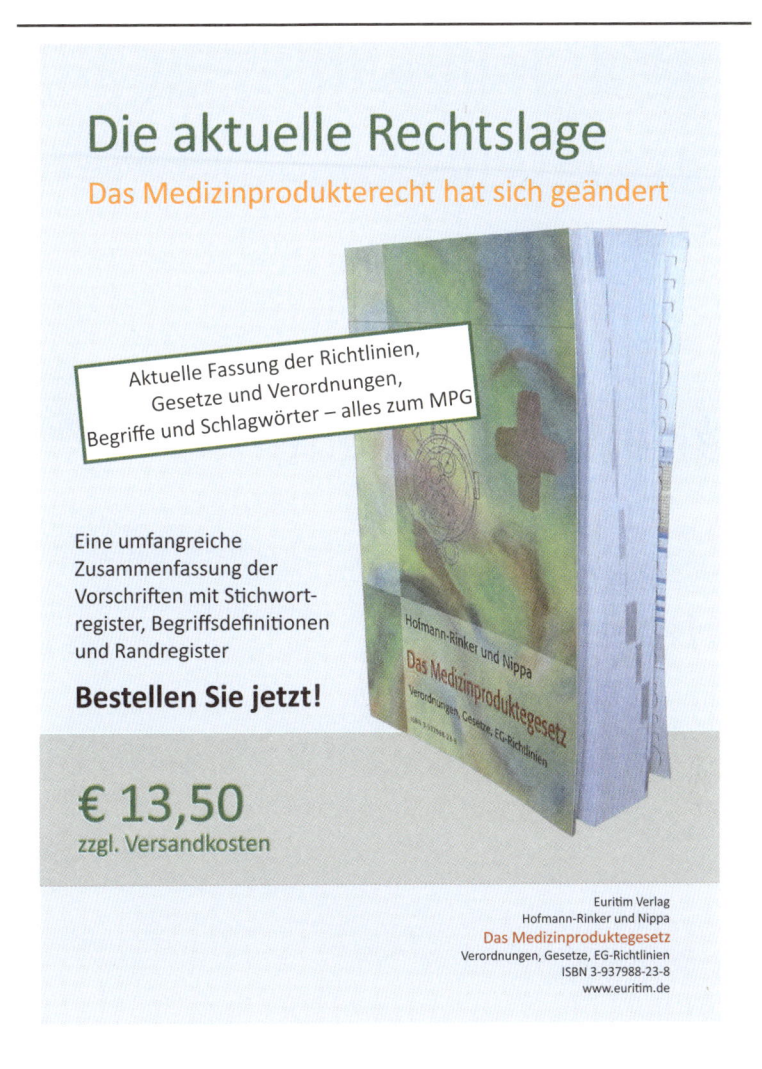

## Die aktuelle Rechtslage
### Das Medizinprodukterecht hat sich geändert

Aktuelle Fassung der Richtlinien, Gesetze und Verordnungen, Begriffe und Schlagwörter – alles zum MPG

Eine umfangreiche Zusammenfassung der Vorschriften mit Stichwortregister, Begriffsdefinitionen und Randregister

**Bestellen Sie jetzt!**

**€ 13,50**
zzgl. Versandkosten

Euritim Verlag
Hofmann-Rinker und Nippa
**Das Medizinproduktegesetz**
Verordnungen, Gesetze, EG-Richtlinien
ISBN 3-937988-23-8
www.euritim.de

©2015 Euritim Bildung + Wissen GmbH & Co. KG

# Spilburg druck werbung

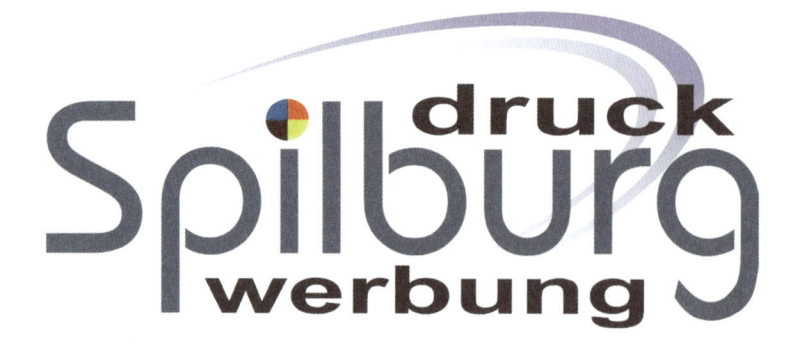

Messe & Präsentation

Plakate & Schilder

Displaysysteme

Geschäftspapiere

Werbeartikel

Broschüren & Bücher

Magazine

Rollplakate

Spilburg Druck & Werbung
Euritim Bildung & Wissen GmbH & Co. KG
Tel. 06441 - 447 850 Druck@euritim.de

## Das patentierte Comprex®-Verfahren zur inneren Rohrreinigung bei biologischen Kontaminationen und Trübungen

K. Birnbaum[1], H.G. Hammann[1]

[1]Hammann GmbH, Annweiler am Trifels, Deutschland

***Zusammenfassung***— Ablagerungen einschließlich Biofilmen in den Trinkwasserinstallationen sind neben Nährboden und Rückzugsgebiet von Legionellen und anderen trinkwasserrelevanten Bakterien auch oft Ursache von Trübungserscheinungen im Trinkwasser. Das patentierte Comprex®-Verfahren ist eine hervorragende Möglichkeit zu deren Beseitigung. Weiterhin ist es eine ausgezeichnete Methode neuinstallierte Leitungen vor deren Inbetriebnahme zu reinigen.

***Schlagwörter***— mikrobiologische Kontamination, Biofilme, Trübungen, Reinigung von Trinkwasserinstallationen,

### Einleitung

Wie jedes Lebensmittel bleibt Wasser nur eine begrenzte Zeit frisch und genießbar. Bei längerer Stagnation, z.B. aufgrund geringeren Wasserverbrauchs, zu groß dimensionierten Rohrleitungen und Warmwasserbereitern, stillgelegter Zapfstellen, Totleitungen etc. kann die Wasserqualität durch die Vermehrung von Bakterien beeinträchtigt werden. Gerade bei Verwendung verzinkter Stahlleitungen entstehen durch Korrosionsvorgänge zudem Trübungen und rotbraune Verfärbungen des Trinkwassers.

### Mikrobiologische Kontamination

Positive Ergebnisse von mikrobiologischen Beprobungen der Trinkwasserinstallation treffen die Betreiber von haustechnischen Anlagen in der Regel vollkommen unerwartet und zum falschen Zeitpunkt. Sie sind mit der Situation überfordert, wollen aber eine schnelle Lösung, damit die Trinkwasseranlage weiter betrieben werden kann und nicht gesperrt werden muss.

Die Ursachen der mikrobiologischen Kontamination sind zumeist in bau-, betriebs- und verfahrenstechnischen Mängeln zu suchen. Es kommt darauf an, diese zu erkennen und zu beheben. Das erfordert jedoch viel Zeit. Zeit, in der die Anlage, bei Sperrung durch das Gesundheitsamt, nicht genutzt werden kann. Für Eigentümer von z.B. Hotels, Produktionsbetrieben, Altenheimen, Krankenhäusern, Schwimmbädern ein inakzeptabler Zustand.

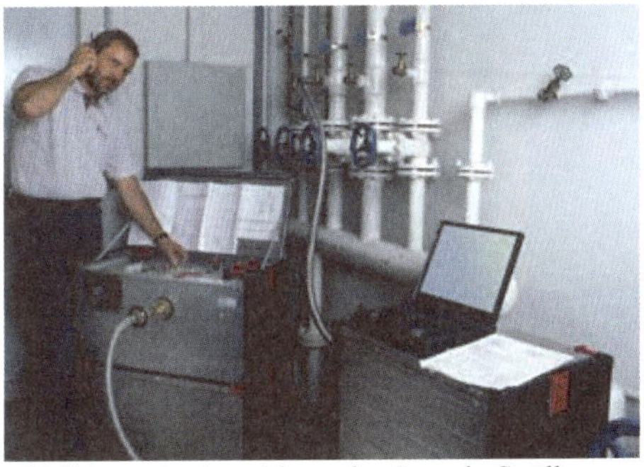

Abbildung 1: Anschluss der Impuls-Spülbox an eine Steigleitung

Die Konzentration an Mikroorganismen des vom Wasserwerk kommenden Wassers ist zwar absolut unbedenklich, jedoch ist das Wasser natürlich nicht steril. Die enthaltenen Bakterien können sich durch die für sie günstigen Umgebungsbedingungen vermehren und werden sich an geeigneten Oberflächen anhaften. Ablagerungen, z.B. durch Korrosion begünstigen diesen Vorgang. Die Anhaftungen wachsen und bilden Biofilme, die sich wiederum aufbauen und durch den Wasserstrom teilweise angerissen werden. Somit können hohen Konzentrationen an Bakterien direkt in das Trinkwasser gelangen. Zu bedenken gilt immer, dass sich ca. 95 % der im Trinkwassersystem vorkommenden Bakterien im Biofilm befinden.

Vielen Betreiber vertrauen im Problemfall auf die thermische oder chemische Desinfektion. Die

Bakterien werden durch diese Maßnahmen zwar größtenteils abgetötet, aber nicht entfernt. Der Biofilm selber wird nur unzureichend angegriffen und, was sehr entscheidend ist, nicht herausgespült. Mit diesen Methoden wird daher das Problem nur temporär gelöst. Eine schnelle Wiederverkeimung ist zu erwarten.

### Trübungen in der Trinkwasserinstallation

Unter dem Gesichtspunkt der Wasserqualität ist Korrosion das Problem, mit welchem Nutzer und Betreiber von Trinkwasserinstallationen in der Hausinstallation am häufigsten konfrontiert werden. Dies liegt daran, dass die Trinkwasserleitungen in Altbauten im hohen Maße aus feuerverzinkten Rohren bestehen. Das sichtbare Ergebnis sind Trübungen und rotbraune Verfärbungen des Trinkwassers. Weitere Probleme zeigen sich dadurch, dass sich Filter, Siebe, Strahlregler oder Eckventile zusetzen und dadurch der Durchfluss verringert wird.

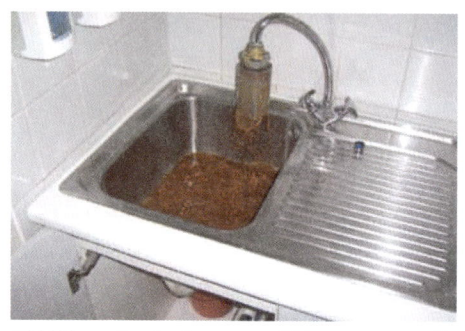

Abbildung 2: Austrag von Ablagerungen während des Reinigungsprozesses aus einer Spültischarmatur

Auch der Querschnitt von Zirkulationsleitungen nimmt ab, es kommt zu Stagnation und letztlich bilden sich in diesen Leitungsabschnitten ideale Bedingungen für die Vermehrung von Bakterien wie z.B. die legionella pneumophila. Durch die Verbindung Zirkulationsleitung, Warmwasserbereiter, Warmwassersystem verbreitet sich die Kontamination zügig über das gesamte System.

### Saubere Neuinstallationen vor Inbetriebnahme

Nach DIN EN 806-4 müssen Trinkwasserinstallationen zeitnah nach der Installation und Druckprüfung sowie unmittelbar vor der Inbetriebnahme gespült werden, um sämtlich Fremdstoffe auszutragen. Auch Heizungs-, Kälte- und Feuerlöschsystem sollen gereinigt werden.
Zweck der Reinigung ist die
- Sicherung der Trinkwassergüte
- Sicherstellung der Funktion, besonders bei Feuerlöschsystemen
- Vermeidung von Korrosionsschäden
- Vermeidung von Funktionsstörungen an Apparaten und Armaturen

Während Leitungen mit geringen Durchmessern durchaus mit dem althergebrachten Luft/Wasser-Gemisch gespült werden können, gestaltet sich die Reinigung größerer DN als schwieriger. Der Reinigungseffekt der klassischen Luft/Wasser-Spülung reicht hier nicht mehr aus, um den Zweck dieser Spülungen zu erreichen.

### Mechanische Reinigung als wichtiges Lösungskonzept

Biofilme und Ablagerungen im Trinkwasser- bzw. Nichttrinkwassersystem lassen sich nur auf mechanische Art ablösen und aus dem System austragen. Normale Wasserspülungen oder Luft-Wasser-Spülungen erreichen allerdings nur eine sehr geringe Reinigungsleistung. Seit 1998 steht mit dem Impuls-Spül-Verfahren Comprex® der Hammann GmbH ein mechanisches Reinigungsverfahren zur Verfügung, welches eine außerordentlich hohe Reinigungsleistung auch bei sehr großen Nennweiten (bis DN 1200) aufweist. Es wird seit 2005 auch in der Hausinstallation eingesetzt.

### Beschreibung und Weiterentwicklung zum patentierten Comprex®-Verfahren

Das Reinigungsverfahren der Hammann GmbH ist eine Weiterentwicklung der klassischen Luft-Wasser-Spülung. Luftblöcke, welche in den Wasserstrom eingebracht werden, füllen den gesamten Querschnitt der Rohrleitung aus uns wandern abwechselnd mit Wasser durch die

# D Trinkwasserhygiene

Leitungen und erzeugen so an den Grenzflächen zur Rohrwand Kavitationserscheinungen und Verwirbelungen bis zu einer Geschwindigkeit von 20 m/s. Die hohen Fließgeschwindigkeiten liegen also genau da an, wo sie notwendig sind: an der Rohrinnenwand. Alle mobilisierbaren Ablagerungen werden, ohne die Zerstörung der harten Deckschicht, abrasiert und ausgespült. Da die Zugabe der Luft innerhalb eines druckreduzierten Spülabschnittes impulsartig erfolgt, spricht man vom Impuls-Spül-Verfahren.

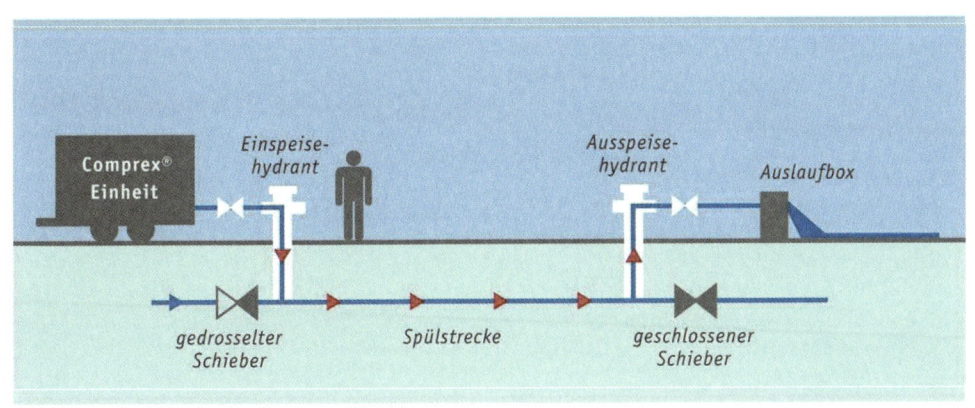

Abbildung 3a: Prinzip des Comprex-Verfahrens

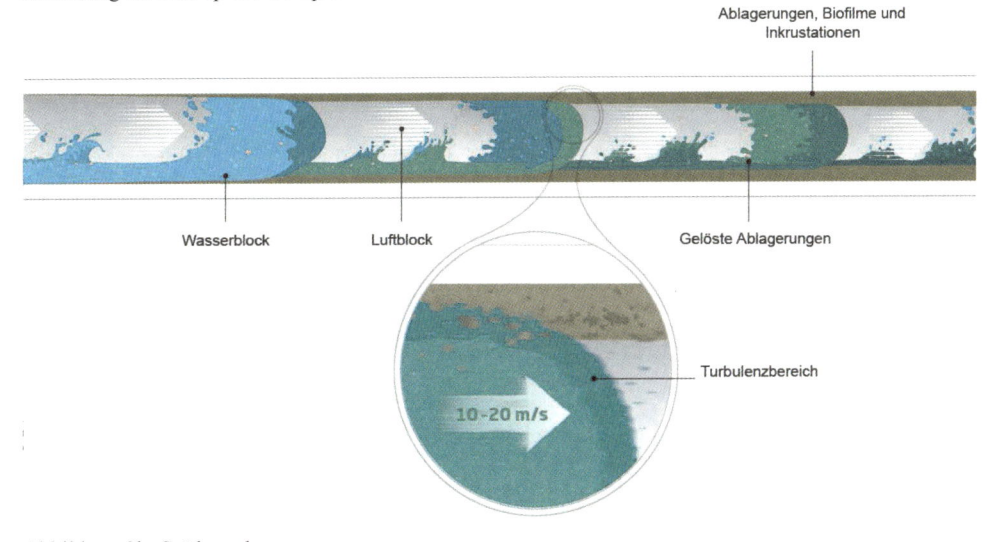

Abbildung 3b: Spülstrecke

Das Impuls-Spül-Verfahren Comprex® wurde von der Hammann GmbH weiterentwickelt. Die Luftimpulse und die Impulssequenzen werden nun computergesteuert moduliert und an die jeweilige Rohrcharakteristik optimal angepasst. Auf diese Verbesserungen wurde der Hammann GmbH im Sommer 2014 ein Patent erteilt. Dadurch änderte sich auch der Verfahrensname von „Impuls-Spül-Verfahren Comprex®" zu „patentiertes Comprex®-Verfahren".

## Mechanische Reinigung als anerkannte Regel der Technik

Im Oktober 2012 ist das neue DVGW-Arbeitsblatt W 557 „Reinigung und Desinfektion von Trinkwasser-Installationen" erschienen. Unter "Grundlagen" wird auf Seite 12 nun explizit darauf hingewiesen: „Der erste Schritt zur Beseitigung einer Verunreinigung ist in jedem Fall die Reinigung. Dies gilt auch bei mikrobiellen Kontaminationen."

Weiter heißt es: „Zudem begünstigen Ablagerungen die Vermehrung von Mikroorganismen, wodurch es zu mikrobiellen Beeinträchtigungen kommen kann. Um dies zu verhindern, ist bei dem Vorhandensein von Ablagerungen eine Reinigung erforderlich."

## Vorteile des patentierten Comprex®-Verfahrens für den UsI

*1. Schnelle Wiederinbetriebnahme nach Duschverbot*

Durch den schnellen Einsatz der Reinigung mit optionaler Desinfektion werden die Ablagerungen/Biofilme beseitigt. Im Anschluss an die Nachbeprobung stehen dann die Zapfstellen in den allermeisten Fällen wieder zur Verfügung. Die Basis der Hygiene ist gelegt. Die nachhaltige Beseitigung der Systemmängel sollte zeitnah erfolgen.

*2. Höherer Komfort:*

Das Beseitigen der Ablagerungen führt im Allgemeinen, je nach Stärke dieser Ablagerungen, zu erhöhtem Volumenstrom und zu höheren Temperaturen im Warm- und Zirkulationssystem Durch die bessere Durchströmung der Zirkulationsleitungen liegt auch schneller warmes Wasser an den Zapfstellen an.

*3. Hygienischer Nutzen:*

Die Trübungsprobleme sind beseitigt. Um dies langfristig zu gewährleisten wird der anschließende Einbau einer Phosphatier-/Silikatanlage empfohlen.

Durch den Austrag von Ablagerungen und Biofilme wurden auch die Rückzugsgebiete und Nahrungsquellen für Bakterien beseitigt.
Im Falle einer eingebauten permanenten Desinfektionsanlage wird deren Wirkung vergrößert, da es nach der Reinigung zu einer geringeren Zehrung des Desinfektionsmittels kommt.

*4. Qualitativ höherwertiges System:*

Während unserer Reinigung betätigen wir sämtliche Absperrventile im System, überprüfen deren Funktion, machen sie, soweit möglich, wieder gängig, oder tauschen die Oberteile aus.
Dadurch ist eine ordnungsgemäße Funktion und sichere Absperrung von Teilbereichen im Bedarfsfall gewährleistet.

*5. Ökonomischer Nutzen:*

Durch die Reinigung der Anlage kann sich die Laufzeit der Anlage erhöhen bzw. das Zeitfenster zu einer umfangreichend Sanierung kann sich erweitern.
Durch die Verringerung der Strömungswiderstände in den Leitungen nach unserer Reinigung kann auf den Einsatz einer sonst möglicherweise stärkeren Zirkulationspumpe verzichtet werden.

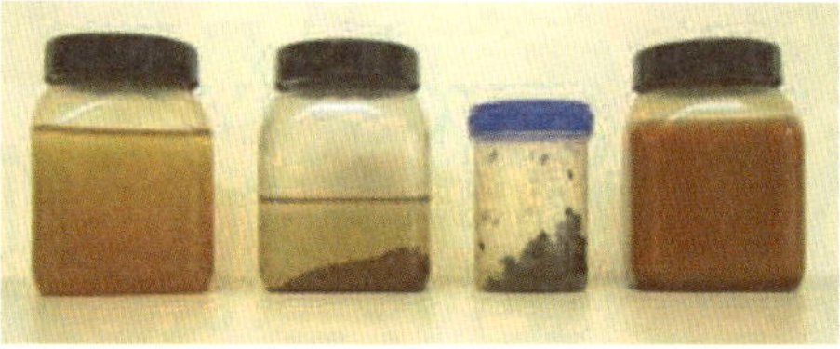

Abbildung 4: Austräge aus Trinkwasserinstallationen in Gebäuden

## Fazit

Eine mechanische Reinigung von Hausinstallationen ist mittlerweile Stand der Technik. Das von der Hammann GmbH angewandte patentierte Comprex®-Verfahren beseitigt die mobilisierbaren Ablagerungen und Biofilme. Nutzt man dieses Potential zusammen mit einer chemischen Desinfektion, sind die besten Voraussetzungen dafür geschaffen, dass es nach einer Kontamination nicht zu einer schnellen Wiederverkeimung kommt. Bautechnische, betriebstechnische und verfahrenstechnische Maßnahmen dürfen jedoch nicht außer Acht gelassen werden, damit das Ergebnis auch nachhaltig ist. Insgesamt betrachtet ist die Reinigung mit dem patentierten Comprex®-Verfahren ein entscheidender Baustein für einen zielführenden Sanierungserfolg.

**Literatur**

[1] DIN 806-4: Beuth-Verlag GmbH, 2012
[2] DVGW W 557, Technische Regeln, 2012

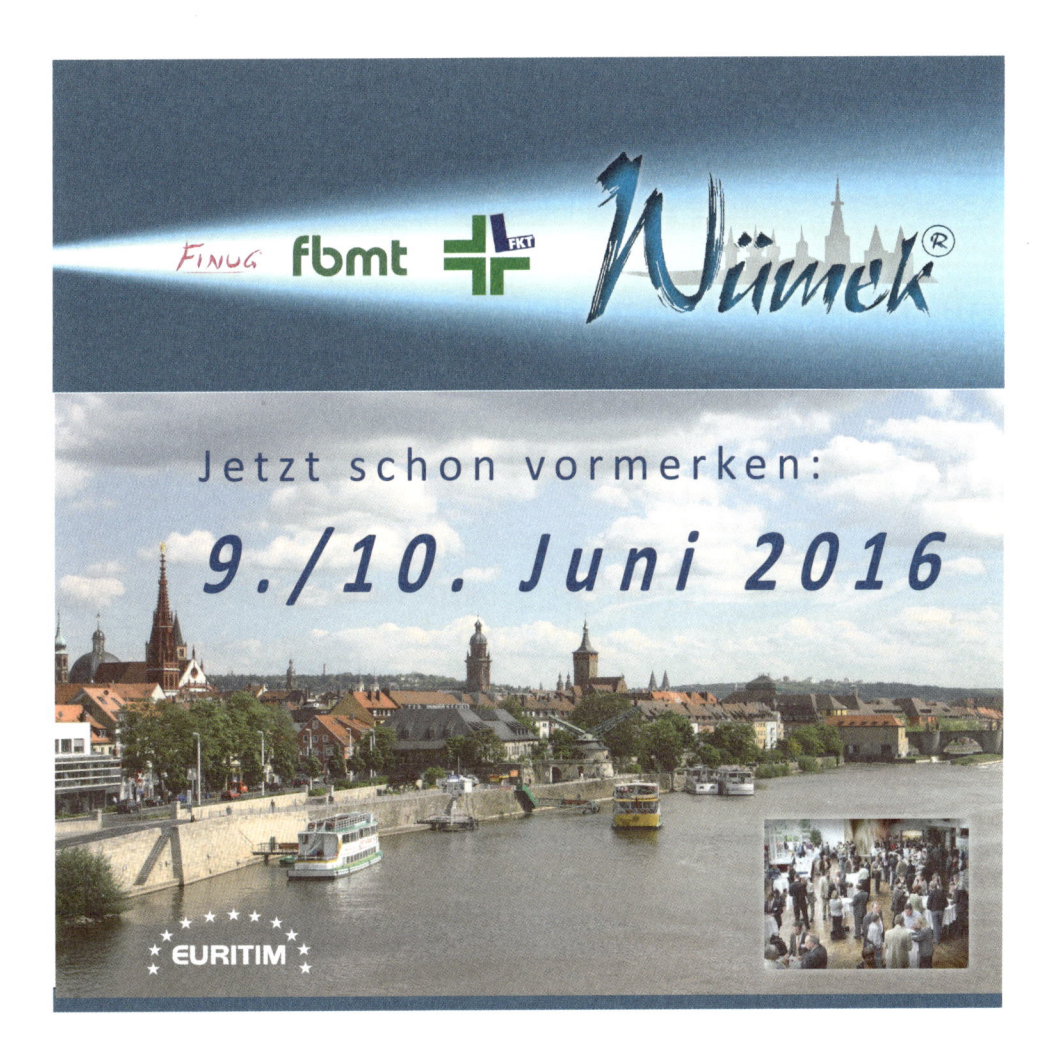

©2015 Euritim Bildung + Wissen GmbH & Co. KG

# Die aktuelle Rechtslage

## Das Medizinprodukterecht hat sich geändert

Aktuelle Fassung der Richtlinien, Gesetze und Verordnungen, Begriffe und Schlagwörter – alles zum MPG

Eine umfangreiche Zusammenfassung der Vorschriften mit Stichwortregister, Begriffsdefinitionen und Randregister

**Bestellen Sie jetzt!**

# € 13,50
zzgl. Versandkosten

Euritim Verlag
Hofmann-Rinker und Nippa
**Das Medizinproduktegesetz**
Verordnungen, Gesetze, EG-Richtlinien
ISBN 3-937988-23-8
www.euritim.de

# Integration von UF-Anlagen in Trinkwassersysteme

Jörn Baumann

VITA.cleanwater UG, Stocksee, Deutschland

**Zusammenfassung**— *Die Ultrafiltration ist ein wichtiger Baustein für den dauerhaften hygienischen Betrieb komplexer Trinkwassersysteme. Die regulierende Wirkung auf die Mikrobiologie im Trinkwassersystem sowie die mit dem Einsatz der UF-Technologie mögliche Aktivierung von Betriebskosten-, Energieeinsparpotentialen wird ab 2016 fester Bestandteil in der TGA-Planung sein.*

**Schlagwörter**— UF-Technologie, Betriebssicherheit, Mikrobiologie, Einsparpotentiale

## Kurzvorstellung

*VITA.cleanwater hat sich auf die* betriebssichere UF-Technologie *spezialisiert und die Grundlagen für die serienreife Anlagentechnik geschaffen. Der Einsatz dieser Technologie am „Point of Entry" in der Haustechnik verlangt ein klares Verständnis der übergeordneten systemischen Zusammenhänge, wobei hier die Betriebssicherheit an erster Stelle steht.*

- *Seit 2006 wird das gesamte Trinkwassernetz des Seenlandklinikums in Hoyerswerda mit der V.max abgesichert. Das Ergebnis ist bis heute eine signifikante Verbesserung der Trinkwasserqualität, die einen stabilen hygienischen Betrieb ermöglicht.*

## Ziel des Vortrages ist die Darstellung

a) der Funktion von UF-Anlagen in Trinkwassersystemen,
b) der Betriebssicherheit von UF-Anlagen,
c) der Betriebskosten- u. Energieeinsparpotentiale durch den Einsatz der UF-Technologie.

## Ausgangslage

Die Legionellenbelastung der Trinkwassersysteme stellt die gesundheitsgefährdende Grenzwertüberschreitung dar und ist ein Symptom, resultierend aus den Wechselwirkungen verschiedener Faktoren. Die Eliminierung des Symptoms mittels temporär wirkender Verfahren *(z.B. der thermischen oder chemischen Desinfektion)* bewirkt eine Verlagerung bzw. eine zeitlich begrenzte Reduzierung der Kontaminationspotentiale und kann maximal als Notfallmaßnahme oder zur Unterstützung systemischer Vorgehensweisen eingesetzt, keinesfalls kann damit eine nachhaltige Wirkung erzielt werden.

Der Einsatz von endständigen Filtern lässt die tatsächliche Situation völlig unbehandelt und stellt allenfalls eine Notfallmaßnahme dar - dieses jedoch auch nur wenn die endständigen Filter konsequent lückenlos eingesetzt werden.

Standardisierte Sanierungsvorschläge können vom Ansatz her das Problem der Legionellenbelastung nicht lösen oder eine Reverkeimung nach einem Sanierungsversuch verhindern.

„*Die Komplexität eines Trinkwassersystems verlangt eine vorausschauende Betriebsweise.*"

## Warum Ultrafiltration

Die Ultrafiltration verhindert das unkontrollierte Einschwemmen von Partikeln und Bakterien. Das ist die Hauptursache für die Biofilmbildung und der daraus resultierenden diskontinuierlichen bakteriellen Belastung.

©2015 Euritim Bildung + Wissen GmbH & Co. KG

# initialfilm
## TV MEDIA

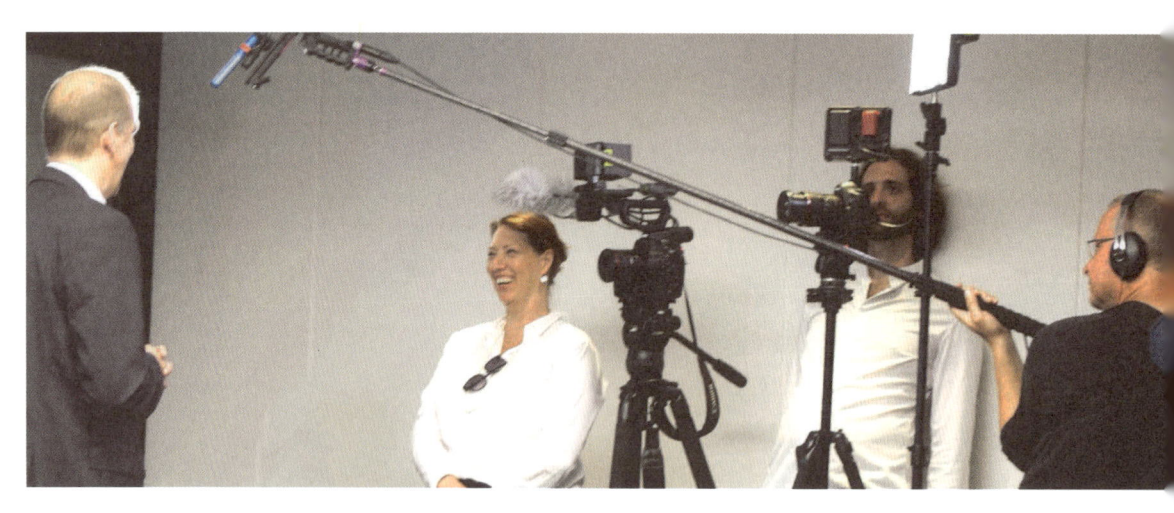

**Sie entscheiden, wie man Sie sieht.**
**Zeigen Sie, wie gut Sie sind.**

Imagefilm
Produktfilm
Werbespot
Nachwuchsgewinnung
Kongressfilm

**Neugierig geworden?**
Kontakt:
0221-2005353
Email:
info@initialfilm.de

**Wir zeigen, was Sie ausmacht.**
**In einer fesselnden Filmsprache.**

serviceorientiert
preisgekrönt
filmbegeistert
konzeptionsstark

initialfilm

Beethovenstraße 16
50674 Köln

Am Märzengraben 4
79112 Freiburg

# D Trinkwasserhygiene

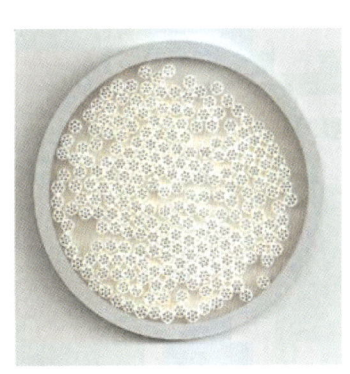

Abbildung 1: Schnitt UF-Modul/Gusszone mit Multiporemembranen

## Trenngrenze

Die Ultrafiltration (0,1µm – 0,01µm) ist zwischen der Mikrofiltration (>0,2µm) und der Nanofiltration (0,01µm - 0,001µm) angesiedelt. Die UF hat den Vorteil, dass alle Feststoffe und Bakterien zurückgehalten werden und nur flüssige Stoffe passieren können. Damit wird eine Wasserreinigung ohne molekulare Veränderung möglich (Nanofilterung u. Umkehrosmose).

## Wirkweise

Dead End: Bei geschlossenem Spülventil baut sich innerhalb der Kapillaren (MultiPore-Membranen) der Systemdruck auf (min. 2,5 bar) und drückt das Rohwasser durch die Membranschichten. Von Innen nach Außen. Das gefilterte Trinkwasser (Permeat) wird durch eine Bohrung in der Aussenhülle des UF-Modulkörpers der Nutzung zugeführt. Bei einem ansteigenden Differenzdruck (Transmembrandruck) wird das Spülventil geöffnet und das Filtrat (Retentat) ausgespült. Vorteilhaft ist die Rückspülung mit dem Permeat eines 2ten UF-Modules.

## Das unkontrollierte Einschwemmen stoppen und den Biofilmkreislauf unterbrechen

Die DIN 19632 schreibt vor, dass die untere Durchlassweite nicht kleiner als 80 µm (80-120 µm) sein darf. Der Grund für die Begrenzung auf 80 µm liegt darin, dass bei kleineren Durchlassweiten in dem zurückgehaltenen Schmutzfilm ein verstärktes Bakterienwachstum auftreten kann. Selbst bei der „Scheunentorgröße" von 80 µm werden je nach Belastungsgrad des TW und Wartungsintervall die Vorfilter dichtgeschwemmt. Die Bestandteile kleiner 80 µm werden unkontrolliert eingespült und verschieben das Problem des verstärkten Bakterienwachstums vom Filter in das Trinkwassersystem.

Mit dem Einsatz der UF-Technologie ergeben sich weitreichende Änderungen in der Trinkwasserhygiene. Der erste Baustein ist die UF-Anlage an der TW-Einspeisung.
Ein 99%iger Feststoffrückhalt mit einem UF-Modul mit einer Durchlassweite von 0,03 µm an der Trinkwassereinspeisung definiert die Partikel- u. Bakterienfreiheit (geschlossenes Trinkwassersystem).

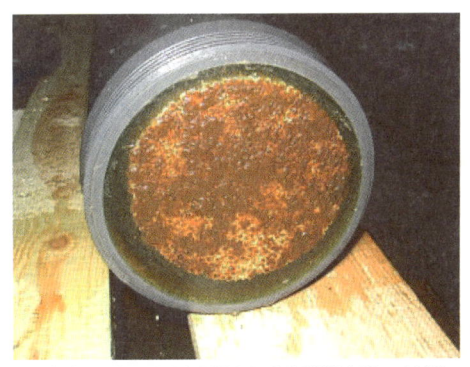

Abbildung 2: VITA-UF Modul KW 160 x 1000 mm nach 1h Betriebszeit/öfftl. TW-Versorgung

Aus der Praxis: Der Vorfilter einer UF-Anlage in der TW-Einspeisung 25 m³/h eines KRH mit einer Durchlassweite von 50 µm und einem max. Volumenstrom v. 47 m³/h geht nach kurzer Betriebszeit in Dauerspülung, da der eingeschwemmte Feststoffanteil unter 80 µm zu massiv ist. Nur im redundanten Betrieb mit sehr schnellen Rückspülzeiten von 12 h ( DIN 1988 Teil 8 > 2 Monate) ist eine ausreichende Wasserversorgung möglich.

## Betriebssicherheit

Bevor Sie die Auslegung bzw. Auswahl einer UF-Anlage bearbeiten, sollten Sie sich darüber Klarheit verschaffen, welche Anforderungen aus dem Nutzungsprofil an die Betriebssicherheit/Verfügbarkeit gestellt werden.

Vorgabe für medizinische Einrichtungen:
Ständig Bakterien- und Partikelfreies Trinkwasser liefern, auch im Störfall oder bei Wartungsarbeiten

Beispiel: Die Trinkwasserversorgung einer medizinischen Einrichtung mit den Eckdaten: max. 20 m³/h, 6 bar Systemdruck, 5 Etagen, wasserführende Geräte in den Intensivstationen

Szenario 1: Die Anlagenleistung wurde kleiner/gleich der max. Volumenstromleistung bestimmt
Begründung: Die Maximallast tritt nur sporadisch in kurzen Spitzen auf und das Gerät ist günstiger.
Ergebnis: Membranabriss, schneller Anstieg des Differenzdruckes und Dauerspülung. Die Volumenstromleistung sinkt bis auf 1/3 ab. Die Trinkwasserversorgung ist nicht gewährleistet.

Szenario 2: Die Filterfläche wurde nur nach den Leistungsdaten des Herstellers gewählt.
Begründung: Das passt schon!
Ergebnis: schnelle Verschmutzung der Filtermodule und Dauerspülung. Die Volumenstromleistung sinkt bis auf 1/3 ab. Die Trinkwasserversorgung ist nicht gewährleistet.

Szenario 3: Es wurde eine 2 x 12 m³/h UF-Anlage gewählt.
Begründung: Günstiger Preis.
Ergebnis: 1 Modul fällt aus = 50% weniger Leistung, 2 Module fallen aus = keine Wasserversorgung möglich

## Leistungsüberlastung

- Wählen Sie eine min. Reserve der Filterfläche von 30%
- Führt zu einem Anstieg der Strömungsgeschwindigkeit und damit zu Membranschäden
- Führt zu einem schnellen Verlust der Durchflussleistung (Deckschichtbildung) und einer erschwerten Rekonditionierung.
- Prüfen Sie die Herstellerangabe des Volumenstroms.

## Überdruckschäden

- Druckschläge sind zu vermeiden.
- Die Herstellerangabe des Transmembrandruckes und des Maximaldruckes beachten.
- Den genannten Druckverlust prüfen!
- Druckstabile Multiporemembranen

## Was passiert bei Stagnation der Wasserströmung?

Grundsätzlich baut sich in stagnierenden Wässern ungehemmt eine mikrobiologische Population auf. Die Ausbreitung geschieht in alle Richtungen, auch gegen die Flussrichtung.

## Schutz des Trinkwassersystems

Ein UF-System schützt effektiv gegen Bakterien und Partikel **IN** Flussrichtung. Das primäre Risiko besteht in der mikrobiologischen Besiedlung der ungeschützten Permeatseite der Membranen aus der hauseigenen Installation.

## Lösung

Die Rekontamination aus dem Trinkwassernetz auf die Membranoberfläche wird zuverlässig durch 2 Methoden verhindert.

1. Das zum Patent angemeldete REKO-System schließt bei Stagnation den Hauptvolumenstrom des Mediums und baut eine kontinuierliche oder gepulste Abströmung der Permeatseite auf. Jetzt ankommende Keime werden zuverlässig ausgespült.

# D Trinkwasserhygiene

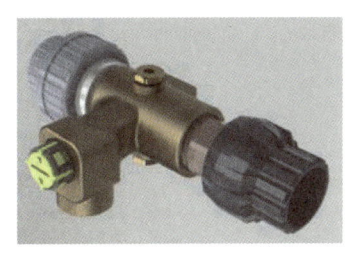

2. Dem VITA.UF-System nachgeschaltete UV-Strahler sichern gegen eine Rekontamination aus dem Trinkwassernetz. Ein weiterer positiver Nebeneffekt: Die UV-Strahler erreichen jetzt maximale Leistung, da durch das vorgeschaltete VITA.UF-System eine Konglomeration und damit die verdeckte Einschleppung pathogener Keime verhindert wird

## Energieeinsparpotentiale

Da die Trinkwasserhygienisierung durch die hohe Vorlauftemperatur von 60°C nur im WW-Kreislauf temporär wirkt und dazu noch partiell, ist das eine reine Energieverschwendung.

Die Berücksichtigung der Installationsrichtlinien zur hygienischen Betriebswiese bei Neubauten und sukzessiver Anpassung der Bestandsbauten zu einem kontrollierten Trinkwassersystem unter strategischer Nutzung der UF-Technologie ermöglicht neben der kontinuierlichen Begrenzung von KBE-Grenzwerten eine Reduzierung der WW-Vorlauftemperatur unter 60°C. Die Warmwassertemperatur kann ohne hygienische Einbußen auf 45-48°C gesenkt werden. Die unmittelbaren Auswirkungen auf die Kosten der Warmwasserbereitung, den Einsatz regenerativer Energie, Wärmeverluste und Installationsmaterialien sind enorm.

Die Absenkung der Systemtemperatur bewirkt:
44% weniger Wärmeverluste
38% weniger Energieaufwand
50% Steigerungspotenzial der Deckungsrate von Solarthermie
34% Steigerung des Nutzungsgrades bei der Wärmepumpentechnologie [1]

Die sich daraus ergebenden Energieeinspareffekte werden verstärkt durch geringere Materialkosten, einer Reduzierung der Kalkausfällungen und des Personaleinsatzes. Mittlerweile haben sich Teilaspekte in der TGA durchsetzen können, wobei dieser Implementierungsprozess andauert.

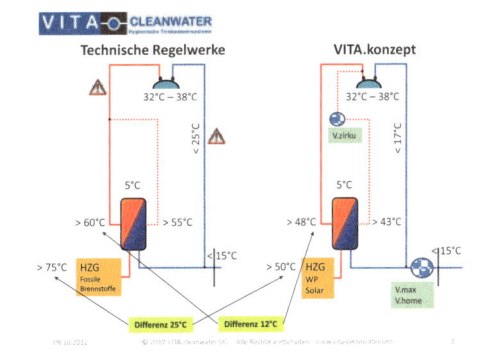

Abbildung 2: VITA.konzept

## Fazit

Die Aktivierung der Energieeinsparpotentiale und hygienische Stabilität durch den Einsatz der Ultrafiltration führt zu einer zügigen Umsetzung in der TGA-Planung.

Die UF-Technologie ist ein effektives Verfahren und ermöglicht eine bisher nicht erreichbare hygienische Reinheit in komplexen Trinkwassersystemen. Die Verantwortung für die sichere Funktionalität liegt in erster Linie beim Hersteller. Die betriebssichere Funktion darf nicht auf den Betreiber oder Installateur in Form von Nachrüstungen der TW-Installation abgewälzt werden. VITA.cleanwater UF-Systeme sind grundsätzlich mit einem Rekontaminationsschutz ausgestattet.

## Literatur

[1] Prof. Dr. Ing. Thomas Juch, Hochschule Bremerhaven, ECO-Energieworkshop 22.06.2011

# SENTINEL 10

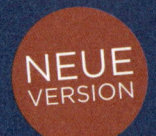

**NEUE VERSION**

## Das kardiologische Datenkommunikationssystem

SENTINEL 10 integriert Berichte der gesamten Bandbreite unserer nichtinvasiven kardiologischen Funktionsdiagnostik: Langzeit-EKG-Überwachung, ambulante BD-Überwachung, 12-Kanal-EKG und EKG-Belastungstests. Für schnelle und sichere diagnostische Entscheidungen.

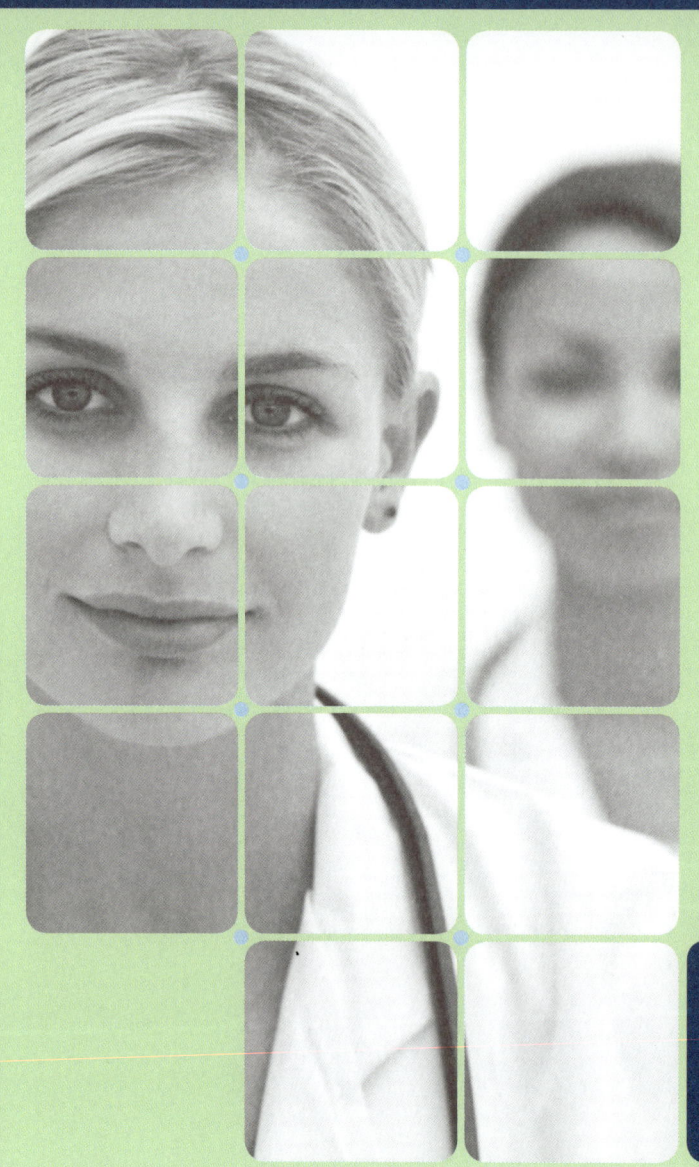

### Ihre Vorteile im Überblick:

**Der Subsystemverkuppler**
- Smartes Befundungssystem aller Modalitäten
- Fremdgeräteanbindung
- HL7/DICOM-Tunnel

**Für Schnittstellenliebhaber**
- HL7
- DICOM
- XDT
- SCP
- XML
- PDF
- Active Directory

**Die Web-Maschine**
- Ortsunabhängige Gerätekonfiguration und Befundung
- Microsoft Technologie (SQL u. IIS)
- Smartphone- und tabletkompatibel
- Bereit zur Virtualisierung
- Remotezugriff über HTTPS

**Nichts verbindet mehr als SENTINEL 10**

Kommen Sie zum **Stand 21** und sehen Sie selbst, wie wir Ihnen dabei helfen können, Ihre Funktionsdiagnostik noch besser zu machen!

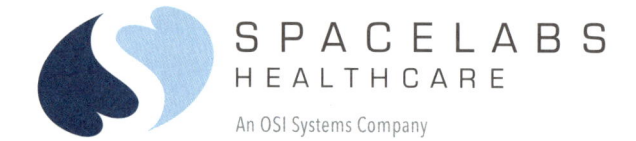

## SPACELABS HEALTHCARE
An OSI Systems Company

**Spacelabs Healthcare GmbH**
Südwestpark 40 | 90449 Nürnberg
Telefon 0911 23421-0 | Fax 0911 23421-127
E-Mail: germany@spacelabs.com
www.spacelabshealthcare.com
Geschäftsführer: Robert Rippl

## Auswahlkriterien für Spül- und Reinigungsverfahren

Angelika Becker

IWW Rheinisch-Westfälisches Institut für Wasser – Beratungs- und Entwicklungsgesellschaft mbH, Mülheim an der Ruhr, Deutschland

*Zusammenfassung*— *Zur Sicherstellung einer einwandfreien Trinkwasserqualität sind bei Planung, Bau, Inbetriebnahme und während des Betriebs der Trinkwasser-Installation mindestens die allgemein anerkannten Regeln der Technik zu berücksichtigen. Hierzu gehören auch vorbeugende Maßnahmen und Vermeidungsstrategien hinsichtlich des Eintrags von Verunreinigungen bei Bau und Inbetriebnahme der Installation. Kommt es dennoch zur Kontamination des Wassers oder von Anlagenteilen, stehen Spülverfahren zur Reinigung zur Verfügung, die die Basis für eine nachfolgende Sanierung der Trinkwasser-Installation zur Wiederherstellung des bestimmungsgemäßen Betriebs darstellen. Voraussetzung für den Erfolg ist eine schadensorientierte Bestandsaufnahme im Vorfeld.*

*Schlagwörter*— *Trinkwasser-Installation, Spülung, Reinigung, Hygiene, Korrosion*

### Einleitung

Die Trinkwasserverordnung verfolgt den Zweck, die menschliche Gesundheit vor nachteiligen Einflüssen, die sich aus Verunreinigungen von Wasser ergeben, zu schützen. Grenzwerte gelten an der Entnahmestelle für Trinkwasser innerhalb der Installation. Damit unterliegt die Einhaltung der Trinkwasserqualität innerhalb der Trinkwasser-Installation ebenfalls dem Geltungsbereich der Trinkwasserverordnung. Einen besonderen Stellenwert haben die mikrobiologisch einwandfreie Trinkwasserqualität und die Vermeidung der Kontamination mit Krankheitserregern.
Als relevante Risikofaktoren für Kontaminationen der Trinkwasser-Installation mit Pseudomonas aeruginosa oder Legionellen können folgende Ursachen angesehen werden

- nicht sachgemäße Planung (Überdimensionierung, lange Stichleitungen),
- mangelhafte, nicht sachgerechte Installation,
- Verwendung ungeeigneter Materialien und Bauteile,
- nicht bestimmungsgemäßer Betrieb (erhöhte Temperatur im Kaltwasserbereich ($\geq$ 25 °C), zu niedrige Temperatur im Warmwassersystemen $\leq$ 55 °C), stagnierendes Wasser in nicht regelmäßig genutzten Leitungsteilen etc.),
- unsachgemäße Inbetriebnahme (z.B. nicht sachgerechte Spülung).

Unter Sanierung werden Maßnahmen zur Wiederherstellung eines hygienisch (mikrobiologisch) einwandfreien Zustands einer Trinkwasser-Installation verstanden. Die Spülung wird als ein Verfahren der Reinigung definiert, das unter Einsatz von Wasser (mit und ohne Zusätze wie Luft, mechanische und chemische Reinigungsmittel) durchgeführt wird.
Anforderungen an die Vorgehensweise bei Spülmaßnahmen in der Trinkwasser-Installation enthalten DIN EN 806-4 [1] und DIN 1988-200 [2], wobei der Schwerpunkt der Normeninhalte auf der sachgemäßen Inbetriebnahme der Installationen liegt. Die praktische Durchführung von Reinigungs- und Desinfektionsmaßnahmen beschreibt das DVGW Arbeitsblatt W 557 [3], das zusätzlich auch Maßnahmen zur Vorbeugung und Verhinderung von Verunreinigungen der Installation sowie Musterprotokolle für die Dokumentation (Spülung und Desinfektion) enthält.

### Grundsätze zur Spülung und Reinigung von Trinkwasser-Installationen

Mit der Reinigung von Trinkwasser-Installationen soll eine Entfernung von chemischen und mikrobiellen Verunreinigungen erzielt werden. Diese Verunreinigungen können im

©2015 Euritim Bildung + Wissen GmbH & Co. KG

Nachgang zu Bau- oder Reparaturmaßnahmen aufgetreten sein, es kann eine mikrobielle Kontamination des Wassers vorliegen (z. B Legionellen, Pseudomonas aeruginosa) oder es können chemische Verunreinigungen auftreten, die als Folge von Korrosionsvorgängen an metallenen Werkstoffen entstanden sind (Partikelbildung, Korrosionsprodukte insbesondere in Verbindung mit alten Installationen aus schmelztauchverzinkten Eisenwerkstoffen).

Ziel ist somit
a) die Gewährleistung der einwandfreien Trinkwasserbeschaffenheit bei der Inbetriebnahme der Trinkwasser-Installation,
b) die Wiederherstellung einer einwandfreien Trinkwasserbeschaffenheit bei Kontaminationen (Wasser, Anlagenteile) in bestehenden Installationen,
c) die Wiederherstellung der hydraulischen Integrität der Rohrleitungen bei signifikantem Inkrustierungsgrad (schmelztauchverzinkte Eisenwerkstoffe nach Abzehrung der Verzinkungsschicht und Korrosion des Grundwerkstoffes)

Bei der Anwendung von Reinigungsmaßnahmen bei in Betrieb befindlichen Installationen ist zu berücksichtigen, dass diese nur die Folgen einer Kontamination oder Verschmutzung des Systems beheben, in der Regel nicht die Ursache der Probleme. Die Nachhaltigkeit des Erfolges einer Spül- bzw. Reinigungsmaßnahme ist somit abhängig von dem begleitenden Sanierungs- und Instandhaltungskonzept. So lassen sich z. B. Trübungsprobleme und Partikelbildung in einer alten Installation aus schmelztauchverzinkten Eisenwerkstoffen unter den üblichen Betriebsbedingungen einer Trinkwasser-Installation mit überwiegend Stagnation des Wassers in der Rohrleitung nicht durch Spülmaßnahmen nachhaltig beheben. Nach einer Reinigung der Installation durch Spülung (z. B. Entfernung loser Partikel zur Vermeidung der Mobilisierung bei Wasserdurchfluss) wäre als Sanierungskonzept die Dosierung eines Korrosionsinhibitors oder der Austausch der kompletten Installation vorzusehen. Die Reinigung der Installation ist somit immer nur ein Bestandteil der Sanierung.

**Spül- und Reinigungsverfahren**

Reinigungsverfahren lassen sich in zwei grundsätzliche Verfahren unterscheiden
a) mechanische Reinigung
b) chemische Reinigung

Zur mechanischen Reinigung gehören das Spülen mit Wasser, mit Wasser/Luft-Gemischen und das Spülen mit Wasser und Hilfsmitteln (z. B. Eis) [3].

Die chemische Reinigung ist auf Sonderfälle beschränkt. Die Chemikalien sind zur Vermeidung von Werkstoffschäden und einer Vermehrung von Mikroorganismen jeweils auf die Werkstoffe bzw. Werkstoffkombinationen und die zu reinigenden Oberflächen anzupassen. Voraussetzung für die Anwendung ist die Kenntnis der Art der zu entfernenden Ablagerungen oder Verunreinigungen die darauf abgestimmte Wirkungsweise der eingesetzten Chemikalien.

Im Folgenden wird ausschließlich auf die mechanischen Spülverfahren eingegangen.

Das einfachste Reinigungsverfahren ist das Spülen mit filtriertem Trinkwasser. Zur Mobilisierung von Verunreinigungen (Partikel, Korrosionsprodukte) sind Fließgeschwindigkeiten von mindestens 2 m/s erforderlich (ggf. ist eine Druckerhöhung notwendig) und das Wasservolumen ist ca. 20mal auszutauschen. [1; 2] Die Fließgeschwindigkeit von 2 m/s ist in der Leitung mit dem größten Durchmesser zu gewährleisten, so dass eine Mindestanzahl von geöffneten Entnahmestellen notwendig ist. Im Gegensatz zum reinen Wasseraustausch (Spülung von wenig genutzten Entnahmestellen, Endsträngen in der Installation zur Vermeidung von zu langer Stagnation des Wasers in der Rohrleitung/Armatur) werden alle Duschköpfe und Strahlregler (Verringerung der Fließgeschwindigkeit) im Vorfeld an den Entnahmestellen entfernt.

Zur Entfernung von Inkrustierungen (z.B. Eisenkorrosionsprodukte in verzinkten Stahlleitungen), Ablagerungen oder Biofilmen ist ein Spülen mit einem Wasser/Luft-Gemisch notwendig, da hierdurch eine erhöhte Reinigungsleistung bei deutlich geringerem Wasserverbrauch erzielt wird [1; 2]. Die Druckstöße werden durch gleichzeitiges, periodisches Öffnen und Schließen der Luft- und Wasserzufuhr erzeugt, wobei

# D Trinkwasserhygiene

der Luftdruck den Betriebsdruck der Trinkwasser-Installation nicht überschreiten darf.
Die notwendige Fließgeschwindigkeit in dem größten Rohrdurchmesser innerhalb des jeweils zu spülenden Abschnittes beträgt bei diesem Verfahren mindestens 0,5 m/s [1].
Eines der Verfahren ist das Impulsspülverfahren. Die Technologie basiert auf einer kontrollierten, impulsartigen Zugabe komprimierter, technisch reiner Luft. Die gezielt gesetzten Luftblöcke wandern im Wechsel mit Wasser durch die Leitung und bewirken aufgrund der turbulenten Vermischungs- und Kavitationswirbel das nachhaltige Ablösen aller mobilisierbaren Ablagerungen [4].
Beim Spülen mit Wasser und mechanischen Hilfsmitteln kann Eis aus Trinkwasser oder inerte Feststoffe eingesetzt werden. Diese dürfen keine Verunreinigungen enthalten; es muss zudem ein vollständiger Austrag aus der Trinkwasser-Installation sichergestellt werden.
Die Spüldauer ist vom eingesetzten Verfahren und dem Austrag von Verunreinigungen abhängig. Eine Erfolgskontrolle kann anhand der Trübung im abfließenden Wasser und/oder in Schaugläsern durchgeführt werden.
Alle Spülmaßnahmen sind zu protokollieren; Musterprotokolle sind in W 557 enthalten [3].

**Auswahlkriterien**

Bei der Auswahl des anzuwendenden Spülverfahrens ist im Vorfeld eine fachgerechte Bestandsaufnahme durchzuführen und das Verfahrensziel zu ermitteln. Die Intensität und die Auswahl des Spülverfahrens richten sich somit nach der eigentlichen Problemlage aus. Je nach Werkstoff sind abhängig vom eingesetzten Spülverfahren weitere Korrosionsschutzmaßnahmen erforderlich.
Bei der Inbetriebnahme von Neuinstallationen und Instandsetzungsarbeiten ist in aller Regel das Spülen mit Wasser zur Entfernung von Verunreinigungen ausreichend. Empfindliche Armaturen und Bauteile sollten zur Vermeidung von Schäden erst nach der Spülung eingebaut werden.
Bei festen Ablagerungen, Inkrustierungen (oft gekoppelt mit deutlicher Querschnittsverengung) und mikrobiellen Kontaminationen ist zur Entfernung ein Spülen mit Wasser/Luft-Gemischen oder der Einsatz des Impulsspülverfahrens notwendig. Auch hier sind empfindliche Bauteile zu entfernen und ggf. manuell zu reinigen. Das gleiche gilt für den Einsatz von Spülen mit Wasser und mechanischen Hilfsmitteln. Bei der Entfernung von Inkrustierungen ist im Falle von schmelztauchverzinkten Eisenwerkstoffen zu berücksichtigen, dass – je nach Intensität der Spülung und der Spüldauer – der wasserseitige Teil der Eisendeckschicht entfernt wurde und somit eine freie Werkstoffoberfläche oder eine entsprechend reaktive Eisendeckschicht vorliegt. Je nach Wasserbeschaffenheit neigen diese Deckschichten zu verstärkter Korrosion mit der Folge des Eintrags von Eisen-Ionen in das Wasser, was das Auftreten von Braunfärbungen und Trübung des Wassers verstärkt. In diesem Fall ist als Sanierungsverfahren eine Inhibitordosierung (Phosphat oder Phosphat-Silikatkombination) vorzusehen.
Nach Reinigungsarbeiten ist der Nachweis einer einwandfreien mikrobiologischen und chemischen Trinkwasserqualität durch entsprechende Probenahmen an repräsentativen Entnahmestellen nachzuweisen. Alle durchgeführten Reinigungs-Maßnahmen in der Trinkwasser-Installation sind umfassend und detailliert zu dokumentieren.

**Literatur**

[1] DIN EN 806-4 Technische Regeln für Installationen innerhalb von Gebäuden für Trinkwasser für den menschlichen Gebrauch. Teil 4: Installation.
[2] DIN 1988-200 Technische Regeln für Trinkwasser-Installationen Teil 200: Installation Typ A (geschlossenes System) – Planung, Bauteile, Apparate, Werkstoffe. Technische Regel des DVGW
[3] DVGW W 557 (A) Reinigung und Desinfektion von Trinkwasser-Installationen. Technische Regel
[4] Hammann, H. G.; Birnbaum, K.: Alte Trinkwasser-Installationen ohne Rostwasser betreiben, ewp Energie-Wasser-Praxis S.12-15, 4/2010

# „Gestatten: FINUG

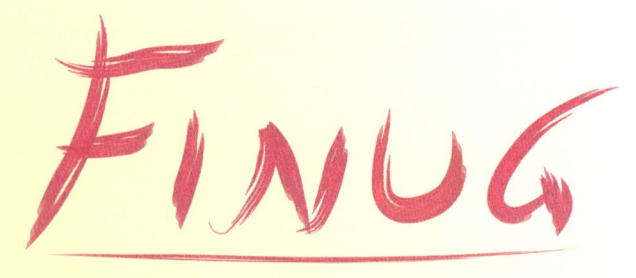

## Ihre neue Ansprechpartnerin in der Umwelt- und Gesundheitswirtschaft."

Kommen Sie zum Wümek und erleben Sie wie vielfältig und interessant Umwelt- und Gesundheitstechnologien sind. Werden Sie Teil eines zukunftorientierten innovativen Netzwerks. Lernen Sie Fachleute, Kollegen und Partner persönlich kennen und profitieren Sie vom Wissensstand aller Akteure.

Wir als Fördergesellschaft haben uns zum Ziel gesetzt Plattformen und Veranstaltungen, welche Kooperationen, den Erfahrungsaustausch, das sich Kennenlernen und die Bildung von Geschäftsbeziehungen von Organisationen, Unternehmen, Fachleuten, Führungskräften aus den Bereichen der Gesundheits- und Umweltwirtschaft dienen und vorwärts bringen, zu unterstützen und zu fördern. Wenn auch Sie sich für diese Ziele einsetzen wollen und im Bereich der Umwelt- und Gesundheitswirtschaft tätig sind setzen Sie sich mit uns in Verbindung und werden Sie Mitglied.

**Wer gemeinsam die Zukunft gestaltet kommt schneller voran!!!**

Fördergesellschaft für interdisziplinäre Netzwerke
in der Umwelt- und Gesundheitswirtschaft e.V.
www.finug.org   sekretariat@finug.org

# Entwicklungen und Innovationen

- Point of Care Testing

- Oberflächenmodifikation von Medizinprodukten

- Kochsalz, das weiße Gift

**Ihr Partner für SIEMENS® MRT**  **Ihr Partner für SIEMENS® CT**

# Ganzheitliches Denken.
## Zwei Unternehmen – eine Service-Philosophie für CT und MRT.

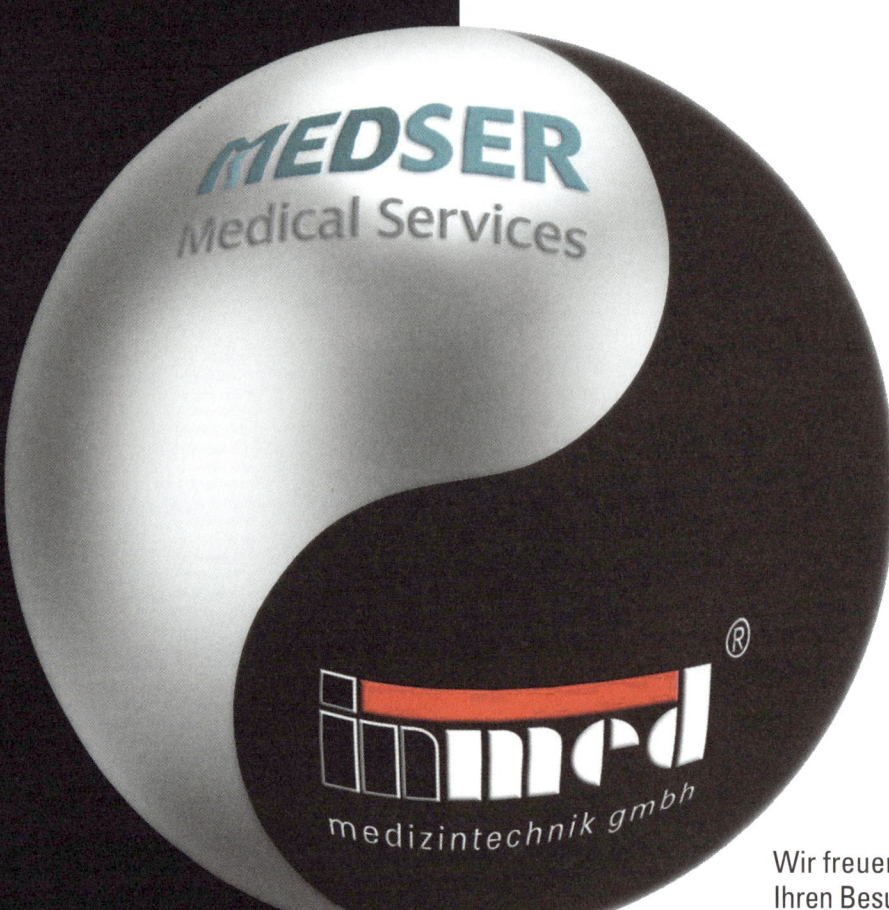

Wir freuen uns auf Ihren Besuch auf unserem Gemeinschaftsstand **Stand 50.**

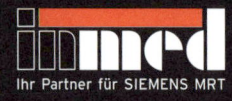

**Inmed Medizintechnik GmbH · 63073 Offenbach/Main**
Tel.: +49 (0) 69 - 83 00 67 90 0 · www.in-med.eu

**MEDSER Medical Services**
MEDSER Medical Services GmbH & Co. KG · 63150 Heusenstamm
Tel.: +49 (0) 61 04 408 84-0 · www.medser.de

# Die nächste Generation des Point-of-Care-Testing – Neue Technologien und Erfolgsfaktoren

Klaus Stefan Drese[1], Ralf Himmelreich[1]

[1]Fraunhofer ICT-IMM, Mainz, Deutschland

*Zusammenfassung*—*Produkte für die patientennahe Diagnostik, auch „Point-of-Care-Testing" genannt, gibt es schon seit über 20 Jahren. Trotzdem ist die Bandbreite der Nutzung immer noch auf eine sehr enge Nische begrenzt. Während im Umfeld des Zentrallabors verstärkt hochentwickelte Automatisationstechnik zum Routineeinsatz kommt, ist die Entwicklung des POCT Marktes immer noch verhalten. Mittlerweile gibt es mannigfaltige Ansätze dies durch die Integration neuster Miniaturisierungsstrategien zu ändern. Der hier vorliegende Beitrag beschreibt diese neuen Technologien, insbesondere im Hinblick auf Aspekte, die im Rahmen einer erfolgreichen Produktentwicklung zu beachten sind.*

*Schlagwörter*—*Point-of-Care-Testing, Mikrofluidik, Produktentwicklung*

## Einleitung, Definition und Klassifikation

Für Point of Care Testing (POCT) findet man in der Literatur viele alternative Namen wie Patientennahe Sofortdiagnostik, Medizinischer Schnelltest, Decentralized-Testing, Near-Patient-Testing, Ancillary-Testing, Satellite-Testing, oder Remote-Testing, welche teilweise auf spezielle Anwendungsfelder wie die Heimanwendung beim „Patient-Self-Management" und „Home-Testing" oder den Einsatz beim niedergelassen Arzt „Physician-Office-Laboratory (POL) testing" eingeschränkt sind. Wie von Luppa und Schlebusch [1] dargestellt ist, gibt es Eigenschaften, die solchen POCT gemein sind:
1) Dezentral nutzbar in Patientennähe
2) Patientenprobe wird direkt im POCT genutzt
3) POCT prozessiert autonom die Probe
4) Einsatzbereite Reagenzien werden genutzt
5) Nur einzelne Proben werden gemessen
6) Bedienung ohne medizintechnische Qualifikation möglich
7) Ergebnisse sind rasch verfügbar
8) Es ist unmittelbar eine Diagnose oder Therapiemaßnahme ableitbar.

In Deutschland ist für die Klassifizierung zudem noch der Begriff der „Unit-Use-Reagenzien" wichtig, da je nachdem, ob die Reagenzien einzelportioniert für die Untersuchung vorliegen oder nicht, die Qualitätssicherung anders durchzuführen ist. Ähnliche Definitionen sind auch in der DIN EN ISO 22870: 2006 Norm „Patientennahe Untersuchung" beschrieben.

Des Weiteren werden POCT nach Einsatzort, Funktion, verwendeter Technologie, Benutzergruppe und Indikation klassifiziert [2].

Die Technologien sind gemäß Luppa und Schlebusch [1] eingeteilt in:
1) Streifentest
2) Einmalgebrauch-Systeme
3) Benchtop-Systeme
4) Geräte zur Koagulationsmessung
5) Systeme für Monitoring
6) Systeme für molekulardynamische Untersuchungen

Hierbei werden eine ganze Reihe von Technologien eingesetzt, insbesondere:
1) Klassische klinische Chemie (Blutgas- und Elektrolytanalytik)
2) Immunologische Technologien wie
   a. Lateral Flow
   b. ELISA
3) Zellanalytik (z. B. CD4/CD8 Zählung)
4) Nukleinsäure-Assays
   a. PCR-basiert
   b. Isotherme Amplifikation
   c. Kombinierte Amplifikations/Hybridisierungs-Assays

Das Feld des POCT hat somit sehr auf ein Anwendungsspektrum fokussierte Definition, welches es insbesondere von der Analytik und Diagnostik im Zentrallabor eines Krankenhauses oder bei niedergelassenen Labors abgrenzt. Trotzdem wird eine sehr große Breite an Anwendungen und Technologien umfasst.

**Technologien**

Wie im Abschnitt Definitionen dargestellt, müssen POCT-Systeme schnell und einfach bedienbar sein. Außerdem sollten Sie beim dezentralen Einsatz auch möglichst wenig Raum in Anspruch nehmen. Betrachtet man die eingesetzten Analysemethoden, so stellt man fest, dass sie quasi ausschließlich nasschemischer Natur sind, d. h. Flüssigkeiten gehandhabt werden müssen. Aus diesem Grund setzten POCT-Systeme sehr häufig die Mikrofluidik als Technologie ein.
Eine Systematisierung der Technologien ist von Mark et al. [3] durchgeführt worden. Sie unterscheiden die Systeme entsprechend Ihres Antriebsmechanismus:
1) Kapillarkräfte
2) Druckgetrieben
3) Zentrifugale Kräfte
4) Elektrokinetische Kräfte
5) Akustische Kräfte

Zu der ersten Kategorie von Systemen gehören insbesondere Lateral-Flow-Streifen sowie die Glukoseteststreifen und eine Reihe von Koagulationssystemen. Der Vorteil hier liegt darin, dass es für die Handhabung der Flüssigkeiten keines Gerätes bedarf und sich somit sehr kostengünstige Systeme realisieren lassen. Dies ist auch der Grund, warum sich in den letzten Jahren das Feld der Paper-based-Microfluidics entwickelt hat. Hier nutzt man aus, dass man mit Hilfe von Drucktechniken Filterpapiere so bearbeiten kann, dass auch komplexere Assays in günstigen Systemen umgesetzt werden können [4]. Meist zeigen sich bei diesem Zugang schnell auch Grenzen auf, da ein sehr präzises Flüssigkeitsmanagement eine hohe Herausforderung darstellt und oft wegen der Variabilität der Proben und Materialien sowie unvermeidbarer Fertigungstoleranzen fast unmöglich ist.
Ein höherer Grad an Kontrolle ist in den zentrifugal und Druck-getriebenen möglich. In solchen Systemen ist es durch den Einsatz von Ventilen, Filtern und ähnlichen aktiven und passiven Elementen möglich fast jedes Laborprotokoll in einem Chipsystem zu übersetzen.
Elektrokinetische und akustische Antriebe fristen neben den beiden vorher genannten Antrieben sowohl in den kommerziellen POCT Produkten als auch in der betreffenden wissenschaftlichen Literatur ein Nischendasein. Der Einsatz von magnetischen Kräften ist über die von Mark et al. aufgeführten Mechanismen auch möglich, wird aber zumeist nur genutzt, um magnetische Partikel zu bewegen. Ein weiterer Antriebsmechanismus, welcher erfolgreich demonstriert wurde, ist die Konvektion [5]. So war es auch möglich eine Polymerase-Kettenreaktion (PCR) mit statischen Temperaturfeldern durchzuführen, ohne dass wie in anderen Zugängen (vgl. z. B. Roche cobas® Liat System) ein Fluidvolumen zwischen mehreren Temperaturfeldern bewegt werden muss.
Neben dem Transport von Flüssigkeiten spielt die Detektion der Analyten eine wesentliche Rolle. Hier sind im Wesentlichen zu nennen:
1) Elektrochemische Techniken
   a. Potentiometrie
   b. Voltametrie
   c. Amperometrie
   d. Impedanzmessung
2) Optische Techniken
   a. Absorption
   b. Fluoreszenz
   c. Chemilumineszenz
3) Mechanische Techniken
   a. Quarzkristall-Mikrowaage
   b. MEMS

In all diesen Fällen liegt entweder eine Oberflächenchemie vor, die Selektivität erzeugt oder es werden Marker eingesetzt [6]. An letzteren werden häufig Moleküle oder Partikel angebunden, welche dann den Nachweis erlauben. Insbesondere bei den Partikeln gibt es getrieben durch die Nanotechnologie viele neue Entwicklungen.
Darüber hinaus kommen nun aber auch neue Messtechniken immer häufiger vor. Hierbei sind insbesondere zu nennen:
1) Magnetische Techniken
2) Optische Resonatoren
3) Optische Spektroskopie
   a. Infrarotspektroskopie
   b. Ramanspektroskopie
   c. Fluoreszenzspektroskopie
4) Miniaturisierte Massenspektrometrie

# D Entwicklungen und Innovationen

5) Kernspinresonanzspektroskopie (NMR)

Während die ersten beiden durch die Entwicklungen das Spektrum der Techniken in der ersten Sensorikliste erweitern, so stellen sowohl die optische Spektroskopie, die Massenspektrometrie und die Kernspinresonanzspektroskopie einen neuen Zugang dar. Die letzteren Techniken erlauben es ohne Marker direkt die Probe zu charakterisieren. Oft kommen hierbei auch die Chemometrie [7] und verwandte Techniken zum Einsatz.

Der letzte große Technologieblock, welcher erwähnt werden muss, behandelt die Fertigungstechnik.

Hier sind als erstes Strukturierungstechniken für Polymere wie Spritzguss, Heißprägen, Tiefprägetechniken im „Rolle zu Rolle" Verfahren und Abgusstechniken genauso wie Drucktechniken zu nennen. Im Fall von Glas und Silizium sind Ätztechniken relevant. Häufig sind dann die Oberflächen zu modifizieren, wo neben nasschemischen Verfahren insbesondere Plasma und auch Drucktechniken relevant sind. Letztere werden gezielt verwendet, um auch Biomoleküle ortsaufgelöst zu immobilisieren. Teilweise werden hierfür aber auch andere Methoden, welche der Lithographie angelehnt sind, eingesetzt. Nach der Fertigung der Halbfertigteile schließt sich wohl einer der kritischsten Schritte an, nämlich der Zusammenbau und das Verschließen der strukturierten Substrate [8]. In diesem Zuge werden Filter oder Sensoren aus anderen als dem Grundmaterial bestehenden Material integriert. Für diesen Schritt ist wiederum eine hohe Technologiebreite vorhanden, welche von Kleben, Laserschweißen, Ultraschallschweißen bis zum Heißsiegeln reichen. Abgerundet werden diese Fertigungstechniken durch direkte Bearbeitungsmethoden wie Fräsen, Laserstrukturieren und neuerdings auch dem 3D-Druck.

Betrachtet man all diese und auch die anderen hier nicht erwähnten Technologiefelder, so stellt man fest, dass es hier eine extrem hohe Breite an Technologien gibt, die sich stetig rasant weiter entwickeln. So zeigte im Fall der Mikrofluidik Yetisen et al. [9] auf, dass man quasi ein exponentielles Wachstum an wissenschaftlichen Publikationen und Patenten hat. Bei dieser Vielfalt an Technologie stellt sich nun die Frage, warum POCT nicht eine höhere Verbreitung haben.

## Markt und andere Rahmenbedingungen

Schaut man sich das Marktvolumen für POCT an, so reichen Angaben für 2011/2012 von fünf bis zehn Milliarden US Dollar mit einem Wachstum von über sieben Prozent [10-12]. Curtis et al. [13] zeigten aber auch auf, dass die Entwicklung von POCT-Systemen fünf bis fünfzehn Jahren dauert und fünf bis über achtzig Millionen US Dollar bedarf. Wie es unter anderem Eicher und Merten [14] darstellen, werden diese Entwicklungen erschwert, da es zwar Normen und Standards im POCT-Umfeld gibt (vgl. VDE-Normungs-Roadmap [15]), aber auch wesentliche Technologien wie die Mikrofluidik und die dabei involvierten Fertigungstechnologien keinerlei Standards haben. Andere Hemmnisse kommen durch den regulierten Charakter des Feldes zustande (vgl. VDE-Studie „Identifizierung von Innovationshürden in der Medizintechnik" [16]), diese Regulierungen betreffen Aspekte der Zulassung genauso wie der späteren Abrechenbarkeit bei Anwendung solcher Produkte durch die Arztpraxis oder das niedergelassene Labor.

Ein wesentlicher Punkt ist aber ist auch, dass eine Analyse, welche mit einem POCT durchgeführt wird in aller Regel teurerer ist, als eine vergleichbare Analyse in einem Zentrallabor. Außerdem entziehen sich POCT-Produkte häufig auch der Economy of Scales um Kosten zu senken wie es Larson et al. [17] darstellen. Darüber hinaus haben POCT-Systeme in Ringversuchen und im direkten Vergleich mit Referenztests im klinischen Labor bei machen diagnostischen Fragestellung nicht besonders überzeugend abgeschnitten. Viele behandelnde Ärzte haben daher Vorbehalte gegenüber dem Einsatz von POCT-Systemen. Aus diesen verschieden Gründen stellt sich die Frage, welche wichtigen Faktoren sind zu beachten, um erfolgreich POCT-Systeme voran zu bringen.

## Innovationsstrategie

Wie sich schon aus der Definition von POCT ableiten lässt, ist es einer der Schlüsselfaktoren von POCT, dass die Analytik zu einer direkten therapeutischen Konsequenz oder Diagnostik führen muss. Ein zweiter zentraler Punkt ist, dass diese Ergebnisse nicht ausreichend schnell durch ein Zentrallabor bereitgestellt werden können. Hierbei sind zwei Aspekte zu berücksichtigen, zum einen die Geschwindigkeit der Logistik und des Zentrallabors und zum anderen die Dringlichkeit des Ergebnisses. Dies führt dazu, dass in unterschiedlichen Ländern unterschiedliche POCT-Systeme Sinn machen. Andere Faktoren, die eine Rolle spielen können und welche hier aber nicht weiter betrachtet werden, sind Größe, Lagerfähigkeit, Robustheit, Zuverlässigkeit, Benutzerfreundlichkeit, Hygieneeigenschaften, Konnektivität, Qualität der Ergebnisse, Wärme- und Geräuschentwicklung. Da es Produkte gibt, die alle oder viele Punkte hiervon erfolgreich bearbeitet haben, stellt sich die Frage, warum nicht mehr POCT- Systeme und die vorhandenen im stärkeren Maße im Einsatz sind.

Betrachtet man die am Markt vorhandenen POCT-Systeme und hier insbesondere die Produkte, welche Nukleinsäure-Analytik durchführen, so stellt man fest, dass die meisten von ihnen in der Herstellung sehr aufwendig sind. Gute Beispiele hierfür sind Produkte von Cepheid und Curetis, die auch zeigen, dass die Technologien vorhanden sind, auch komplexe POCT-Systeme an den Markt zu bringen. Ein weiteres Beispiel für ein solches komplexes System stellt das von Ritzi-Lehnert et al. [18] entwickelte (Abb. 1) dar.

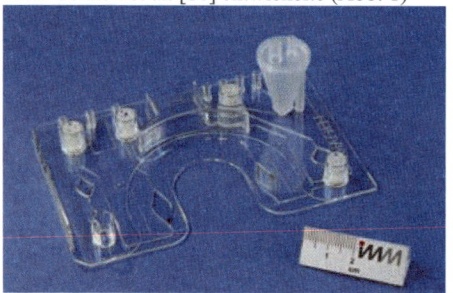

Abbildung 1: POCT-Chip zur Analyse von respiratorischen Viren aus nasopharyngalen Proben

System da, welches in der Lage ist in kürzer Zeit als im Labor analytische Ergebnisse mit Laborqualität zu liefern.

Eine genauere Analyse zeigt aber, dass diese komplexen Systeme auch meist in der Fertigung sehr aufwendig und damit teuer sind.

Ein Ausweg hieraus besteht darin, dass man statt der Umsetzung des klassischen Laborprotokolls, welches aus Probenaufgabe, Lyse, Nukleinsäureaufreinigung, Amplifikation und Detektion besteht drastisch zu vereinfachen. Geht man direkt von der Probenaufgabe in die Probenextraktion und kombiniert die Amplifikation mit der Detektion, so hat man zum einen das Protokoll und damit die Anzahl der eingesetzten Chemikalien reduziert, zum anderen ist aber auch der Chip wesentlich einfacher. Abbildung 2 zeigt gut, dass man durch ein solches Vorgehen die Anzahl an Bauteilen deutlich reduzieren kann. Was sich zum einen auf den Chip, aber auch in gleichem Maße auf das Gerät auswirkt. So ist es möglich Systeme aufzusetzen, welche wegen ihrer reduzierten Komplexität kompakter und aber auch günstiger in der Herstellung sind.

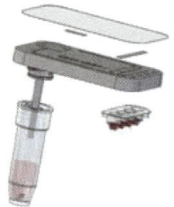

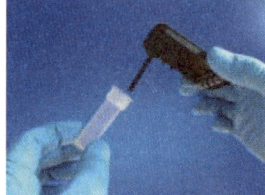

Abbildung 2: POCT-Chip zur Analyse nasaler oder vaginaler Abstrichproben

Vergegenwärtigt man sich, dass an vielen Stellen der Einsatz von Diagnostika kostengetrieben ist, so kommt diesem Schlüsselansatz die Kostenreduktion in den Mittelpunkt der Entwicklung von POCT-Systemen eine besondere Bedeutung zu. Ein wesentlicher Schritt zu innovativen Produkten wird also darin bestehen, dass alle Elemente eines POCT-Produktes auf ihr notwendiges reduziert werden, dass man die Komplexität reduziert, welche in vielen wissenschaftlichen Publikationen zu finden ist und so zu niedrigeren Kosten, einer höheren Robustheit und auch Bedienerfreundlichkeit kommt. Ein weiterer Faktor wird darin bestehen, die Fertigungsaspekte schon zu Anfang einer Entwicklung mit einzubeziehen.

# D Entwicklungen und Innovationen

Zusammenfassend ist festzustellen, dass eine Vielzahl von Technologien für POCT zur Verfügung steht. Zentraler Ausgangspunkt für jedes POCT ist die klinische Fragestellung des Nutzers und seine Anforderungen an die Performanz. Daraus leiten sich dann die geeignete diagnostischen Ziele / Zielmoleküle, so wie die dazu gehörigen Marker (sofern gebraucht) ab. Dieses wohldefinierte Ziel für die (bio-) chemische Analytik ist dann der Ausgangspunkt für die Auswahl der geeigneten Technologien aus dem großen Pool an Möglichkeiten, welche zur Realisierung von POCT-Systemen zur Verfügung stehen. Schließlich ist es wichtig festzustellen, dass POCT-Produkte in aller Regel verschiedene Disziplinen verbindende Systeme darstellen. Solche Systeme verlangen, dass im Design alle Aspekte von der Biologie über die Elektronik und Software bis hin zur Fertigung von Anfang an mit einbezogen werden. Werden die oben skizzierten Grundsätze in der Entwicklung konsequent verfolgt, so ist es möglich innovative Produkte zu entwickeln, die auch kostenmäßig kompetitiv sind.

## Danksagungen

Teile der vorgestellten Arbeiten sind durch das BMBF gefördert worden.

## Literatur

[1] P.B. Luppa, H. Schlebusch: POCT - Patientennahe Labordiagnostik, Berlin: Springer, 2012
[2] The College of American Pathologists, Point of Care Testing Toolkit, http://www.cap.org/apps/docs/committees/pointofcare/poct_tool_kit.pdf
[3] D. Mark, S. Haeberle, G. Roth, F. von Stetten, R. Zengerle: Microfluidic lab-on-a-chip platforms: requirements, characteristics and applications, Chem. Soc. Rev. Ausg. 39, S. 1153-1182, 2010
[4] A.K. Yetisen, M.S. Akram, C.R. Lowe: Paper-based microfluidic point-of-care diagnostic devices, Lab Chip, Ausg. 13, S. 2210-2251, 2013
[5] M. Krishnan, V.M. Ugaz, M.A. Burns: PCR in a Rayleigh-Benard convection cell, Science, Ausg. 298, S. 793. 2002
[6] V. Gubala, L.F. Harris, A.J. Ricco, M.X. Tan, D.E. Williams: Point of Care Diagnostics: Status and Future, Anal. Chem., Ausg. 84, S. 487-515, 2011
[7] M. Jalali-Heravi, M. Arrastia, F.A. Gomez: How can chemometrics improve microfluidic reseach?, Anal. Chem., 2015
[8] Y. Temiz, R.D. Lovchik, G.V. Kaigala, E. Delamarche: Lab-on-a-chip devices: How to close and plug the lab?, Microelectonic Engineering, Ausg. 132, S. 156-175, 2015
[9] A.K. Yetisen, L.R. Volpatti: Patent protection and licensing in microfluidics, Lab Chip, , Ausg. 14, S. 2217- 2225, 2014
[10] TriMark (2013): Point of Care Diagnostic Testing World Markets. TriMark, 2013
[11] Yole Développement (2013): Point of Care Testing: Applications of Microfluidic Technologies 2012. Yole Développement, 2012
[12] Frost & Sullivan (2013): Global Point-of-Care Testing Market. Frost & Sullivan, 2013
[13] C.D. Chin, V. Linder, S.K. Sia: Commercialization of microfluidic point-of-care diagnostic devices, Lab Chip, ,Ausg. 12, S. 2118-2134, 2012
[14] D. Eicher, C.A. Merten, Microfluidic devices for diagnostic applications, Expert Rev. Mol. Diagn., Ausg. 11, S. 505-519, 2011
[15] VDE, DGBMT, Deutsche Normungs-Roadmap "Mobile Diagnostiksysteme", https://www.vde.com/DE/FG/DGBMT/ARBEITSGEBIETE/PROJEKTE/MOBINOSTIK/ARBEITSPAKETE_VDE/Seiten/Roadmap-Mobile-Diagnostiksysteme.aspx, Frankfurt, 2014
[16] C. Schlötelburg, C. Weiß, P. Hahn, Studie zur Identifikation von Innovationshürden in der Medizintechnik, Studie zur Identifikation von Innovationshürden in der Medizintechnik http://www.vde.com/DE/FG/DGBMT/ARBEITSARBEITS/PROJEKTE/Seiten/Huerdenstudie.aspx, Frankfurt, 2008
[17] B. Larson, K. Schnippel, B. Ndibongo, L. Long, M.P. Fox, S. Rosen, How to Estimate the Cost of Point-of-Care CD4 Testing in Program Settings: An Example Using the Alere Pima™ Analyzer in South Africa, PLoS ONE, Ausg. 7, e35444, 2012
[18] M. Ritzi-Lehnert, R. Himmelreich, H. Attig, J. Claußen, R. Dahlke, G. Großhauser, E. Holzer, M. Jeziorski, E. Schaeffer, A. Wende, S. Werner, J. O. Wiborg, I. Wick, K. S. Drese, T. Rothmann, On-chip analysis of respiratory viruses from nasopharyngeal samples, Biomedical Devices, Ausg. 13, S. 819-827, 2011

©2015 Euritim Bildung + Wissen GmbH & Co. KG

## CEOSIL – DAS ANTIMIKROBIELLE SILICON

Die Gefahr von Keimen belastet unseren Alltag verstärkt. Egal ob in Krankenhäusern, Pflegeheimen oder Arztpraxen, im Bereich der Lebensmittel, im öffentlichen oder privaten Umfeld: Die besondere Problematik der Verkeimung nimmt eine zunehmende Bedeutung für unsere Gesundheit ein.

Denn diese Keime bzw. Bakterien werden auf die einfachste Art und Weise übertragen, nämlich durch unsere Hände. Jede Türklinke, die wir betätigen, jede Oberfläche, die wir berühren, jeder Händedruck birgt das Risiko einer Übertragung von Keimen und Bakterien mit möglicherweise verheerenden Folgen.

Wie kann dieses Risiko reduziert werden? Da steht natürlich zuerst die gründliche und konsequente Handreinigung. Aber – Hand aufs Herz – das Verbesserungspotenzial in Sachen Hygiene ist noch bei Weitem nicht ausgeschöpft. Wenn es aber eine Oberfläche gäbe, die effektiv und nachhaltig antimikrobiell wirkt, einem Wachstum von Keimen ohne Wenn und Aber entgegenwirkt und letztlich die Keime sogar abtötet, dann kann die Gefahr einer Verkeimung und deren Verbreitung signifikant reduziert werden.

Rüsten Sie geeignete Oberflächen wie Türklinken, Haltegriffe oder andere Kontaktstellen mit **CEOSIL**, dem antimikrobiellen Silicon aus dem Hause BIW, aus und Sie haben genau den gewünschten Effekt gegen das Verkeimungsrisiko.

**Was ist CEOSIL? CEOSIL** ist eine Mischungsentwicklung des BIW-Technologiezentrums auf Basis eines hochtemperaturvernetzenden Silicons (HTV). Das Silicon mit seinen sehr guten flexiblen Materialeigenschaften wird unter Zugabe qualifizierter Zusätze zu einem antimikrobiellen Silicon veredelt. Diese Zusätze sind nicht wie bisher üblich auf Silberionenbasis hergestellt und führen deshalb zu einer höchst effektiven und nachhaltigen Wirkungsweise. Das Institut Hohenstein hat u.a. den Nachweis erbracht, dass **CEOSIL** sowohl den Bakterienstamm Staphylococcus Aureus (MRSA) als auch Pseudomonas innerhalb von 24 Stunden von KbE > 400 auf KbE < 3 reduziert (KbE = koloniebildende Einheit).

Wo kann **CEOSIL** mit seinen keimreduzierenden bzw. bakterienabtötenden Eigenschaften sinnvoll eingesetzt werden?

- Türgriffe erhalten einen **CEOSIL**-Schlauch als Überzug
- Tür-, Fenster- und Lüftungsdichtungen können aus **CEOSIL** gefertigt werden
- Schlauchleitungen in der Wasserzuführung (Sanitär)
- Formteilabdichtungen (derzeit in der Entwicklung) in Wassermischbatterien werden in **CEOSIL**-Qualität erstellt
- Dichtungen und Leitungen in Abwassersystemen werden mit **CEOSIL** antimikrobiell ausgerüstet
- Hebel, Griffe, Halterungen und sonstige Kontaktstellen werden mit **CEOSIL** umspritzt (derzeit in der Entwicklung)
- und noch vieles mehr

**Sie wollen mehr erfahren?**
Sprechen Sie uns an, und wir beraten Sie gerne.

**+49 (23 33) 83 08-0**

**BIW Isolierstoffe GmbH /** Pregelstraße 2–5 / 58256 Ennepetal
Tel.: +49 (23 33) 83 08-0 / info@biw.de / www.biw.de

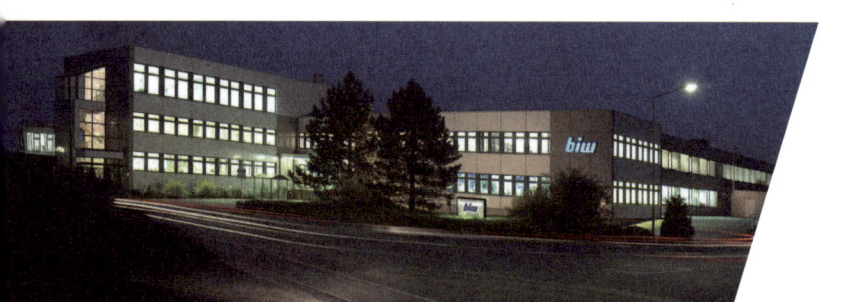

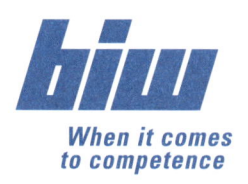

**biw**
When it comes to competence

# D Entwicklungen und Innovationen

## Oberflächenmodifikation von Medizinprodukten

C. Oehr[1], M. Müller[1]

[1]Fraunhofer-Institut für Grenzflächen- und Bioverfahrenstechnik IGB, Stuttgart

*Zusammenfassung*— Für die Wechselwirkung und den erfolgreichen Einsatz von Materialien im Körperkontakt ist deren Oberfläche von entscheidender Bedeutung. Dabei sind die Anforderungen sehr unterschiedlich, je nachdem, ob die Oberfläche mit biologisch wirksamen Molekülen ausgerüstet werden soll, ob die Grenzflächenenergie angehoben oder gesenkt werden muss, Zellen sie besiedeln oder nicht besiedeln sollen. In diesem Beitrag werden Beispiele für verschiedene Anwendungsgebiete vorgestellt und dazu auch die eingesetzten Modifizierungsverfahren erläutert. Schwerpunkt bilden plasma-basierte Verfahren, die für die jeweilige Anwendung mit konkurrierenden Verfahren verglichen werden.

*Schlagwörter*— Biokompatibilität, Plasmaverfahren, Benetzung

## Einleitung

In der Medizintechnik werden neben Metallen und keramischen Werkstoffen zunehmend Kunststoffe eingesetzt. Diese haben seit der Mitte des vorigen Jahrhunderts einen Siegeszug in allen Bereichen unseres Lebens angetreten und andere Materialien in vielen Anwendungen bereits verdrängt. Ihr Vorteil ist, dass sie einfacher als andere Werkstoffe verarbeitet werden und in komplexe Geometrien geformt werden können. Außerdem sind sie leicht, oft chemisch sehr stabil und meist kostengünstig. Die mengenmäßig größten Anteile der Kunststoffproduktion gehen in die Bereiche Bau (25%), Verpackung (32%), Automobil- (9%) und Elektronikindustrie (7,5%). Die beiden letztgenannten Bereiche stellen höhere Anforderungen an die Materialien und sind bis jetzt die Treiber in der Entwicklung der Kunststoffe. Mengenmäßig wird ein deutlich geringerer Anteil in der Medizintechnik eingesetzt. Der Anteil betrug 2013 weltweit 4,9 Mio. Tonnen entsprechend 1,6% der Weltproduktion an polymeren Werkstoffen. Für die Medizintechnik bedeutet das aber, dass inzwischen mehr als 50% der eingesetzten Materialien Kunststoffe sind. Dies betrifft sowohl die Verpackungen in der Medizintechnik wie auch die medizintechnischen Produkte.

## Kunststoffe in der Medizintechnik

Wie in allen Branchen wird auch in der Medizintechnik die Materialwahl in hohem Maße durch den Preis bestimmt. Das heißt, dass unter Berücksichtigung der Verarbeitbarkeit, Sterilisierbarkeit und den geforderten mechanischen Eigenschaften des Endproduktes, die preisgünstigsten Materialien bevorzugt verwendet werden und man spezielle Eigenschaften durch eine entsprechende Oberflächenbehandlung nachträglich zu erreichen versucht. Somit stehen Polyethylen, Polypropylen, Polystyrol, Polyvinylchlorid (PVC) und Polyester als Standardkunststoffe ganz vorne in der Rangliste der eingesetzten Polymere. In den Fällen, in denen mit einer entsprechenden Oberflächenbehandlung das gewünschte Anforderungsprofil wie zum Beispiel thermische Stabilität oder optische Transparenz nicht erreicht werden kann, finden auch teurere Kunststoffe aus dem Bereich der technischen Kunststoffe (Polycarbonat (PC), Polyethersulfon usw.) und sogar die deutlich teureren Hochleistungskunststoffe (Polytetrafluorethylen, Cyclo-olefin-Copolymere usw.) ihren, wenn auch mengenmäßig beschränkten Einsatz. Betrachtet man nun alle bisher genannten Kunststoffe hinsichtlich ihrer Oberflächeneigenschaften, so ist festzustellen, dass sie abgesehen von Polyester, PC und dem mit Additiven versehenen PVC relativ schlecht benetzbar sind [1]. Diese Eigenschaft bereitet sowohl in der technischen Weiterverarbeitung (Bedrucken, Verkleben, Beschichten usw.) wie auch in der medizintechnischen Anwendung im Kontakt mit biologischen Systemen Probleme. Beim PVC und bei Polyethersulfon löst man das Problem durch Zugabe von Additiven, die aber wiederum Fragen der Frei-

©2015 Euritim Bildung + Wissen GmbH & Co. KG

setzung, beispielsweise im Kontakt mit den Körperflüssigkeiten, aufwerfen können. In den Fällen, in denen eine Zugabe von Additiven zur Verbesserung der Benetzbarkeit nicht sinnvoll ist, weil beispielsweise die Verarbeitbarkeit oder die mechanischen Eigenschaften beeinträchtigt werden, kommen verschiedene Oberflächenbearbeitungstechniken zum Einsatz.

## Oberflächenmodifikation

Prinzipiell steht eine Vielzahl von Bearbeitungstechniken zur Verfügung, die in unterschiedlichem Umfang in der Medizintechnik Anwendung finden. Die Methoden kann man zunächst danach unterscheiden, ob sie im flüssigen Medium durchgeführt werden, oder ob sie aus der Gasphase erfolgen. Im letzteren Fall ist wiederum zu unterscheiden, ob bei Atmosphärendruck oder ob bei Niederdruck gearbeitet wird. Die wesentlichen in der Medizintechnik eingesetzten Verfahren sind in nachfolgender Übersicht mit einer Beispielanwendung zusammengestellt (Tabelle 1). Eine weitere Unterscheidung kann danach vorgenommen werden, ob an den Oberflächen in Summe nur chemische Funktionen, die die Benetzbarkeit erhöhen erzeugt werden, ob einheitlich spezifische Funktionen für die Anbindung spezieller Biomoleküle generiert werden, oder ob Schichten abgeschieden werden.

Tabelle 1: Techniken zur chemischen Bearbeitung von Kunststoffoberflächen

| Verfahren | Beispielanwendung |
|---|---|
| *Aus der Gasphase* | |
| Coronabehandlung | Hydrophilierung |
| Sputtern | Metallische und oxidische Schichten, Titanisierung von Oberflächen |
| Plasmapolymerisation (PECVD) | Dünne Schichte mit einheitlichen Funktionen; Schutzschichten, Barrieren |
| γ-Bestrahlung, Elektronenstrahlen | Vernetzung, Sterilisation |
| UV-Bestrahlung | Pfropfen |
| Ozonisation | Aktivierung zum Pfropfen |
| Chemical Vapor Deposition (CVD) | Parylen®-Beschichtung als biokompatible Barriere und zur Gleitreibungsminderung |
| *Aus flüssiger Phase* | |
| Stromlose Abscheidung | Metallisierung |
| Silanisierung | Anbindung an Metalle |
| Tauch- und Sprüh-Verfahren | Gleitschichten; Drug Release Schichten |
| Drucktechniken | Strukturierte Schichten |

Insgesamt ist festzustellen, dass die Verfahren aus der flüssigen Phase für den Auftrag von Beschichtungen und die Anbindung spezifischer Biomoleküle eingesetzt werden, während eine Behandlung der Kunststoffe zum Zweck der Verbesserung der Benetzbarkeit überwiegend mit Gasphasenprozessen vorgenommen wird. Der Grund liegt darin, dass zur Verbesserung der Benetzbarkeit die Kunststoffoberflächen mit Sauerstofffunktionen versehen werden, das heißt oxidiert werden müssen. Dazu erforderliche stark oxidierende flüssige Medien sind chemisch aggressiv und dementsprechend, wie beispielsweise Chromschwefelsäure, im Umgang und in der Entsorgung stark reglementiert. Deshalb wird für die Benetzungsverbesserung von Kunststofen kaum noch aus der flüssigen Phase gearbeitet, sondern eine Aktivierung aus der Gasphase zumindest vorgeschaltet.

## Varianten der Modifikation

Für die Benetzungsverbesserung von Kunststoffen, häufig auch als Aktivierung bezeichnet, werden an der Oberfläche chemische Bindungen gebrochen und diese dann entweder mit Molekülen, die die gewünschte Grenzflächenenergie erzeugen neu verknüpft (Pfropfen), oder man

# D Entwicklungen und Innovationen

lässt die aufgebrochenen Bindungen (Radikalstellen) im Prozess mit reaktiven Sauerstoffspezies, beziehungsweise nach dem Prozess mit dem Luftsauerstoff reagieren und leitet so eine Oxidation ein.

Da jede Reaktion mit Sauerstoff zu einer Anhebung der freien Oberflächenenergie führt, wird häufig auf eine chemisch genau definierte Ausrüstung als Ergebnis einer Behandlung weniger Wert gelegt. Ein typisches Beispiel ist die Vorbehandlung zur Lackierung, zum Bedrucken oder zur Verklebung. Hier finden sich vier verschiedene Verfahren im Einsatz: das Beflammen, die Coronabehandlung, Atmosphärendruckplasmen und Niederdruckplasmen. Da in dieser Reihenfolge die Investitionskosten steigen, versucht man, die Prozesse in umgekehrter Reihenfolge zu optimieren. In allen vier Fällen kann man von Plasmen sprechen, da teilionisierte Gase eingesetzt werden.

Beim Beflammen führt man die Kunststoffgegenstände an einer Flamme in entsprechendem Abstand und mit optimierter Geschwindigkeit vorbei, so dass die Gegenstände nicht beschädigt werden, an der Oberfläche aber Sauerstofffunktionen erzeugt werden. Eine typische Anwendung ist die Stossfängeraktivierung vor der Lackierung für die Automobilindustrie. Mit Coronaentladungen kann man aufgrund der Geometrie der Coronaquellen am besten flächige Materialien bearbeiten. Daher werden Coronaanlagen seit vielen Jahrzehnten zur Bearbeitung von Folienbahnen verwendet. Hier geht es oft um die Verbesserung der Bedruck- und Verklebbarkeit. Bei den Coronaentladungen handelt es sich um sogenannte filamentierte Entladungen. Das heißt, bei genauer Betrachtung wird das behandelte Substrat von vielen kleinen, wenige mikrometerstarken Teilentladungen getroffen. Bei den Atmosphärendruckplasmen wird angestrebt, diese filamentierten Entladungen zu vermeiden, was durch Quellenaufbau und Gasmischung auch erreicht werden kann. Ähnlich wie beim Beflammen ist hier allerdings auch die Ausdehnung auf großflächige Gegenstände das Problem. Mit Atmosphärenplasmen lassen sich somit besonders gut örtlich begrenzte Aktivierungen durchführen, also Strukturen erzeugen.

Um den Effekt der Aktivierung zu erreichen ist die Verwendung von Niederdruckplasmen auf den ersten Blick eigentlich zu teuer. Dass sie trotzdem eingesetzt werden, hat seine Ursache darin, dass bei sehr großen Stückzahlen die Investitionskosten weniger zu Buche schlagen als die laufenden Kosten, und letztere sind vergleichsweise niedrig. So werden Preisvorteile erreicht, wenn mehrere Millionen Kontaktlinsen pro Jahr auf den Tragekomfort hin optimiert werden müssen. Bei Stückgut mit komplizierten Geometrien, insbesondere, wenn dieses in einem Trommelverfahren als Schüttgut behandelt werden kann, kann auch eine gleichmäßige und kostengünstige Bearbeitung erreicht werden. Allerdings gibt es auch viele kleinere Objekte, die nicht im Trommelverfahren bearbeitet werden können, weil entweder nicht eine gleichförmige Schichtqualität erreicht wird, oder die vorhandene Oberfläche mechanisch zu empfindlich ist. Beispiele sind *Stents* (Abbildung 1) und Kontaktlinsen.

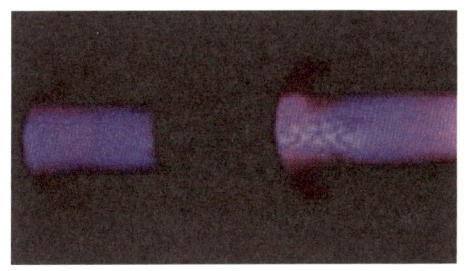

Abbildung 1: Coronarstent während einer Plasmabehandlung

## Beschichtungen und spezifische Oberflächenmodifikationen

Bisher sind nur Verfahrensvarianten angesprochen, bei denen an der Oberfläche Bindungen gebrochen werden und damit eine Oxidation eingeleitet wird. Ist für die Anwendung eine definierte Oberflächenausrüstung notwendig, so muss man zu Beschichtungen aus der flüssigen Phase oder der Gasphase übergehen. Da Gasphasenverfahren zunehmend an Bedeutung gewinnen, werden sie nachfolgend intensiver diskutiert.

Bei den beschichtenden Plasmaverfahren werden zunächst Bindungen an der Materialoberfläche gebrochen. Die entstandenen Radikalstellen dienen dann zur Anbindung einer Schicht mit den gewünschten Eigenschaften. Diese Verfahrensvariante ist der zuvor beschriebenen Aktivierung insofern überlegen, als die Zusammensetzung der neuen Oberfläche besser kontrolliert ist. Das wird dadurch erreicht, dass abgestimmte Ausgangsverbindungen verwendet werden und die Gaszusammensetzung an der Materialoberfläche während der Durchführung kontrolliert wird. Im Prinzip lassen sich mit allen vier genannten Plasmavarianten (Beflammung, Corona, Atmosphärendruck- und Niederdruckplasmen) Beschichtungen realisieren. Allerdings ist die Schichtqualität doch unterschiedlich. In allen Fällen werden reaktive Teilchen erzeugt. In den ersten drei Varianten arbeitet man bei Normaldruck. Die reaktiven Teilchen haben unter diesen Bedingungen eine freie Weglänge von einigen 10 Nanometern, das heißt bei ihrem Weg aus der Entladung auf die zu beschichtende Oberfläche erfahren sie eine Vielzahl von Stößen mit anderen reaktiven Teilchen, was zu Teilchenwachstum und schließlich zur Staubbildung führen kann (homogene Reaktion). Dem kann man begegnen, indem man die Zahl der Teilchen, die untereinander zu Aggregation fähig sind, vermindert, also bei niedrigen Konzentrationen von reaktiven Stoffen in Inertgasen arbeitet, so dass eine Reaktion erst an der zu beschichtenden Oberfläche wahrscheinlich wird (heterogene Reaktion). In einigen Fällen, zum Beispiel bei der Beschichtung von Implantaten im Knochenbereich durch sogenanntes *plasma spraying* ist die Abscheidung größerer Aggregate, die erst auf der Oberfläche teilweise verschmelzen, gewünscht und führt zu einer porösen, von den Knochenzellen zu besiedelnden Struktur. In den meisten Anwendungen ist allerdings eine geschlossene Struktur gefragt.

Neben der Kontrolle der chemischen Zusammensetzung spielt im medizintechnischen Bereich auch die Partikelbelastung eine Rolle. Hier sind drei Kategorien von Partikeln zu beachten. Erstens Partikel organischer und auch anorganischer Natur, die in der Umgebungsluft stets vorhanden sind; zweitens Mikroben und deren Sporen und drittens Partikel, die im Prozess erst erzeugt werden. Die Anzahl der Partikel aus der Umgebungsluft wird durch Arbeiten in Reinräumen oder in Räumen mit zumindest reduzierter Partikelkonzentration reguliert. Für den zweiten Aspekt versucht man, unter sterilen Bedingungen zu arbeiten; und drittens wird angestrebt, solche Prozesse, die Partikel erzeugen, möglichst nicht zu verwenden, bzw. so zu segmentieren, dass die Partikelerzeugung z.B. durch bewegte Teile von Anlagen aus der Bearbeitungsstrecke ausgelagert wird.

Werden Plasmaverfahren genutzt, um Schichten abzuscheiden, dann ist wiederum darauf zu achten, dass diese unter den Anwendungsbedingungen stabil, d.h. hinreichend vernetzt sind und ein Verfahren zur Sterilisation angegeben werden muss.

Zusammenfassend ist festzustellen, dass diverse Verfahrensvarianten zur Beschichtung mittels Plasma verfügbar sind, die je nach Anforderungen an Partikelbelastung und chemischer Definiertheit der gewünschten Oberfläche ausgewählt werden können. Häufig wird auch nicht nur ein Verfahren allein, sondern eine Kombination, zum Beispiel mit Verfahren aus der flüssigen Phase, gewählt.

**Beispiele**

Medizintechnische Produkte lassen sich danach einteilen, ob sie in direktem Kontakt mit dem Körper stehen, oder nur peripher eingesetzt werden. Zu den Geräten und Komponenten aus Kunststoffen mit direktem Kontakt gehören z. B. Kontaktlinsen, Katheter und Dialysemodule, um die zahlenmäßig am häufigsten Kunststoffgegenstände im medizinisch motivierten Körperkontakt zu nennen. Für alle drei Sorten von medizinischen Gegenständen sind nasschemische, gasphasenbasierte oder kombinierte Verfahren entwickelt worden und bereits im Einsatz.

Beschichtungen für Kontaktlinsen bestehen aus wenigen zehn Nanometern dicken Schichten, die einerseits die Sauerstoffdurchlässigkeit des Materials nicht mindern dürfen, andererseits die Proteinadsorption der Linsen minimieren sollen, und wenn möglich auch den allgemeinen Tragekomfort heben sollen. Produkte mit dieser Beschichtung sind bereits am Markt. Hier finden

# D Entwicklungen und Innovationen

Niederdruckvarianten der Plasmabehandlung für große Stückzahlen neben flüssigphasenbasierten Verfahren für kleine Stückzahlen Anwendung [2] (Abbildung 2).

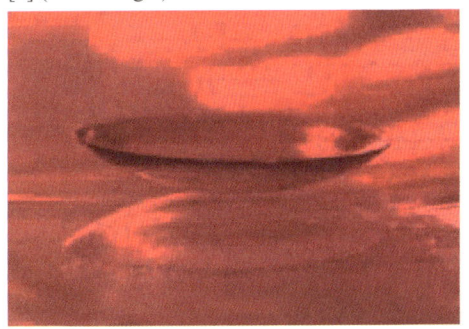

Abbildung 2: Plasmabehandlung einer Kontaktlinse

Ähnlich komplex ist das Anforderungsprofil für Katheter. Hier soll die Oberfläche möglichst reibarm beim Einführen in den Körper sein, ferner ist eine Ausrüstung, die das Eindringen von Mikroben verhindert, wünschenswert. Bei Anwendung über längere Zeiträume sollen darüber hinaus Ablagerungen auf dem Katheter vermieden werden oder zumindest nicht störend wirken, wie es etwa von Inkrustationen auf Kathetern für den Urinaltrakt bekannt ist.

Auch in diesem Bereich gibt es erste Produkte auf dem Markt, die bisher aber nach Kenntnisstand der Autoren noch nicht mit Plasmaverfahren hergestellt worden sind. In diesem Felde gibt es allerdings verschiedene Entwicklungsprojekte, die auch Plasmaverfahren einsetzen. Mindestens eine Anwendung, die zwar weniger biologischen Anforderungen betrifft, aber den Sicherheitsaspekten Rechnung trägt, ist die Vorbehandlung von Kathetern in zu verklebenden Segmenten. Hier darf sich eine Verklebung während des Einsatzes naheliegender Weise nicht lösen. Der hier zur Vorbehandlung eingesetzte Plasmaprozess ist bis ins Detail festgelegt, um die Anforderungen gleichbleibend zu erfüllen. Dieses Verfahren findet bei speziellen Herzkathetern seinen Einsatz. Derzeit werden in Forschung und Entwicklung auch unter Einbeziehung der Plasmatechnik Anstrengungen unternommen, die Katheteroberflächen gegen mikrobiellen Befall, gegen Ablagerungen und für bessere Gleiteigenschaften auszurüsten.

Weitere Entwicklungen betreffen die Blutreinigung. In einem ersten Schritt werden die Zellen des Blutes von der Flüssigkeit, dem Blutplasma, getrennt. In nachfolgenden Schritten wird dann das Blutplasma weiter gereinigt. In einem Forschungs- und Entwicklungsprojekt wurden unter Einsatz der Plasmatechnik Hohlfasermembranen entwickelt, die nicht nur die Blutzellen vom Blutplasma trennen, sondern auch gleichzeitig bestimmte Giftstoffe, sogenannte Endotoxine, die ihrerseits für entzündliche Reaktionen verantwortlich sind effektiv binden [3].

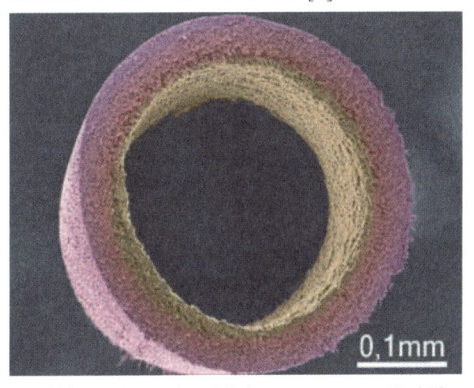

Abbildung 3: Regioselektiv ausgerüstete Hohlfasermembran zur Blutreinigung. Endotoxine werden nur im pink gefärbten Bereich gebunden.

Dabei wurden mittels Plasmatechnik gleich zwei besondere Herausforderungen angegangen und gelöst. Erstens werden die Membranen regioselektiv ausgerüstet, das heißt die Bindung der Endotoxine erfolgt nur in den Poren der Membran und an der Außenseite, jedoch nicht im Lumen der Hohlfaser (Abbildung 3).

Im Lumen würde eine entsprechende Ausrüstung die Blutzellen zur Koagulation stimulieren. Zweitens wird eine kontinuierliche Verfahrensführung erreicht, so dass die Plasmabehandlung direkt in den Produktionsprozess integriert werden kann.

©2015 Euritim Bildung + Wissen GmbH & Co. KG

**Danksagungen**

Die Autoren danken den Projektträgern VDI-Technologiezentrum Düsseldorf und PTJ Jülich für die Betreuung bei einzelnen Projekten sowie dem BMBF und der AiF für die finanzielle Unterstützung bei der Entwicklung neuer Medizinprodukte.

**Literatur**

[1] C. Oehr: J. Nucl. Instr. and Meth. In Phys. Res. B 208 (2003) 40-47.

[2] H. Yasuda: Luminous Chemical Vapor Deposition and Interface Engineering, Marcel Dekker, New York (2005) 799-804.

[3] M. Müller et al., Galvanotechnik (2007) 2516-20.

[4] C. Oehr, Vakuum in Forschung und Praxis, Vol. 22 (2010) 6-13.

## Weitere Veranstaltungen in 2015

**18. Juni** — *Medizintechnik und IT im Krankenhaus*
**Hamburg** — IT-Sicherheit, Anforderungen an Software, Fernwartung
Symposium Medizintechnik

**8. Sept.** — *Gebäudetechnik sicher betreiben*
**Essen** — Technische Infrastruktur, Hygiene und Infektionsprävention
Symposium Krankenhaustechnik

**1. Okt.** — *MPBetreibV 2014, DIN EN 80001-1*
**Leipzig** — *Mess- und Prüfmittel*
Symposium Medizintechnik

**25. Nov.** — *Schneller Ziele erreichen und zufriedenere Kunden bekommen*
**Teneriffa** — Management Seminar - Vertrieb

Euritim Bildung + Wissen GmbH & Co. KG
Ernst-Leitz-Straße 32, 35578 Wetzlar, Tel.: 06441-44785-0
kongress@euritim.de

## Alle Details: www.euritim.de

©2015 Euritim Bildung + Wissen GmbH & Co. KG

# Kochsalz, das weiße Gift.

J. Vienken

Nephro-Solutions AG, Hamburg

*Zusammenfassung:* Die Frage: „Ist Kochsalz schädlich?" hat zu weltweit geführten wissenschaftlichen Kontroversen geführt. Gegner und Befürworter führen wissenschaftliche Argumente ins Feld, die sich meist auf den Einfluss einer NaCl-Diät auf den Blutdruck beschränken. Im Rahmen einer terrestrischen Simulation des Flugs zum Planeten Mars, der MARS-500 Mission, konnte unter kontrollierten Diät-Bedingungen und auch mit Hilfe von Bioimpedanz-Messungen gezeigt werden, dass bei Einnahme von NaCl mit spezifischen Konsequenzen zu rechnen ist. Weitere Untersuchungen ergaben, dass entzündliche Prozesse hervorgerufen werden können, die auch ingenieurwissenschaftlich erklärt werden können.

*Schlagwörter:* Bioimpedanz, Kochsalzdiät, entzündliche Prozesse MARS 500-Mission.

## Einleitung

„Salt, the forgotten killer" ist die Meinung des amerikanischen Centre for Science in the Public Interest. Das bestätigt auch eine Publikation, die im renommierten *New England Journal of Medicine* im Jahr 2010 erschienen ist [1], und die in einer prospektiven Analyse zeigt, welche Konsequenzen eine Verringerte tägliche Kochsalzeinnahme hat. Danach führen bereits 3g NaCl in der täglichen Speise zu einer Reduktion von koronarem Herzversagen (>10%), von Schlaganfällen (>5%) und sogar von Todesfällen (>10%). Die New York Times meint dazu, dass sich der Fokus vieler Gesundheitspolitiker jetzt weg vom Rauchen und hin zum Salzkonsum bewegt. Dazu muss man wissen, dass die tägliche NaCl-Einnahme beim gesunden Mitteleuropäer zwischen 10g und 15g pro Tag liegt, zur Aufrechterhaltung der physiologischen Prozesse im Körper jedoch nur <4g/Tag erforderlich sind. Das bedeutet, dass der Salzkonsum in unseren Breiten zwei- bis dreimal so hoch, wie nötig ist. Manche Getränkehersteller haben bereits reagiert und bieten Mineralwässer ohne (z.B., Perrier), bzw. mit niedrigen NaCl-Gehalten an. Ein Wehmutstropfen ist jedoch das Verhalten mancher Hersteller von Mineralwässern, die den NaCl-Gehalt nicht in der allgemein üblichen Einheit [mg/L], sondern in [g/L] angeben wodurch der entsprechende Wert vorteilhaft niedrig scheint, in Wahrheit aber sehr hoch ist. Ein entsprechend beobachteter Wert von 0,65 [g/L] entspricht doch einem Wert von 650 [mg/L].

## Der Salzgeschmack, wie, wann und warum?

„Wie schmeckt man eigentlich Salziges?" Mag sich schon mancher gefragt haben. Und weiter: „Welches der beiden am Salz NaCl beteiligten Ionen, $Na^+$ oder $Cl^-$, verursacht eigentlich den Salzgeschmack?" Jeder weiß ja, dass sich ein Kochsalzkristall im Mund auflöst, und die beiden beteiligten Ionen dissoziieren, sodass von NaCl nicht mehr die Rede sein kann. Die Situation wird komplexer, wenn man fragt, warum z.B. KCl oder $NaHCO_3$ weniger salzig schmecken, also Salze, bei denen entweder das Kation oder das Anion ausgetauscht wurde? Wir wissen, dass Geschmackszellen auf der Zunge für die fünf Geschmacksrichtungen verantwortlich sind, wobei die Empfindlichkeit dieser Zellen für einen Geschmackseindruck von der „Giftigkeit" einer Substanz abhängt. So sind bereits 0.003[g/L] Nikotin (bitter), 0,4 [g/L] Zitronensäure (sauer), 0,6 [g/L] NaCl (salzig) aber die große Menge von 19 [g/L] Zucker (süß) erforderlich, damit 1000 Geschmackszellen auf der Zunge entsprechende Sinneseindrücke abgeben.

Die Antwort auf die oben gestellte Frage, warum gerade NaCl und nicht KCl salzig schmeckt, gibt Abb. 1.

Geschmackszellen, die für den Eindruck „salzig" verantwortlich sind, besitzen Ionenkanäle für $Na^+$, aber keine für $Cl^-$, sodass ausschließlich $Na^+$ in die Zelle gelangen kann, wodurch sich das Membranpotential ändert und steigt. Das Anion $Cl^-$ kann im Gegensatz zu anderen Anionen, $Br^-$

oder $HCO_3^-$, den Zwischenraum zwischen den Geschmackszellen schneller passieren und gelangt so als erstes zur Basolateralmembran am unteren Ende der Zelle. Hier kann im Sinne eines Aktionspotentials das vorher veränderte Membranpotential durch Ausschleusen von $Na^+$-Ionen und einem kompensierendem Einschleusen von $K^+$-Ionen wieder hergestellt werden. Der Salzgeschmack ist daher als ein elektrischer Effekt zu deuten.

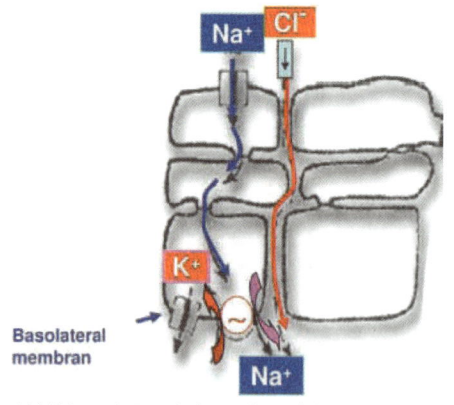

Abbildung 1: Der Salzgeschmack ist als ein elektrischer Effekt zu deuten.

## Konsequenzen einer Salzdiät.

Erhöhte Spiegel von Kochsalz im humanen Serum erhöhen die Steifigkeit des Gefäßendothels, wie es Hans Oberleithner und Kollegen mit Hilfe des Laser-Raster Mikroskops zeigen konnten [2]. Abb. 2 zeigt die Oberfläche unseres Gefäßendothels, dass durch $Na^+$-Konsum beeinflusst werden kann.

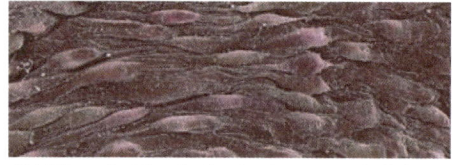

Abbildung 2: Oberfläche des humanen Gefäßendothels

Bei einem hohem Salzgehalt im Blutplasma ist gleichzeitig auch mit einem entsprechenden Anteil von Wasser zu rechnen, wodurch das Volumen im Gefäßsystem und der Druck in erster Näherung zunimmt. Die resultierende hohe Scherkraft über den Endothelzellen hat als Folge, dass transmembrane Kaliumkanäle physikalisch abgeschert und damit geöffnet werden. Als Folge verliert die Zelle Kalium-Ionen (Abb. 3). Sie gleicht dann das so veränderte Membranpotential dadurch aus, dass sie aktiv und zelleinwärts $Ca^{2+}$-Ionen transportiert. Die Gegenwart von $Ca^{2+}$-Ionen in der Zelle hat regelmäßig Signale zur Folge, die hier u.a. schlussendlich über MAPK-Regelkreise zur Bildung des Entzündungsfaktors TGFß und der Stickstoffoxid-Synthase NOS führen.

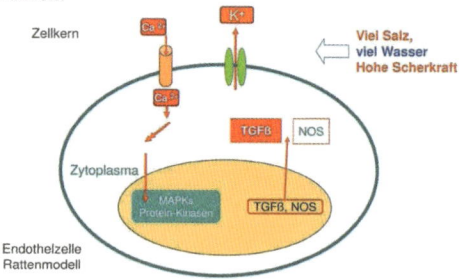

Abbildung 3: Physikalisch ausgelöste Scherkräfte an der Oberfläche der Endothelzellschicht führen im weiteren Verlauf zu entzündlichen Reaktionen.

## Die MARS 500 Mission.

Im März 2009 begann am Institut für biomedizinische Probleme der russischen Weltraumorganisation in Moskau ein Experiment, mit dem der Flug zum Planeten Mars terrestrisch simuliert werden sollte. Dazu wurden in zwei Experimentserien sechs Freiwillige männliche Versuchspersonen in einem sogenannten metabolischen Käfig für zunächst 109 Tage, dann für 500 Tage eingesperrt, um so den langen Flug zum Mars und zurück zu simulieren. Abb. 4 zeigt die terrestrische MARS 500 Station im Forschungsinstitut in Moskau. Prof. Dr. Jens Titze, der heute an der Vanderbilt-Universität in Tennessee lehrt, gelang es, diese einmalige Situation für ein Experiment zur Salzdiät zu nutzen. Da hier absolut kontrollierte Rahmenbedingungen vorlagen, konnte er den „Kosmonauten" in dieser Zeit eine Diät vorsetzten, deren Zusammensetzung mit Ausnahme des Anteils von NaCl konstant war. Die entsprechend reduzierte Salzkonzentration in der täglichen Nahrung wurde mit Hilfe der Nah-

# D Entwicklungen und Innovationen

rungsmittelindustrie in Deutschland in der Diät stufenweise und monatlich von 12g NaCl/Tag über 9 g NaCl/Tag auf 6g NaCl/Tag angepasst.

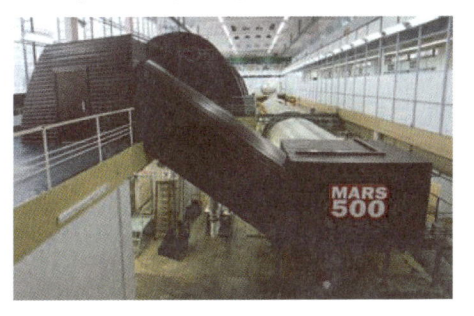

Abbildung 4: Die terrestrische Station für das Experiment MARS 500 am *Institut für biomedizinische Problem der russischen Akademie der Wissenschaften* in Moskau.

**Was waren die Ergebnisse?** Hier sollen nur die Ergebnisse der ersten Untersuchungsserie im Verlauf von 109 Tagen gezeigt werden. Die Resultate konnten aber in der zweiten Untersuchungsserie von 500 Tagen bestätigt werden.

Die MARS500 Mission zeigt, dass bei einer stufenweise reduzierten Salzdiät vier wesentliche Ergebnisse zu beobachten sind.

1. Eine reduzierte Salzdiät führt bei nierengesunden Probanden nicht zu einer Reduktion des Körpergewichts durch Wasserabnahme (gemessen über Bioimpedanz-Analyse).
2. Unter konstanten Einnahmebedingungen von NaCl ist die Exkretion variabel und nicht konstant.
3. Eine Diät mit Salzreduktion senkt den Blutdruck.
4. Das Gesamtkörper-Natrium folgt einer endogenen Uhr und wird durch das Hormon Aldosteron gesteuert.

## Schlußfolgerungen

Die Einnahme von erhöhten Kochsalzmengen hat eine Reihe von physiologischen Konsequenzen. Neben Veränderungen am Gefäßendothel sind vermehrt entzündliche Prozesse zu erwarten. Weitere Erfahrungen haben gezeigt, dass bei einer reduzierten Einnahme von NaCl die Geschmackszellen der Zunge erst nach einer Verzögerungsphase von bis zu sechs Monaten ihre ursprüngliche Sensitivität für Geschmacksnuancen wieder gewinnen.

## Literatur

[1] K. Bibbins-Domingo et al.: Projected effect of dietary salt reductions on future cardiovascular disease. New Engl J Med, 362:590-599 (2010)
[2] H. Oberleithner et al.: Plasma sodium stiffens vascular endothelium and reduces nitric oxide release. PNAS, 104:16281-16286 (2007)
[3] N Rakova et al.: Long-term space flight simulation reveals infradian rhythmicity in human Na+ balance. Cell Metab, 17:125-131 (2013)

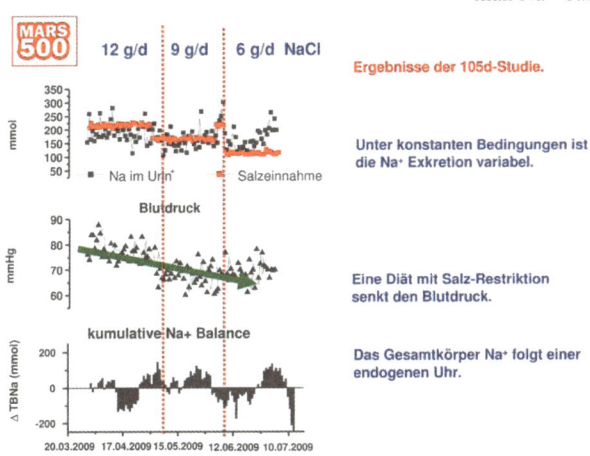

Abbildung 5: Die stufenweise reduzierte Salzdiät (MARS500-Mission) führt zu wesentlichen physiologischen Konsequenzen [3].

# Die aktuelle Rechtslage

## Das Medizinprodukterecht hat sich geändert

Aktuelle Fassung der Richtlinien, Gesetze und Verordnungen, Begriffe und Schlagwörter – alles zum MPG

Eine umfangreiche Zusammenfassung der Vorschriften mit Stichwortregister, Begriffsdefinitionen und Randregister

**Bestellen Sie jetzt!**

€ 13,50
zzgl. Versandkosten

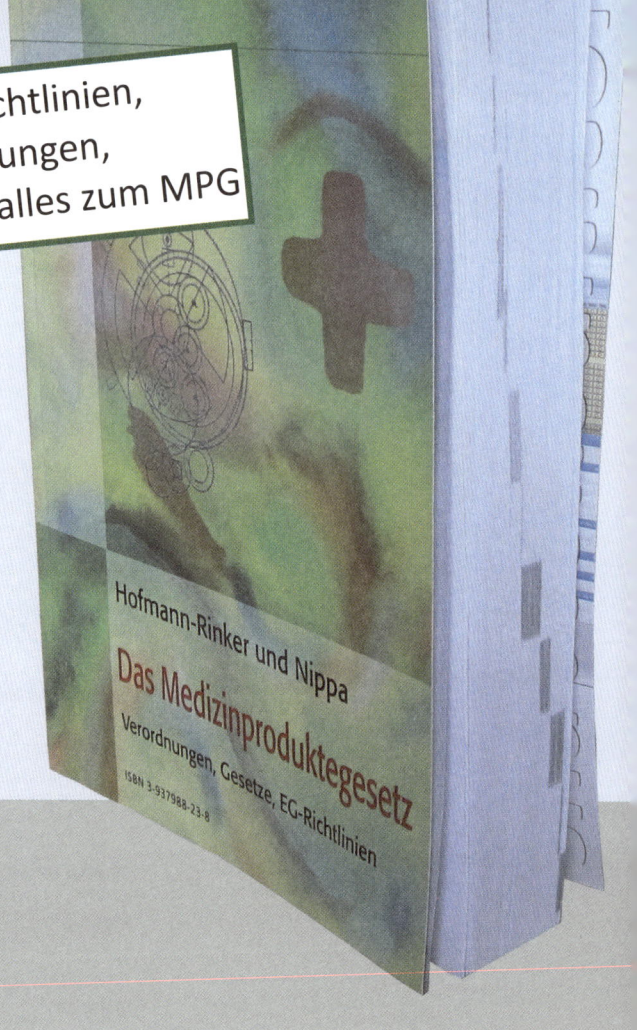

Euritim Verlag
Hofmann-Rinker und Nippa
**Das Medizinproduktegesetz**
Verordnungen, Gesetze, EG-Richtlinien
ISBN 3-937988-23-8
www.euritim.de

# Anhänge

- Referenten und Moderatoren

- Medienpartner

- Aussteller

- Anzeigen

- Schlagwortregister

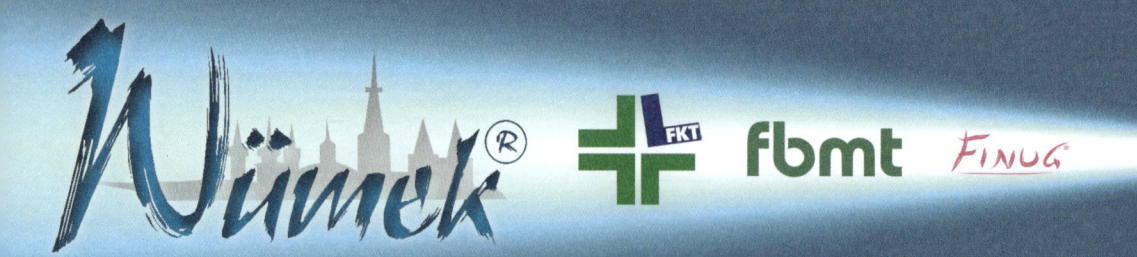

## Einladung zur Zusammenarbeit

In Zusammenarbeit mit den beteiligten Verbänden stellt das Kongressteam von Euritim Bildung + Wissen GmbH & Co.KG jährlich den Kongress Wümek für Sie zusammen.

Wir freuen uns, wenn Sie uns hierbei unterstützen:
- Schildern Sie uns Ihre Eindrücke von Kongress
- Wir freuen uns über Ihr Lob und interessieren uns für Ihre Kritik
- Unterbreiten Sie uns interessante Themenvorschläge
- Melden Sie Ihre Vortragsthemen an

Wir freuen uns über neue Kontakte zu Unternehmen, Medienpartnern und Verbänden, welche wir gerne bei der Präsentation Ihrer Tätigkeit für die Förderung und Weiterentwicklung der Versorgungsqualität im Gesundheitswesen, speziell im Krankenhaus, unterstützen.

### Ansprechpartner:

| | |
|---|---|
| wissenschaftliche Leitung, Medienkooperationen & Verbände: | Dr. Jürgen Nippa |
| Fachprogramm & Verbände: | Dipl.-Ing. Monika Hofmann-Rinker |
| Ausstellung & Werbung: | Andreas V. Dargies |
| Organisatorisches: | Yvonne Sahm |

### Kongressorganisation:

Euritim Bildung + Wissen GmbH & Co. KG
Ernst-Leitz-Straße 32, 35578 Wetzlar
T: 06441 - 447 850
F: 06441 - 447 8519
kongress@euritim.de

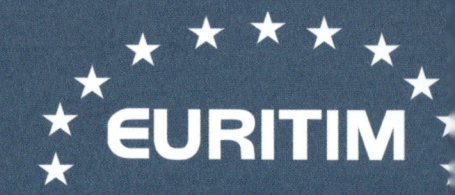

www.euritim.de

# Referenten & Moderatoren

Referentin
Dorte Lindum Agerbaek
C22 Blutproben-Express - Prozessoptimierung durch innovatives Transportsystem
TiMedico A/S, 7441 Bording
dorte.agerbaek@timedico.de

Referent
Jens Aperdannier
C26 Brandmeldetechnik der Zukunft – Kombination mit PSIM Lösungen
Tyco Fire & Security Holding Germany GmbH, 40880 Ratingen
JAperdannier@tycoint.com

Referent
Prof. Dr. Martin Bauer
A11 OP-Management der Zukunft – Interaktion mit der Medizintechnik
Universitätsmedizin Göttingen, 37075 Göttingen
martin.bauer@med.uni-goettingen.de

Referent
Jörn Baumann
D14 Kontrollierte bakteriologische Prophylaxe im Trinkwassersystem
D22 Integration von Ultrafiltrationsanlagen in Trinkwassersysteme
VITA.cleanwater UG, 24326 Stocksee
info@vita-cleanwater.com

Referent
Dr. Thomas Beck
B14 Wärmepumpen und Eisspeicher – effizient heizen und kühlen mit Eis
Viessmann Deutschland GmbH, 35108 Allendorf
DrBcT@viessmann.com

Referentin
Dr. Angelika Becker
D23 Auswahlkriterien für Spül- und Reinigungsverfahren
IWW Rheinisch-Westfälisches Institut für Wasserforschung gGmbH,
45476 Mülheim an der Ruhr
a.becker@iww-online.de

Referent
Jochen Beelitz
C24 Sichere Hubschrauberlandeplätze aus der Sicht der Rettungsflieger
ADAC Luftrettung gGmbH, 80686 München
jochen.beelitz@adac.de

©2015 Euritim Bildung + Wissen GmbH & Co. KG

Referent
Kai Birnbaum
D21 Reinigung von TW-Installationen im Gebäude mit dem patentiertem Comprex-Verfahren
Hammann GmbH, 76855 Annweiler am Trifels
k.birnbaum@hammann-gmbh.de

Referent
Dr. Jörg Blachutzki
C14 Chlorfrei kühlen: Welche Kältemittel sind noch erlaubt, wohin geht der Trend?
TEGA - Technische Gase und Gasetechnik GmbH, 97076 Würzburg
joerg.blachutzki@tega.de

Moderator
Michael Bothe
FINUG 4: Risiken nicht steriler/keimarmer Medizinprodukte (DGBMT)
VDE e.V. Prüf- und Zertifizierungsinstitut, 63069 Offenbach / Main
michael.bothe@vde.com

Referent
Thomas Brümmer
B25 Leitlinie z. Validierung masch. Reinigungs-Desinfektionsprozesse z.Aufbereitung thermolab. Endoskope
Chemische Fabrik Dr. Weigert GmbH & Co. KG, 20539 Hamburg-Mitte
thomas.bruemmer@drweigert.de

Referent und Moderator
Prof. Dr. Clemens Bulitta
B24 Aufbereitung - nicht nur ein Thema für Instrumente
FINUG 5: Aktuelle Entwicklung der Lüftungstechnik im OP
Ostbayerische Technische Hochschule (OTH), 92637 Weiden in der Oberpfalz
c.bulitta@oth-aw.de

Referent
Axel Burhenne
B13 Effiziente Arbeitsabläufe und mehr Zeit für Patienten – Digitale Patientenakte
Samsung Electronics GmbH, 65824 Schwalbach
axel.burhenne@samsung.de

Referent
Klaus Stefan Drese
K21 Die nächste Generation des Point-of-care-Testing – Neue Technologien und Erfolgsfaktoren
Fraunhofer-Gesellschaft, 80686 München
klaus.drese@imm.fraunhofer.de

©2015 Euritim Bildung + Wissen GmbH & Co. KG

Referent
Frank Dzukowski
C29 Das grüne Uniklinikum Eppendorf – Energieeffizienz im Krankenhaus
Universitätsklinikum Hamburg-Eppendorf, 20246 Hamburg
frank.dzukowski@uke-kme.de

Referent
Prof. Dr. Hans-Curt Flemming
D11 Trinkwasserkeime: Kleine Keime mit großer Wirkung – Pseudomonas, Legionellen & Co
D12 Biofilme in Trinkwasser-Installationen – Erschwerte Bedingungen für die Desinfektion
Universität Duisburg-Essen - Biofilm Center -, 45141 Essen
hc.flemming@uni-due.de

Referentin
Carolin Flores
L1 Lösungen statt Leistungen – So überzeugen Sie Kunden schneller
Business Training, 63322 Rödermark
flores-businesstraining@t-online.de

Referent
Thomas Flügel
C15 Blackout – Bereiten Sie sich auf einen längeren Stromausfall vor!
Charité - Universitätsmedizin Berlin, 10117 Berlin
thomas.fluegel@fkt.de

Referent
Armin Gärtner
A27 Verteilte Alarmsysteme – Aufgaben der Medizintechnik (Teil 1)
A28 Verteilte Alarmsysteme – Aufgaben der Medizintechnik (Teil 2)
Ingenieurbüro für Medizintechnik, 40699 Erkrath
armin.gaertner@t-online.de

Referent
Prof. Dr. Peter Guggenbichler
B26 Keimfreie Oberflächen zur Verhinderung nosokomialer Infektionen
AMiSTec GmbH & Co. KG, 6345 Kössen in Tirol
Prof.Guggenbichler@amistec.at

Referent
Klaus Heidenreich
A26 Beteiligung der MT an strategischen Beschaffungen – Partnerprojekt Sonographie
ALB FILS KLINIKEN GmbH Kllink am Eichert, 73035 Göppingen
Klaus.Heidenreich@KAE.de

©2015 Euritim Bildung + Wissen GmbH & Co. KG

Referentin
Monika Hofmann-Rinker
MPR3 Medizinprodukterecht kompakt
Euritim Bildung + Wissen GmbH & Co. KG, 35578 Wetzlar
monika.hofmann-rinker@euritim.de

Referent
Josef Hollenhorst
A24 Strategisches Investitionsmanagement – vom Bauchgefühl zur Systematik
Medizinische Hochschule Hannover, 30625 Hannover
hollenhorst.josef@mh-hannover.de

Referent
Sebastian Igel
B15 Energiekosten investitionsfrei senken
En-Control Gesellschaft für Energie-Controlling, 30539 Hannover
sebastian.igel@en-control.de

Referent
Axel Janz
B28 Planung von OP-Lüftungssystemen unter wirtschaftlichen Gesichtspunkten
DJM Planung GmbH, 22047 Hamburg
info@djm-planung.de

Referent und Moderator
Dr. Kurt Kaehn
D13 Novellierung der TrinkwV vom Nov. 2011 – Konsequenzen für Gesundheitseinrichtungen
Verivita Trinkwassersymposium 2: TW-Installation
Verivita Trinkwassersymposium 3: Reinigungsverfahren
K2-Hygiene, 63762 Großostheim
k2-hygiene@t-online.de

Referent
Jochen Kaiser
L3 MIT - Aufbau und Führung einer gemeinsamen Abteilung
A29 IT-Sicherheit und Medizintechnik – Bestandsaufnahme, Entwicklung, Ausblick
Klinikum Stuttgart - Olgahospital, 70174 Stuttgart
j.kaiser@klinikum-stuttgart.de

Referent und Moderator
Manfred Kindler
A16 Risiken von innovativen Produkten und Dienstleistungen
fbmt 3: MP-Recht: Aktuelle Änderungen, neue Verordnungen
Sachverständigenbüro Kindler, 59368 Werne
kindler@manfredkindler.de

©2015 Euritim Bildung + Wissen GmbH & Co. KG

Referent
Udo Klose
A25 Erstellung eines Ultraschallkonzeptes durch die Medizintechnik
Sana Medizintechn.Servicezentrum GmbH, 85737 Ismaning
u.klose@sana-mtsz.de

Referent
Steffen Kluge
C27 OP´s abschalten in der betriebsfreien Zeit
Universitätsklinikum Dresden - Carl Gustav Carus, 01307 Dresden
Steffen.Kluge@uniklinikum-dresden.de

Referent
Manfred Kock
C21 Betreiberpflichten an Aufzugsanlagen - die TRB3121
Ingenieurbüro Kock VDI, 21509 Glinde
manfred.kock@ibkock.de

Referent
Martin Krammer
C16 Gebäudeinstandhaltung mit System – Der erste Eindruck zählt
SANTESIS Technisches Gebäudemanagement & Service GmbH, 4020 Linz
martin.krammer@santesis.at

Moderator
Dr. -Ing. Stefan Kratzenberg
FINUG 1: Auswirkungen vernetzter Medizintechnik auf Prozesse im KH
Philips GmbH (Hamburg), 20099 Hamburg
stefan.kratzenberg@philips.com

Referent
Petra Kurzenberger
B12 Intelligent mobil kommunizieren - Prozessoptimierung durch sicheren Datentransfer
Ascom Deutschland GmbH, 82256 Fürstenfeldbruck
petra.kurzenberger@ascom.com

Referent
Jan C. Kuschnerow
B22 Energieeffizienz durch gezielte Reinigung von Wärmeübertragern und Kühlkreisläufen
Hammann GmbH, 76855 Annweiler am Trifels
j.kuschnerow@hammann-gmbh.de

Referent
Ralph Langholz
B27 Abnahme der Raumlufttechnik im OP DIN 1946-4:2xxx Quo vadis?
Vokes Air GmbH & Co. OHG, 63477 Maintal
ralph.langholz@vokesair.com

Referent
Steffen Leonhardt
K23 Neue Entwicklungen auf dem Gebiet der nicht-invasiven Sensorik
Helmholtz-Institut, 52074 Aachen
leonhardt@hia.rwth-aachen.de

Referent
Herbert Lichtenschopf
C23 Sicherheits- und Notstromversorgung im KH im Wartungs- und Instandhaltungsbetrieb
Landesklinikum Amstetten, 3300 Amstetten
herbert.lichtenschopf@amstetten.lknoe.at

Referent
Gerd Lüdeking
B21 Kraft-Wärme-Kopplung mit besonderer Note: was BHKWs in KH wirtschaftlich erfolgreich macht
Energie Service Laß Lüdeking GmbH, 79104 Freiburg im Breisgau
luedeking@energie-service.org

Referent und Moderator
Roland Mäder
A21 Aktuelle Änderungen des MP-Rechts aus der Sicht eines MP-Anwenders
fbmt 5: MT und IT
Universitätsklinikum Magdeburg AöR, 39120 Magdeburg
Roland.Maeder@med.ovgu.de

Moderatorin
Dubravka Maljevic
FINUG 3: Energieeinsparungen
Asklepios Service Technik GmbH, 22525 Hamburg
d.maljevic@asklepios.com

Referent
Heinrich Michler
D16 Korrosionsschäden bei Rohrwerkstoffen in Trinkwasser-Installationen
Techn. Berater für Trinkwassersysteme und Trinkwasserhygiene, 97084 Würzburg
heinrichmichler@gmail.com

Referent
Andreas Modes
A23 Behördliche Kontrollen zum Thema Aufbereitung von Medizinprodukten
Landesdirektion Sachsen Ref. 53, 8056 Zwickau
andreas.modes@web.de

©2015 Euritim Bildung + Wissen GmbH & Co. KG

Referent
Dr. Christian Oehr
K22 Oberflächenmodifikation von Medizinprodukten
Fraunhofer-Institut für Grenzflächen- und Bioverfahrenstechnik IGB, 70569 Stuttgart
info@igb.fraunhofer.de

Referent
Werner Pude
C13 Gefährliche Alleinarbeitsplätze: Personen-Notsignalanlagen schaffen Sicherheit
Berufsgenossenschaft für Gesundheitsdienst und Wohlfahrtspflege, 22089 Hamburg
werner.pude@bgw-online.de

Referent
Prof. Dr. Wolfgang Riedel
B11 Neue Prozesse im Krankenhaus durch Vernetzung von Medizintechnik und IT
IfK Institut für Krankenhauswesen, 38116 Braunschweig
prof.riedel@ifk-bs.de

Referent
Dr. Christian Schauer
D15 Effektivität von Sanierungs- u. Desinfektionsmaßnahmen in TRWI im KH
Grünbeck Wasseraufbereitung GmbH, 89420 Höchstädt a.d. Donau
christian.schauer@gruenbeck.de

Moderatorin
Gabriele Scheich-Thurm
fbmt 4: MT-Management
Lahn-Dill-Kliniken, 35578 Wetzlar
gabriele.scheich-thurm@lahn-dill-kliniken.de

Referent
Michael Schilling
B23 Spitzenstromerzeugung unter Einsatz hocheffizienter GSWT-Wärmerückgewinnung
C28 Wegfall von Rückkühlwerken durch die Wärmerückgewinnung
SEW GmbH, 47906 Kempen
info@sew-kempen.de

Referent
Peter Schönauer
B29 Um die Ecke denken: Eine neue TLAF OP-Lüftung aus Schweden – Opragon
Avidicare AB, 22381 Lund
peter.schonauer@avidicare.com

Moderatorin
Dagmar Schönberger
Verivita Trinkwassersymposium 1: Biologische und rechtliche Grundlagen
97080 Würzburg
dagmarschoenberger@web.de

©2015 Euritim Bildung + Wissen GmbH & Co. KG

Referent
Wilfried Schröter
A13 Erfahrungen Hybrid-OP in der Radiologie
Allgemeines Krankenhaus Celle, 29223 Celle
wilfried.schroeter@akh-celle.de

Moderator
Norbert Siebold
fbmt 1: OP-Management und MT
Universitätsmedizin Göttingen, 37075 Göttingen
nsiebold@med.uni-goettingen.de

Referent
Rocco Sohr
A15 Aktueller Stand / Änderung der IEC 62353 / DIN EN 62353
Universitätsklinikum Dresden - Carl Gustav Carus, 01307 Dresden
rocco.sohr@uniklinikum-dresden.de

Moderator
Heinz Norbert Termer
fbmt 2: Klinik aktuell – Erfahrungsberichte aus dem Krankenhaus
Ameos Klinikum Bernburg GmbH, 06406 Bernburg
norbert.termer@t-online.de

Referent
Prof. Dr. Klaus Töpfer
C11 Das nachhaltige Krankenhaus – Konflikte, Verantwortung, Chancen (Teil 1)
C12 Das nachhaltige Krankenhaus – Konflikte, Verantwortung, Chancen (Teil 2)
IASS Institute for Advanced Sustainability Studies Potsdam, 14467 Potsdam
klaus.toepfer@iass-potsdam.de

Referent und Moderator
Prof. Dr. Jörg Vienken
K24 Kochsalz, das weiße Gift
Kolloquium: Neueste Entwicklungen und Innovationen
Nephro Solutions AG, 61250 Usingen
vienken.usingen@t-online.de

Referent
Torsten Winkler
C25 Systemlösungen für Boden und Wand
Tarkett Holding GmbH, 67227 Frankenthal
torsten.winkler@tarkett.com

©2015 Euritim Bildung + Wissen GmbH & Co. KG

Referent
Bernd Wittenberg
B16 Energieeffizient durch optimierte Hydraulik in Heizungs-, Lüftungs- und Klimaanlagen
Belimo Stellantriebe Vertriebs GmbH, 70599 Stuttgart
bernd.wittenberg@belimo.de

Referent
Dirk Zimmermann
A12 Erfahrungsbericht aus dem OP-Management
Universitätsmedizin Göttingen, 37075 Göttingen
dirk.zimmermann@med.uni-goettingen.de

Referent
Dr. Klaus Züchner
A14 Erfahrungen mit Sauerstoffkonzentratoren als Versorgungsquelle im Krankenhaus
Universitätsklinikum Göttingen, 37075 Göttingen
kzuechn@gwdg.de

# Medienpartner

## Publikation
energiespektrum
EUROPEAN HOSPITAL
Health&Care Management
kma
KTM Krankenhaus, Technik + Management
Management & Krankenhaus
MTD Medizin-Technischer Dialog
mt-medizintechnik

## Verlag
Henrich Publikationen GmbH
EUROPEAN HOSPITAL Verlags GmbH
Holzmann Medien GmbH & Co. KG
kma medien in Georg Thieme Verlag KG
pn verlag Dr. Wolf Zimmermann
Wiley - VCH Verlag GmbH & Co. KGaA
MTD-Verlag GmbH
TÜV Media GmbH

©2015 Euritim Bildung + Wissen GmbH & Co. KG

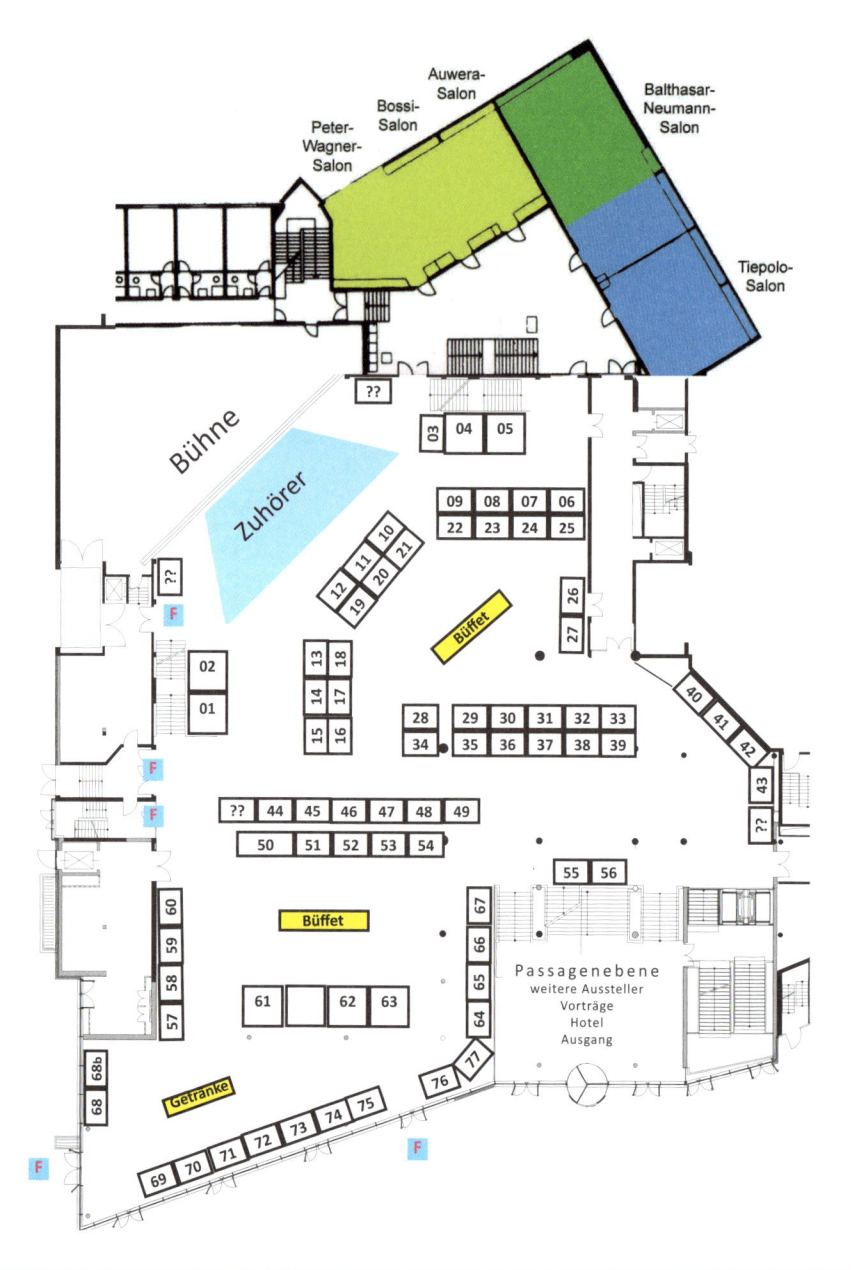

Reservieren Sie **schon jetzt** Ihren Standplatz für Juni 2016

kongress@euritim.de

# Aussteller

Ascom Deutschland GmbH
Am Fuchsbogen 7
D-82256 Fürstenfeldbruck
Tel.: 08141-30902 10
www.ascom.de
Stand: 26

Baaske Medical GmbH & Co. KG
Bacmeisterstr. 3
D-32312 Lübbecke
Tel.: 05741-2360270
www.baaske-medical.de
Stand: 17

Belimed Deutschland GmbH
Edisonstr. 7a
D-84453 Mühldorf am Inn
Tel.: 08631-9896-0
www.belimed.de
Stand: 66

Bender GmbH & Co. KG
Londorfer Str. 65
D-35305 Grünberg
Tel.: 06401-807-0
www.bender-de.com
Stand: 41

BIW Isolierstoffe GmbH
Pregelstr. 5
D-58256 Ennepetal
Tel.: 02333-8308-40
www.biw.de
Stand: 2

BOWA-electronic GmbH & Co. KG
Heinrich-Hertz-Str. 4 - 10
D-72810 Gomaringen
Tel.: 07072-6002-0
www.bowa.de
Stand: 51

Carefusion Germany 318 GmbH
Pascalstr. 2
D-52499 Baesweiler
Tel.: 0931-4972161
www.carefusion.com
Stand: 24

Carestream Health Deutschland GmbH
Hedelfingerstr.60
D-70327 Stuttgart
Tel.: 0711-20707070
www.carestreamhealth.com
Stand: 58

Chemische Fabrik Dr. Weigert GmbH & Co. KG
Mühlenhagen 85
D-20539 Hamburg-Mitte
Tel.: 040-789 60 - 0
www.drweigert.de
Stand: 67

Cu Innotech GmbH
Neckarstr. 11
D-63477 Maintal-Dörnigheim
Tel.: 06181-9652984
www.cu-innotech.de
Stand: 1

DEKOM Engineering GmbH
Hoheluftchaussee 108
D-20253 Hamburg
Tel.: 040-734422-200
www.dekom-engineering.de
Stand: 28

Diagramm Halbach GmbH & Co. KG
Am Winkelstück 14
D-58239 Schwerte
Tel.: 02304/759-0
www.halbach.com
Stand: 20

©2015 Euritim Bildung + Wissen GmbH & Co. KG

ELABO GmbH
Roßfelder Str. 56
D-74564 Crailsheim
Tel.: 07951-3070
www.elabo.de
Stand: 60

En-Control Gesellschaft für Energie-Controlling
Straße der Nationen 5
D-30539 Hannover
Tel.: 0511-56889-39
www.en-control.de
Stand: 27

ERBE Elektromedizin GmbH
Waldhörnlestr. 17
D-72072 Tübingen
Tel.: 07071-755-0
www.erbe-med.de
Stand: 8

ESCAD Medical GmbH
Zur Öhmdwiesen 5
D-88633 Heiligenberg
Tel.: 07554-9999501
www.escad-medical.de
Stand: 62

fbmt e. V.
Humboldtallee 32
D-37073 Göttingen
Tel.: 0551-399347
www.fbmt.de
Stand: 42

FKT e.V.
Mauerbergstrasse 72
D-76534 Baden-Baden
Tel.: 07223-958810
www.fkt.de
Stand: 43

Forbo Flooring GmbH
Steubenstr. 27
D-33100 Paderborn
Tel.: 05251-1803 0
www.forbo-flooring.de
Stand: 65

GASAG Contracting GmbH
Im Teelbruch 55
D-45219 Essen
Tel.: 02054-96954-0
www.ngt-contracting.de
Stand: 48

GE Healthcare GmbH
Beethovenstraße 239
D-42655 Solingen
Tel.: 089-9628100
www.general-electric.de
Stand: 92

Gira Giersiepen GmbH & Co. KG
Dahlienstr. 12
D-42477 Radevormwald
Tel.: 02195-602 0
www.gira.de
Stand: 64

GMC-I Messtechnik GmbH
Südwestpark 15
D-90449 Nürnberg
Tel.: 0911-8602182
www.gmc-instruments.com
Stand: 39

Grünbeck Wasseraufbereitung GmbH
Josef-Grünbeck-Straße 1
D-89420 Höchstädt a.d. Donau
Tel.: 09074- 41274
www.gruenbeck.de
Stand: 82

©2015 Euritim Bildung + Wissen GmbH & Co. KG

Hansa Armaturen GmbH
Sigmaringer Str. 107
D-70567 Stuttgart
Tel.: 0711 1614-0
www.hansa.de
Stand: 57

HSD Händschke Software & Datentechnik GmbH
Hanna-Kunath-Straße 4
D-28199 Bremen
Tel.: 0421-51456-0
www.haendschke.de
Stand: 44

HYBETA GmbH
Nevinghoff 20
D-48147 Münster
Tel.: 0251-2851-112
www.hybeta.com
Stand: 9

Inmed Medizintechnik GmbH
Heinrich-Krumm-Str 5
D-63073 Offenbach am Main
Tel.: 069-83 00 67 90 0
www.in-med.eu
Stand: 50

KOS Spezialtüren GmbH
Landwehr 152-156
D-46514 Schermbeck
Tel.: 02853-44899-0
www.kos-tueren.de
Stand: 34

Linde Gas Therapeutics GmbH
Mittenheimer Str. 62
D-85764 Oberschleißheim
Tel.: 089-37000
www.linde-healthcare.de
Stand: 29

Loy & Hutz Solutions AG
Hans-Fleissner-Str. 80
D-63329 Egelsbach
Tel.: 0761 45962-0
www.loyhutz.de
Stand: 47

MAQUET Vertrieb & Service Deutschland GmbH
Kehler Str. 31
D-76437 Rastatt
Tel.: 07222/ 932-376
www.maquet.com
Stand: 27

Medivators Inc.
Sourethweg 11
NL-6422PC Heerlen
Tel.: 0031-455471-471
www.medivators.com
Stand: 53

MEDSER medical services
Seligenstädter Grund 13
D-63150 Heusenstamm
Tel.: 06104 40884-0
www.medser.de
Stand: 50

MEIKO Maschinenbau GmbH & Co. KG
Englerstr. 3
D-77652 Offenburg
Tel.: 0781-203 - 0
www.meiko.de
Stand: 59

METLOG Deutschland GmbH
Nordring 67
D-63843 Niedernberg
Tel.: 06028-999622-0
www.metlog-biomed.eu
Stand: 16

©2015 Euritim Bildung + Wissen GmbH & Co. KG

MIDES Ges.mbH
Weinholdstraße 33
A-8010 Graz
Tel.: 0043/316-426500
www.mides.com
Stand: 49

Mindray Medical Germany GmbH
Goebelstr. 21
D-64293 Darmstadt
Tel.: 06151-3910-0
www.mindray.com
Stand: 22

MMM Münchener Medizin Mechanik GmbH
Semmelweisstr. 6
D-82152 Planegg/München
Tel.: 089/89918-0
www.mmmgroup.com
Stand: 45

NFO Drives AB
Öjavadsvagen 2, Halda Utvecklingscenter
SE-37623 Svängsta
Tel.: 0046-454-37029
www.nfodrives.se/eng
Stand: 3

Philips GmbH (Hamburg)
Lübeckertordamm 5
D-20099 Hamburg
www.medical.philips.com
Stand: 46

pit-cup GmbH
Speyerer Str. 14
D-69115 Heidelberg
Tel.: 06221-5393-0
www.pit.de
Stand: 54

record Türautomation GmbH
Otto-Wels-Str. 9
D-42111 Wuppertal
Tel.: 0202-60901-0
www.record.de
Stand: 34

Samsung Electronics GmbH
Am Kronberger Hang 6
D-65824 Schwalbach
www.samsung.com/de
Stand: 25

seca gmbh & co. kg
Hammer Steindamm 9-25
D-22089 Hamburg
Tel.: 040-2000000
www.seca.com
Stand: 61

SEW GmbH
Industriering Ost 90
D-47906 Kempen
Tel.: 02152-91560
www.sew-kempen.de
Stand: 18

Siemens AG
Karlheinz-Kaske-Str. 2
D-91052 Erlangen
Tel.: 09131-611-1000
www.siemensmedical.com
Stand: 53

SNAP-Consulting GmbH
Spichernstr. 3
D-49143 Bissendorf
Tel.: 05402-985 350
www.snapconsult.com
Stand: 33

Spacelabs Healthcare GmbH
Südwestpark 40
D-90449 Nürnberg
Tel.: 0911-23421-0
www.spacelabshealthcare.com
Stand: 21

©2015 Euritim Bildung + Wissen GmbH & Co. KG

TiMedico A/S
Brogesvej 18
DK-7441 Bording
Tel.: +45 86865762
www.tempus600.com
Stand: 87

TRILUX Medical GmbH & Co. KG
Hüttenstrasse 21
D-59759 Arnsberg-Hüsten
Tel.: 02932-301100
www.trilux-medical.de
Stand: 30

TÜV Rheinland Industrie Service GmbH
Alboinstr. 56
D-12103 Berlin
Tel.: 030-75621919
www.medizintechnikportal.de
Stand: 19

Tyco Fire & Security Holding Germany GmbH
Am Schimmersfeld 5-7
D-40880 Ratingen
Tel.: 02102-7141695
www.tyco.de
Stand: 52

UNIVERSE EMEDIA GmbH
Willy Brandt Allee 31 b
D-23554 Lübeck
Tel.: 0451-3009606-10
www.universe-emedia.de
Stand: 7

Viessmann Deutschland GmbH
Viessmannstr. 1
D-35108 Allendorf
Tel.: 06452-70-0
www.viessmann.de
Stand: 64

Welch Allyn GmbH
Hofgartenstr. 16
D-72379 Hechingen
Tel.: 07471-984114-0
www.welchallyn.com
Stand: 5

©2015 Euritim Bildung + Wissen GmbH & Co. KG

# Spilburg druck werbung

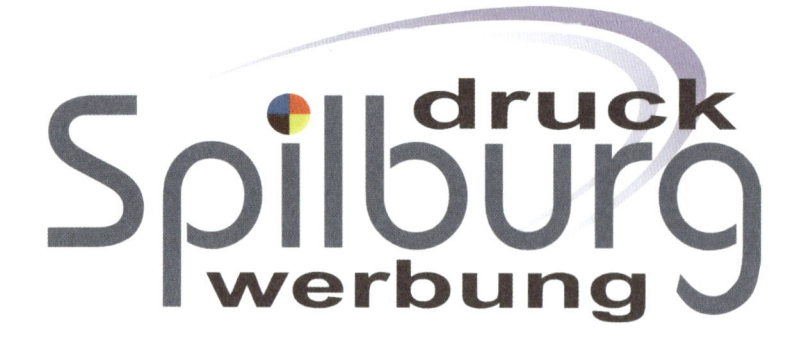

- Messe & Präsentation
- Plakate & Schilder
- Displaysysteme
- Geschäftspapiere
- Werbeartikel
- Broschüren & Bücher
- Magazine
- Rollplakate

Spilburg Druck & Werbung
Euritim Bildung & Wissen GmbH & Co. KG
Tel. 06441 - 447 850 Druck@euritim.de

# Anzeigen

| | |
|---|---|
| Apel Ozon u. Wassertechnik GmbH | 2 |
| Ascom Deutschland GmbH | 58 |
| Baaske Medical GmbH & Co. KG | 12 |
| BELIMO Stellantriebe Vertriebs GmbH | 78 |
| BIW Isolierstoffe GmbH | 226 |
| BOWA-electronic GmbH & Co. KG | 16 |
| Bredeney Symposium Krankenhaustechnik 8.9.2015 | 137, 152, 182 |
| Carestream Health Deutschland GmbH | 42 |
| Cu-Innotech GmbH | 186 |
| DEKOM Holding Beteiligungsgesellschaft mbH & Co. KG | 98 |
| Elabo GmbH/Microsens GmbH & Co. KG | 36 |
| En-Control Gesellschaft für Energie-Controlling | 74 |
| ERBE Elektromedizin GmbH | 30 |
| ESCAD MEDICAL GmbH | 52 |
| Euritim Bildung+Wissen GmbH & Co.KG MPG-Inhouseschulung | 176 |
| Euritim Verlag „Das Medizinproduktegesetz" | 108, 201, 208, 236 |
| fbmt - Fachverband Biomedizinische Technik e.V. | 10 |
| FINUG - Fördergesellschaft für interdisziplinäre Netzwerke in der Umwelt- und Gesundheitswirtschaft e.V. | 168, 218 |
| FKT - Fachvereinigung Krankenhaustechnik e.V. | 6 |
| Forbo Flooring GmbH | 170 |
| Grünbeck Wasseraufbereitung GmbH | 192 |
| Hamek Symposium 18.6.2015 | 29, 46 |
| Health&Care Management | 180 |
| Hybeta GmbH | 198 |
| initialfilm | 210 |
| Inmed Medizintechnik GmbH | 220 |
| Linde Gas Thearpeutics GmbH | 22 |

©2015 Euritim Bildung + Wissen GmbH & Co. KG

| | |
|---|---:|
| Loy & Hutz Solutions AG | 62 |
| MAQUET GmbH | 116 |
| MEDSER Medical Services GmbH & Co. KG | 220 |
| Meiko Maschienenbau GmbH & Co. KG | 122 |
| Nächster Wümek 9./10. Juni 2016 | 9, 121, 185, 207, 232 |
| Philips GmbH | 54 |
| pit -cup GmbH | 138 |
| pn verlag Dr. Wolf Zimmermann | 172 |
| record Türautomation GmbH | 146 |
| Samsung Electronics GmbH | 66 |
| Seca Service | 110 |
| SEW GmbH | 90 |
| SNAP Consulting GmbH | 134 |
| Spacelabs Healthcare GmbH | 214 |
| Spilburg Druck & Werbung | 202, 254 |
| Standplatzreservierung Wümek 2016 | 248 |
| Timedico A/S | 142 |
| TÜV Rheinland Industrie Service GmbH | 126 |
| Tyco Fire & Security Holding Germany GmbH | 156 |
| Veranstaltungsübersicht Euritim Bildung+Wissen | 18, 121, 151, 181 |
| Viessmann Werke GmbH & Co. KG | 68 |
| Welch Allyn GmbH | 104 |

# Umschlagsseiten

| | |
|---|---:|
| MANN+HUMMEL VOKES AIR GmbH & Co. oHG | U2 |
| Hammann GmbH | U3 |
| fbmt - Fachverband Biomedizinische Technik e.V. | U4 |

©2015 Euritim Bildung + Wissen GmbH & Co. KG

# Schlagwortregister

### A

Alarmierung 59
Alarmübertragung 49
alternative Wärmequellen 69
Arzneimittelgesetz 23
Aufbereitung
　flexibler Endoskope 99
Aufzugsanlagen 139

### B

Bakterien 187
bakteriologische Prophylaxe 187
Bauplanung 117
Benetzung 227
Beschaffung 47
Bestimmungsgemäßer Betrieb 191
Betriebssicherheit 209
BetrSichV 139
BfArM 31
BGR 139 127
BHKW 73
BHKW-Rückkühlung 91
Biofilm 173, 187, 191, 203
Bioimpedanz 233
Biokompatibilität 227
Blutprobenergebnisse 141
Blutprobentransport 141
Bodenbelag 153
Brandmeldeanlage 155
Brandschutz 155

### C

Cleaning in Place (CIP) 85

### D

Desinfektion 173
DGBMT 31
DGUV 1 127
DIN 1946-4 159

©2015 Euritim Bildung + Wissen GmbH & Co. KG

DIN 1946-4:2008  111
DIN EN 60601-1-8  49
DIN EN 62353  25
Duale Finanzierung  43
DVGW W 551  199
DVGW W 556  191

# E

EEG 2014  73
EEG-Umlage  73
Effektive Sanierungsmaßnahmen  191
Effizienzsteuerung  13
Einschwemmen  187
Einsparpotentiale  209
Eisspeichersystem  69
Endoskopfamilien  99
Energieeffizienz  69, 91, 169
Energieeinsparpotential  159
Energieeinsparung  117
entzündliche Prozesse MARS 500-Mission  233
EU-Verordnung Nr. 517/2014  129
EU-VO 965/2012  149

# F

Feststoffe  187
F-Gase  129
flugbetriebliche Genehmigung  149
Funktionsbereiche  153

# G

Gebäudekosmetik  135
Gebäudemanagement  155
Gefährdungsbeurteilung  139
Gerätestandardisierung  47
Gesundheitseinrichtungen  183
gewerblicher Luftverkehrsbetrieb  149
GSWT-Technologie  163

# H

Hubschrauberlandeplatz  149
Hybrid-OP  19, 95, 123
Hydraulik  77

©2015 Euritim Bildung + Wissen GmbH & Co. KG

Hygiene 153, 215
Hygiene im OP 19
Hygiene in Trinkwasserleitungen 199
Hygiene-Monitoring 95
Hygienestandard 95

# I

IEC 62352 25
Impuls 85
Infektionsschutzgesetz IfSG 111
Informationstechnik 55
Innovation 31, 43
Instandhaltung 147
Integration 55
integrierte Kommunikation 59
IT-Lösungen 63

# K

Kältemaschienenrückkühlung 163
Kältemittel der neuen Generation 129
Katastrophenschutz 131
KBE 123
keimfreie Oberflächen 101
keim- und schadstofffreie Wärmeübertragung 163
Kochsalzdiät 233
Korrosion 215
Kraft-Wärme-Kopplung im Krankenhaus 81
Kraft-Wärme-Kopplungs-Gesetz 73
KRINKO 111
Krisenszenario 131
Kultivierbarkeit 173

# L

Legionellen 191
Leistungserfassung 63
Leitlinienarbeit 99
Lewissäuren 101
Luft 85
Luftrettungsdienst 149

## M

medizinische Rohrleitungssysteme 23
Medizinprodukt 31, 39
Medizinprodukte
  Aufbereitung 39
Medizinprodukterecht 37
Medizintechnik 13, 17, 55
Mehrjahresplanung 45
Methodengruppe 99
Mikrobiologie 209
mikrobiologische Kontamination 203
Mikrofluidik 221
Mikroorganismen 173
minimal invasive Operationen vs. Interventionen 19
Minimierungsgebot 183
mobile Applikationen 63
Mobile Health 55
Monistik 43
MPBetreibV 37, 39, 49
MPSV 37
multifunktionale Kreislaufverbundsysteme 163

## N

Nachhaltigkeit 91, 169
Netzwerke 49
nosokomiale Infektion 95, 101
Notbefreiung und Notruforganisation 139
Notstromversorgung 147
Novellierung TrinkwV 2001 183
Nutzerbeteiligung 135

## O

Oberflächenmodifikation 227
OEE 43
OP 117
OP-Belüftung 159
OP-Management 13, 17

## P

Partikelfreiheit 187
Partikelmessung 159
Patientendaten 63

Patientensicherheit 13
Personen-Notsignalanlagen 127
Plasmaverfahren 227
Point-of-Care-Testing 221
Prävention 95
Produktentwicklung 221
Projektmanagement mit Risikomanage 49
Prozesskostenrechnung 43
Prozessoptimierung 59, 141
Prozesssteuerung 13
Pseudomonas aeruginosa 191
PSIM Pysical Security Information Management 155
Pumpenoptimierung 77

# R

Raumlufttechnik 117, 159
Reinigung 85, 215
Reinigung von Trinkwasserinstallationen 203
Risiken 31
Risikoanalyse 23
Risikomanagement bei Planung und Bau 81
RKI 111
ROI 43

# S

Sauerstoffversorgung 23
Schäden 199
Sicherheit 141
Sicherheitsstromversorgung 147
Smartphone 59
Spitzenstromerzeugung 91
Spülung 215
Stagnation 191
Strahlenschutz im OP 19
Stromausfall 131
Stromtourismus 131
strukturiertes Vorgehensmodell 135

# T

TAF Technologie 123
TAV-Systeme 111
Temperaturdifferenz 77

©2015 Euritim Bildung + Wissen GmbH & Co. KG

Temperature controlled Air Flow 123
Temperaturen 191
TMS-turbulente Mischströmung 111
TRBS 3121 139
Trinkwasserhygiene 191
Trinkwasser-Installation 215
Trinkwasserverordnung Novellierung 2012 199
Trübungen 203
Typprüfung 99

## U

Übertragung von Erfahurngswerten auf kleine Standorte 81
UF-Technologie 209
UKE 169
ultrasaubere Luft 123
Ultraschallkonzept 45
  Sonographiegeräte-Konzept 47
Umluftmodul 117

## V

VBNC-Zustand 173
verteilte Alarmsysteme VAS 49
virtuelles Serviceteam 135
Visualisierung 77

## W

Wandbelag 153
Wärmepumpen 69
Wärmetauscher 69
Wärmeübertrager 85
Wärmeverteilung 77
Wartung 147
Water Safty Plan 183
Wechselwirkung Desinfektion/Rohrwerkstoffe 199
Wirtschaftlichkeit 73, 77, 153

## Z

Zielvorgabe 45
ZÜS-Prüfungen 139

©2015 Euritim Bildung + Wissen GmbH & Co. KG

# Eigene Notizen

# EURITIM

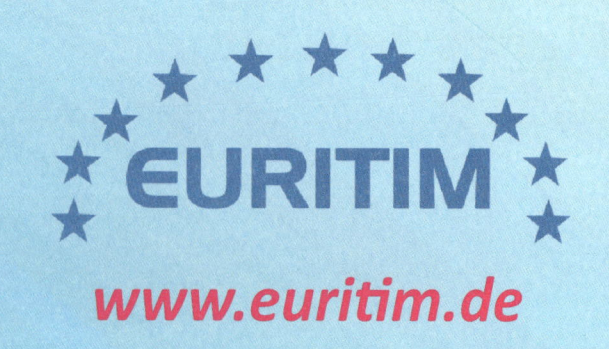

*www.euritim.de*

Tagungen, Seminare, Kurse mit Herz, Leidenschaft und Hingabe